Généralités. — *Hernies crurales et inguinales*. — *Hydrocèle vaginale.*
— *Adénome du sein*. — *Traitement des hémorroïdes*. — **Cure de**
l'éventration. — *Laparotomie transversale sus-pubienne*. — **Fis**-
tules vésico-vaginales. — *Papillome de la vessie* (Butler d'Ormond).
— *Cancer du rectum*. — *Maladie de Lane, son traitement*. — **Trai**-
tement de l'ulcus gastrique et duodénal. — *Ulcus jéjunal post-*
opératoire. — *Traitement de l'ulcus gastrique par le brûlage.*

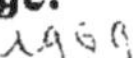

LA

PRATIQUE CHIRURGICALE

ILLUSTRÉE

I

VICTOR PAUCHET

LA
PRATIQUE CHIRURGICALE ILLUSTRÉE

FASCICULE PREMIER

TROISIÈME ÉDITION REVUE, CORRIGÉE ET AUGMENTÉE

Généralités. — Hernies crurales et inguinales. — Hydrocèle vaginale. — Adénome du sein. — Traitement des hémorroïdes. — Cure de l'éventration. — Laparotomie transversale sus-pubienne. — Fistules vésico-vaginales. — Papillome de la vessie (BUTLER D'ORMOND). — Cancer du rectum. — Maladie de Lane, son traitement. — Traitement de l'ulcus gastrique et duodénal. — Ulcus jéjunal post-opératoire. — Traitement de l'ulcus gastrique par le brûlage.

227 figures dessinées d'après nature par S. DUPRET

PARIS

LIBRAIRIE OCTAVE DOIN

GASTON DOIN & Cie, ÉDITEURS

8, PLACE DE L'ODÉON 8

1930

PRÉFACE

DE LA PREMIÈRE ÉDITION

Cet ouvrage ne fait pas double emploi avec les traités actuels de technique chirurgicale. C'est un recueil de « leçons de choses ».

Au lieu de rédiger un ouvrage et de l'illustrer ensuite d'après des idées théoriques, nous avons préféré faire dessiner nos opérations journalières et composer ensuite, pour ces dessins, un texte explicatif. L'artiste reproduit ce qu'il voit, comme il le voit, c'est-à-dire avec exactitude, pourvu bien entendu qu'il connaisse lui-même l'anatomie. S. DUPRET, qui illustra l'Anatomie de TESTUT, a assisté à nos opérations, pris des croquis et des photographies. CES DESSINS SONT DONC EXÉCUTÉS D'APRÈS NATURE. Le texte et les légendes les expliquent. Quelques schémas les complètent parfois. C'est de la chirurgie vécue.

Ce livre est fait autant pour le « chirurgien praticien » que pour le chirurgien de carrière; il contient des opérations de petite aussi bien que de grande chirurgie spécialisée. Nous souhaitons que chaque lecteur y trouve pour lui-même un chapitre intéressant.

Ce premier fascicule sera suivi de beaucoup d'autres, jusqu'à ce que la plupart des opérations chirurgicales soient décrites.

Comme nous n'avons pas la prétention que notre technique personnelle puisse servir de modèle à nos lecteurs en toute occasion et pour toutes les branches de la chirurgie, nous ferons appel à quelques collègues qui voudront bien laisser reproduire les procédés qu'ils exécutent avec une habileté connue. Leurs opérations seront illustrées comme les nôtres, d'après nature.

Si le lecteur trouve une nouvelle idée pratique à nous soumettre, si quelques objections lui paraissent devoir être faites à ce travail, nous lui serons reconnaissant de bien vouloir nous les faire connaître. Notre désir est de rendre service au plus grand nombre.

VICTOR PAUCHET.

PRATIQUE CHIRURGICALE ILLUSTRÉE

FASCICULE I

I

ORGANISATION CHIRURGICALE

EN DEHORS DES GRANDS CENTRES

Il existe en France un grand nombre de centres chirurgicaux importants, et beaucoup de chirurgiens habiles et expérimentés.

Indépendamment de ceux-ci, il se créera probablement, sur tous les points de la France, des petits centres chirurgicaux. Là, un ou deux « chirurgiens-praticiens » exerceront la chirurgie courante. Des infirmières, dont le nombre s'est accru, seront pour eux des collaboratrices compétentes.

Pour exercer la chirurgie journalière, il ne suffit pas d'étudier un livre de technique opératoire. Celui qui veut opérer doit s'imposer une éducation spéciale de plusieurs années. Que le futur chirurgien s'entraîne pendant ses études, comme externe, interne, assistant, etc..., ou qu'il le fasse à la fin des études ; l'improvisation n'est jamais possible.

Pour se juger digne de tenir le bistouri, il faut deux ou trois ans de travail clinique quotidien, dans un service de chirurgie, plusieurs mois de dissection en sus de la période nécessitée par les examens ; il faut avoir répété à l'amphithéâtre non seulement des amputations, des ligatures et des résections, mais avoir exécuté sur le cadavre et l'animal la série d'interventions enseignées actuellement dans les cours modernes de technique opératoire. La suture intestinale s'apprend sur les intestins de cochon, faciles à trouver chez les tripiers. La durée de cette éducation, les résultats obtenus, dépendront beaucoup des dispositions de l'élève. Celui qui sait dessiner, coudre, menuiser, « bricoler », atteindra une habileté technique plus complète et plus rapide.

Ce travail est inspiré par une expérience hospitalière et civile, rurale et citadine, de trente ans.

La chirurgie courante, comme la chirurgie d'urgence, peut se faire partout, c'est-à-dire dans une chaumière comme dans un riche appartement, mais elle ne se fera vraiment bien que dans les établissements chirurgicaux pourvus d'un matériel spécial et d'un personnel éduqué. Je n'affirme pas qu'on ne puisse *jamais* opérer au domicile des malades, mais l'expérience m'a démontré que les résultats y sont moins sûrs et que le pronostic opératoire est de ce fait aggravé. Il vaut mieux souvent, pour un malade « d'urgence », affronter les ennuis, même les dangers du transport, pour être opéré et soigné dans un établissement chirurgical, plutôt que d'être opéré chez soi. Le praticien qui veut faire de la chirurgie d'une façon quotidienne ou éventuelle, doit avoir à sa disposition une installation aussi modeste, aussi sommaire qu'il voudra, mais qui sera *toujours la même*. Il fera bien de s'associer avec un collègue pour l'organiser.

Pour un malade atteint de hernie étranglée, d'occlusion intestinale, parfois même de rupture tubaire, le transport fait courir quelques risques, mais une fois le malade hospitalisé, le danger de complications est tellement diminué que la guérison est dans l'ensemble mieux assurée.

En cas d'opération bénigne (ongle incarné), le sujet viendra à la maison chirurgicale, retournera chez lui (c'est facile après anesthésie locale) ; il reviendra huit jours plus tard revoir le chirurgien ou ses infirmières pour changer le pansement : économie de temps pour l'opérateur et plus grande sécurité pour l'opéré.

Pendant la guerre, de bons chirurgiens ont eu des résultats lamentables au début, alors que l'organisation matérielle était nulle, alors qu'ils opéraient n'importe où, avec n'importe qui et n'importe quoi. Le jour où ces mêmes chirurgiens ont pu installer de vraies salles d'opérations avec un personnel compétent, à quelques kilomètres de la ligne de feu, ils ont fait une chirurgie aussi bonne que dans n'importe quel grand hôpital. Il résulte donc de notre expérience que tout confrère qui veut faire de la chirurgie doit constituer une maison chirurgicale, et grouper autour de lui des collaborateurs spécialisés. IL LE FERA DANS SA PROPRE DEMEURE OU DANS L'HÔPITAL DU PAYS, mais tous ses efforts tendront vers cette organisation.

PETITE INSTALLATION CHIRURGICALE

Aménager, dans une ou deux maisons voisines, 10 à 20 pièces qui comprendront :

Un salon d'attente ; un cabinet de consultation ; une salle d'examen, de pansements et de plâtres ; une salle d'anesthésie qui servira également de réserve à pansements, à médicaments et à instruments ; une salle d'opérations voisinant avec une salle de stérilisation ; quelques chambres de malades (deux à dix) ; quelques chambres pour le personnel.

Si la maison est grande, si le personnel est compétent, pourront être ajoutés :

Un laboratoire de chimie et de bactériologie ;

Une salle de radiologie et d'électrothérapie.

Comme aide-chirurgical, le chirurgien-praticien devra s'entendre avec un collègue qui l'assistera dans ses opérations et le suppléera. Il devra s'adjoindre deux ou trois infirmières qui sauront faire la stérilisation, soigner les malades et l'*aider dans ses interventions*. Un pharmacien jeune et instruit pourra se charger du laboratoire de chimie, de bactériologie, voire d'électrothérapie et de radiologie.

Salle d'opérations. — Supposons d'abord l'installation économique, puis l'installation complète.

A. Installation économique. — Prenez une pièce quelconque ; couvrez les murs de peinture blanche ou de papier vernis ; placez sur le sol un linoléum. A défaut de chauffage central, un poêle en faïence.

Une table d'opérations en bois ou métal.

Trois tables de bois couvertes d'une lame de zinc et ripolinées. L'une sera grande et placée contre le mur ; elle portera les instruments et les objets de pansements ; les deux autres seront pour le chirurgien et l'aide ; ils y placeront les instruments, les fils, les cuvettes.

Deux cuvettes émaillées contenant : l'une une solution antiseptique, l'autre de l'eau salée.

B. Installation complète. — Sol au carrelage céramique, mur ripoliné, chauffage central, éclairage électrique ;

Trois tables de verre et métal ;

Une table d'opérations à renversement ;

Deux porte-cuvettes en métal avec cuvettes de faïence ;

Quelques tablettes de verre fixées au mur ;

Prise d'eau de source et vidoir.

Salle de stérilisation.

A. Installation économique. — Un fourneau à gaz ou au charbon. Quatre marmites de 10 litres, de métal ou d'émail, pour l'eau chaude, l'eau froide ; torchons, compresses, drains, tubes, gants, brosses, etc...

Une poissonnière pour faire bouillir les instruments.

Une table-lavabo couverte de zinc, sur laquelle il y aura trois cuvettes :

a) eau chaude savonneuse ; *b)* eau tiède pour rinçage ; *c)* solution antiseptique.

Un évier avec prise d'eau de source et perte d'eau.

Quelques cuvettes émaillées.

Une armoire avec nombreuses boîtes à biscuits pour la stérilisation au formol ; dans chaque boîte on mettra quelques pastilles de trioxyméthylène sur lesquelles on placera une lame de ouate. Dans cette boîte, mettre tout ce qui peut être stérilisé par le formol : gants, drains, sondes, bock, tubes de caoutchouc.

Des bouteilles pour le sérum, les solutions ; elles seront stérilisées au bain-marie avec bouchon de ouate.

B. **Installation complète.** — Sol couvert de carrelage céramique ; céramique aussi sur le mur, sur une hauteur de 1^{m},50.

Stérilisateur et double réservoir d'eau à 120°.

Autoclave très grand pouvant contenir des blouses, des champs opératoires, des cuvettes, des instruments, etc...

Deux lavabos avec robinets au coude (pas de pédale).

Évier avec prise d'eau de source.

Armoire avec boîtes multiples pour la stérilisation au formol (les boîtes à biscuits sont suffisantes). Une lame de caoutchouc ferme le joint du couvercle et de la boîte. La stérilisation se fait au gaz ou à l'électricité.

Salle d'anesthésie.

Un lit étroit et dur ou une table de bois matelassée d'un coussin de moleskine ; sur ce lit sera placé le malade pour la narcose, l'anesthésie locale ou la rachi-anesthésie.

Une petite table portant ce qui est nécessaire à l'anesthésie générale et locale.

Dans cette même pièce, se trouve l'armoire aux instruments (loin de la salle de stérilisation pour éviter la vapeur d'eau). Là se trouvera également la réserve des pansements (ouate, gaze) et les produits pharmaceutiques.

ÉCLAIRAGE DE LA SALLE D'OPÉRATIONS. — L'éclairage astral se fera par une baie verticale, orientée au nord ; il se continuera, sans interruption, par une autre baie horizontale ou oblique qui prolongera le plafond. *Actuellement, nous considérons l'éclairage naturel comme inférieur à l'éclairage électrique ;* nous préférons une demi-obscurité avec un miroir frontal ou un plafonnier donnant la lumière blanche du jour (Porte-soleil GAIFFE).

Les deux éclairages avec miroir peuvent être utilisés simultanément. L'éclairage ainsi compris est constant, à toute heure et en toute saison.

Instruments de chirurgie- — Ils devront être de très bonne qualité et peu nombreux :

Bistouris à pointe ogivale de CHASSAIGNAC : 6 ; ou un bistouri à lames interchangeables de DARTIGUES.

Couteau à amputation à lame de 12 centimètres, pointe ogivale : 1.

Pinces hémostatiques : 12 DOYEN, 6 VINCENT, 4 « Becs-de-Canard » (COLLIN).

Ciseaux : 4 paires, 2 grandes de DOYEN (1 courbe et 1 droite), 2 moyennes (1 courbe et 1 droite). Les pinces et ciseaux auront une articulation de COLLIN.

Pinces à disséquer : 2 (1 anatomique et 1 avec griffes).

Pinces à traction : 4 (2 de MUSEUX et 2 de POZZI).

Pinces de homard : 4.

Pinces à bords cutanés de DOYEN : 6.

Pinces coprostatiques : 2.

Tenailles : 6.

Curettes utérines : 2 (1 pleine et 1 fenêtrée).

Curettes à os : 2 (1 petite et 1 grande).

Sonde à lavage intra-utérin : 1.

Valves vaginales de RICHELOT : 2 (1 courte courbe et 1 écarteur vaginal plat et long).

Écarteurs FARABEUF : 2.

Spéculum bivalve : 1.

Pince à pansements utérins : 1.

Écarteur automatique abdominal de GOSSET ou DARTIGUES : 1.

Valve abdominale de DOYEN : 1.

Thermo ou galvano-cautère : 1.

Aspirateur de POTAIN, ou mieux électrique : 1.

Rugine courbe de LERICHE.

Ciseau de MAC EWEN, puissant et moyen : 1.

Aiguille DESCHAMP : 1.

Pince-gouge moyenne pour crâne : 1.

Gouge à main : 1.

Maillet de bois ou bronze : 1.

Sonde cannelée : 1.

Scie à dos mobile moyenne : 1.

Scie à dos de GIGLI : 1 ; 4 ficelles de rechange.

Cisaille de LISTON : 1.

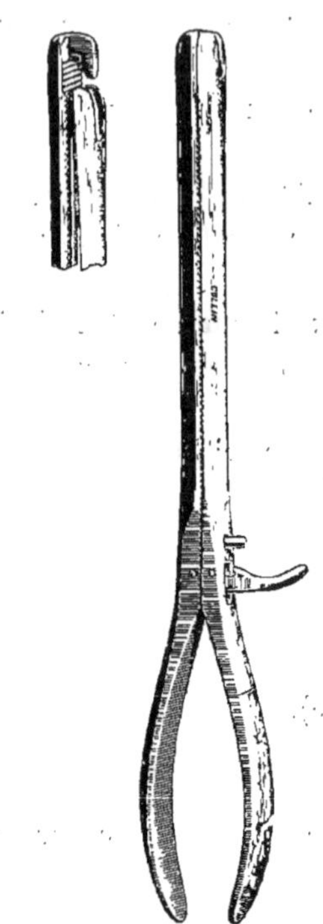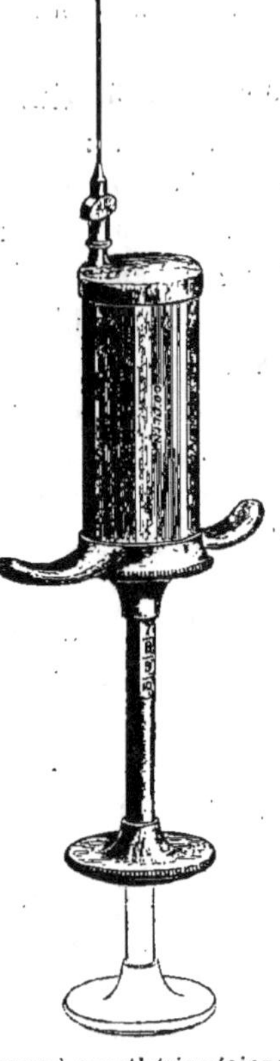

Constricteur gastrique de VICTOR PAUCHET.   Seringue à anesthésie régionale
de VICTOR PAUCHET.

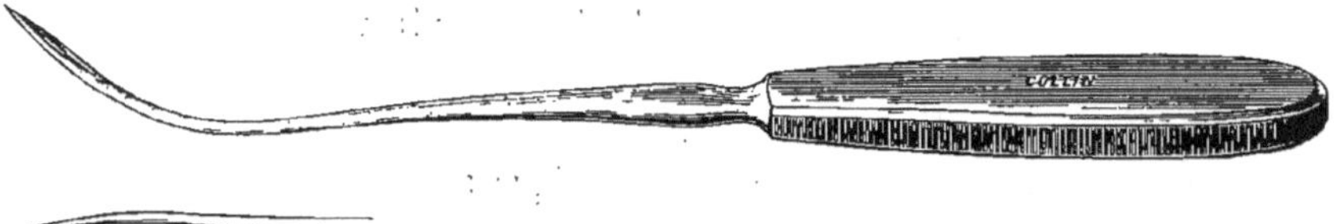

Aiguille « sabre » de VICTOR PAUCHET.

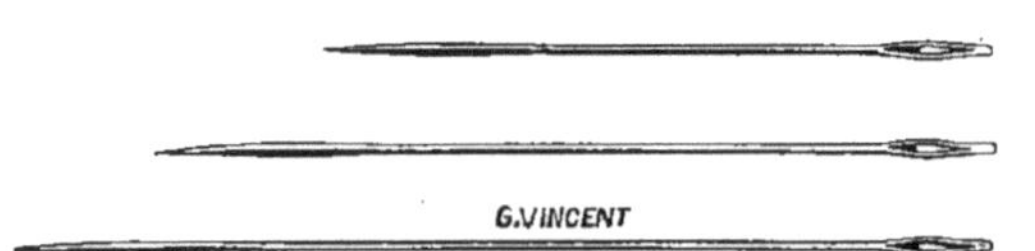

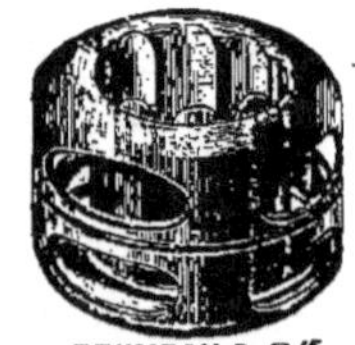

Aiguilles intestinales.   Bouton anastomotique
de VILLARD.

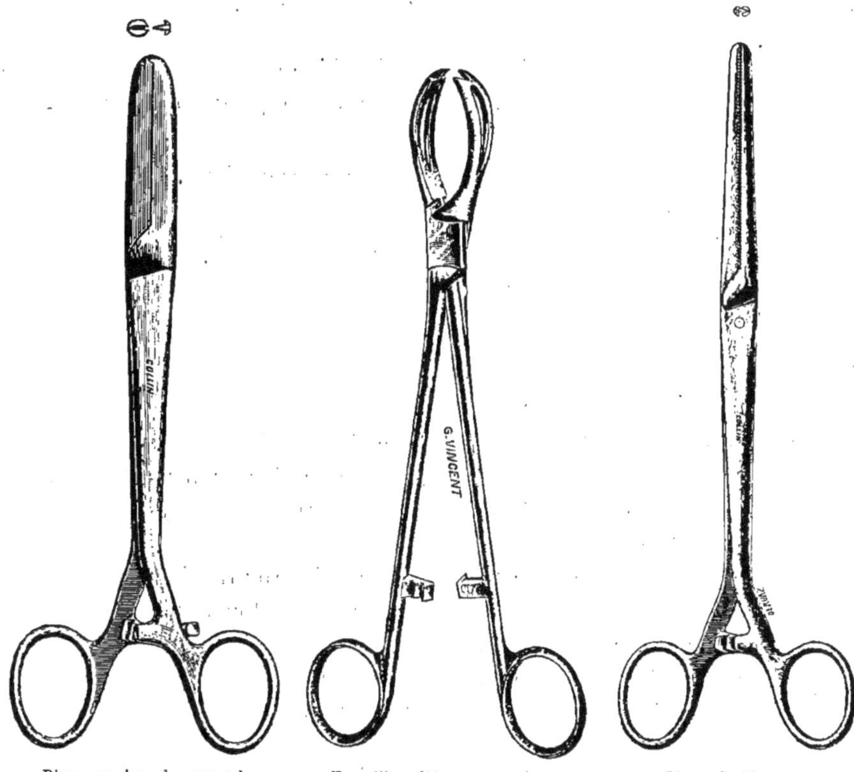

Pince en bec de canard
de VICTOR PAUCHET.

Tenailles d'ARBUTHNOT-LANE.

Pince de VINCENT.

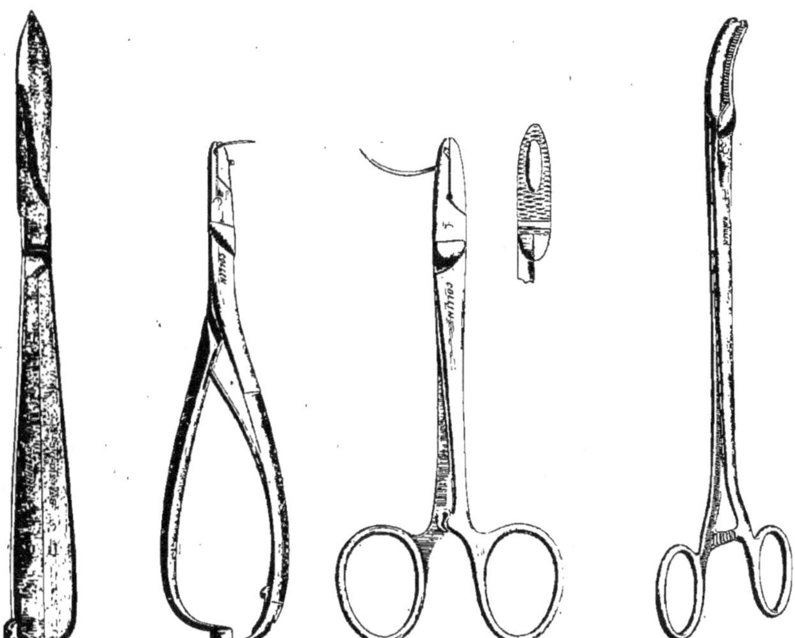

Bistouri à lames interchangeables de DARTIGUES.

Porte-aiguilles de COLLIN.

Pince hémostatique de DOYEN servant de porte-aiguilles fines (COLLIN).

Pince utérine de JEAN-LOUIS FAURE.

Vilebrequin de Doyen : 1 ; avec une fraise de 1 centimètre et 1 perforateur cranien.

Perforateur cranien : 1 et 2 mèches (suture osseuse) : 1.

Poinçon à main (suture osseuse) : 1.

Appareils de Parham (cerclage osseux).

Canules à trachéotomie : 3.

Pince à langue : 1.

Agrafes de Michel : 150, et leur pince.

Porte-aiguilles et aiguilles intestinales.

Aiguille de Doyen à manche : 1.

Quelques aiguilles de couturière, de modiste et de gantier.

Le « Sabre » (pour sutures abdominales en un plan au fil métallique).

Boutons anastomotiques de Villard (petit et moyen modèles) : 6.

Masque à éther (Ombredanne) : 1.

Seringues : 6 (3 de 2 centimètres cubes, morphine ou rachi-anesthésie ; 2 de 10 centimètres cubes, anesthésie locale ; 1 de 200 centimètres cubes ou 150 centimètres cubes, vésicale).

Appareil de Murphy pour instillation rectale.

Appareil de Bécart pour transfusion du sang.

Aiguilles à ponction lombaire.

Aiguilles acier pour les seringues : 12 (3 centimètres, 6 centimètres, 9 centimètres ; 2 de chaque).

Thermomètres.

Billot de Pillet pour les interventions sur les voies biliaires, le foie, le rein, l'estomac, etc...

Aspirateur électrique.

Constricteur gastrique de Victor Pauchet.

2 Attelles à fracture.

Produits pharmaceutiques.
Oxycyanure de mercure.
Trioxyméthylène.
Véronal.
Bromure de sodium.
Syncaïne-surrénine pour anesthésie locale.
Ampoules de scopo-morphine pour rachi-anesthésie ; ampoules de caféine, strychnine, morphine, atropo-morphine, huile camphrée, électrargol.

Filtrat microbien (Entérochir Leclerc) pour prévenir l'infection des plaies.

Huile goménolée à 20 p. 100 (en flacons).

Pommade au collargol à 15 p. 100 (en tubes).

Isophénal (Doppler).

Ambrine.

Solution de Dakin.

Eau de Javel.

Essence minérale pour dégraissage de la peau et des instruments.

Éther, chloroforme.

Alcool dénaturé, alcool pur.

Glucose pour les injections intra-veineuses ou instillations rectales.

Chlorure de potassium, de sodium.

Bicarbonate de soude. (Ces sels seront chimiquement purs, car ils servent à la confection des différents sérums.)

Sérum antitétanique.

Sérum antigangréneux de Weinberg.

Sérum polyvalent de Leclainche et Vallée.

Stock-vaccin polyvalent.

Teinture d'iode à 10 p. 100.

Cristaux de carbonate de soude ou de potasse (nettoyage des instruments).

Solution d'adrénaline au 1/1000e pour ajouter au sérum artificiel dans certains cas.

Alcool picrique à 5 p. 100 pour désinfecter la peau, au lieu de teinture d'iode.

Matériel de pansements.

Canules vaginales en verre.

20 Drains durs de différents diamètres (petits, moyens et gros).

2 Drains de Kehr.

Lames de caoutchouc pour drainage (Leclerc).

Des crins en faisceau préparés pour le drainage des petites plaies.

Sondes naso-œsophagiennes n° 20 : 2.

Tube gastrique de Faucher : 1.

Canules rectales : 3.

Sondes urétrales :

    Nélaton : 6 (16, 18, 20).

    Béquille : 6 (16, 18, 20).

    Bougies coniques dilatatrices : 10 (de 8 à 20).

    Filiformes : 6.

    A bouts coupés : 2 (8 et 20).

    Pezzer : 4 (2 n° 16, 2 n° 25).

Brosses pour les mains ; peuvent être remplacées par de la fibre de bois stérilisée.

Gants de CHAPUT (ceux qui ont été réparés comme des pneus serviront pour les pansements et les opérations septiques).

Rasoir GILETTE, tondeuse et ciseaux.

Coton cardé, ouate hydrophile. Les disposer en lames entourées de gaze pour former de petits matelas qui serviront aux pansements.

Mèches de gaze antiseptique à l'ektogan ou au vioforme.

Bandes de crêpe ou de toile.

Tulle-gras LUMIÈRE.

Coloplastre.

Compresses de gaze de trois dimensions (15/15, 30/30, 70/70) ; les dernières serviront de compresses abdominales. Ces compresses seront disposées en deux, trois ou quatre épaisseurs [1]. Celles qui ont été souillées par du pus seront brûlées. Toute compresse usagée sera lessivée comme du linge, puis stérilisée de nouveau.

Comme champs opératoires : des torchons.

Crins de Florence (fin, moyen, fort) ; catgut (0, 1, 2).

Fil de lin (fin, moyen, fort).

Catguts-lents [2] (à résorption tardive) nᵒˢ 00, 0, 1, 2.

Catguts-rapides [3] (à résorption précoce) nᵒˢ 0, 1, 2, 3.

Fils de bronze souples (crino).

Stérilisation des mains. — On peut stériliser les mains de deux façons :

PROCÉDÉ DE L'ALCOOL. — L'opérateur laisse tomber une goutte de teinture d'iode sur chaque ongle, puis procède au brossage des mains dans l'alcool dénaturé (200 grammes) pendant cinq minutes. Il les essuie ensuite avec une compresse stérilisée : c'est le procédé simple, rapide et efficace, mais qui abîme un peu les mains si on recommence trop souvent dans la journée.

PROCÉDÉ DE L'EAU CHAUDE. — L'opérateur prépare trois cuvettes : une première d'eau très chaude, savonneuse ; une seconde d'eau tiède et une troisième pleine de solution antiseptique. Il se savonne dans la première

---

1. Nous employons les compresses préparées par la maison TÉTRA, et les gum-chiffons.

2. Nous employons les catguts-lents LAROCHETTE.

3. Les catguts de grandes marques (CORBIÈRE, LECLERC, CARRION, ROBERT et CARRIÈRE, LAROCHETTE, etc.) donnent toutes les garanties. Pour les sutures gastriques, employer les catguts montés sur aiguille sertie.

cuvette pendant vingt minutes, se rince dans la cuvette tiède et séjourne finalement cinq minutes dans la solution antiseptique (oxycyanure).

Au cours des opérations, l'opérateur et son aide auront chacun *deux cuvettes* à leur côté (une d'eau salée, l'autre d'oxycyanure) ; l'oxycyanure peut être remplacé par de l'eau additionnée d'une cuillerée à soupe d'*eau de Javel* par litre.

Nettoyage du malade. — Le malade aura été baigné, savonné, rasé, le jour même de l'opération. Avant l'intervention, la peau sera badigeonnée sur une très grande étendue à la teinture alcoolique d'iode ou d'acide picrique (5 p. 100). Les peaux fines (femmes ou enfants) seront badigeonnées à la teinture d'iode à 3 p. 100, puis à l'alcool en friction douce.

Stérilisation des instruments. — Les instruments seront d'abord gardés en état de propreté apparente. L'infirmière se servira pour les nettoyer de blanc d'Espagne, de sable, de papier d'émeri ; elle surveillera les articulations, les crans où peuvent s'accumuler le sang sec et la rouille. Le polissage étant parfait, les instruments seront recouverts de vaseline et placés dans une vitrine. Avant de s'en servir, enlever la vaseline avec de l'essence minérale. L'instrument sera ensuite séché, frotté, puis stérilisé : soit à l'étuve sèche à 170°, soit dans l'autoclave (borate de soude) à 120°, ou bouilli pendant une demi-heure dans une solution de carbonate de soude à 105°. Les instruments piquants et tranchants seront placés dans une boîte à biscuits avec des pastilles de formol, ou dans l'alcool à 90°. La stérilisation formolée à froid demande quarante-huit heures ; à chaud (50°), une demi-heure suffit.

Les *instruments de caoutchouc* seront placés dans une boîte à biscuits contenant des pastilles de formol (trioxyméthylène), quarante-huit heures à froid et une demi-heure à chaud (50°).

Les *compresses, champs opératoires, linge*, etc... seront stérilisés soit par l'ébullition pendant une heure dans l'eau salée (une cuillerée à café par litre), soit à l'autoclave à 120° pendant une demi-heure.

CATGUT. — Il peut être stérilisé de la façon suivante : laissez séjourner le fil soit dans une solution d'alcool iodé à 1 p. 1000, soit dans l'essence térébenthine, soit dans l'alcool sublimé à 1 p. 100. Le séjour durera plusieurs semaines ou *plusieurs mois*, suivant le calibre du fil. Le catgut ainsi préparé sera stérile, mais raide et sec ; il faudra le poser sur une compresse humide pour qu'il se ramollisse et devienne utilisable. Nous préférons actuellement nous servir du catgut du commerce (c'est plus cher, mais

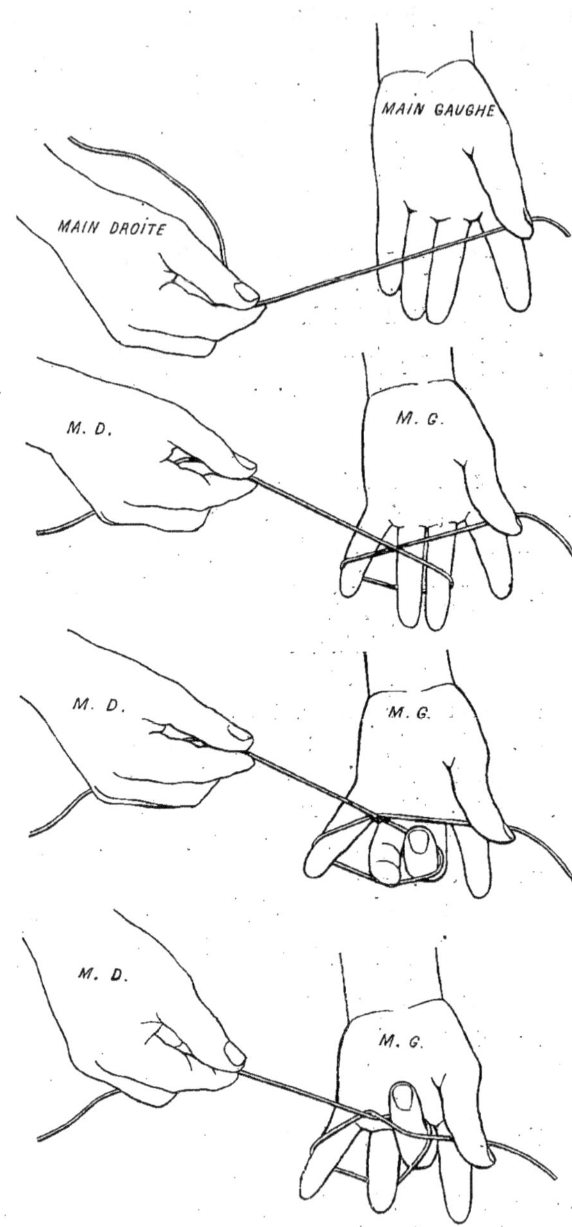

Fig. 1 et 2. — TAYLORISME ET LIGA[

Au cours des opérations, il peut être nécessaire :

a) de faire une *série. de ligatures* nombreuses qui prennent du temps. L'opérateur devra tenir un fil bo[

b) De lier l'extrémité d'un fil (surjet) de la main gauche, seule, tandis que la main droite tient l'aiguil[

Si le lecteur conforme ses mouvements à ceux indiqués par la figure, il pourra, en l'espace d[

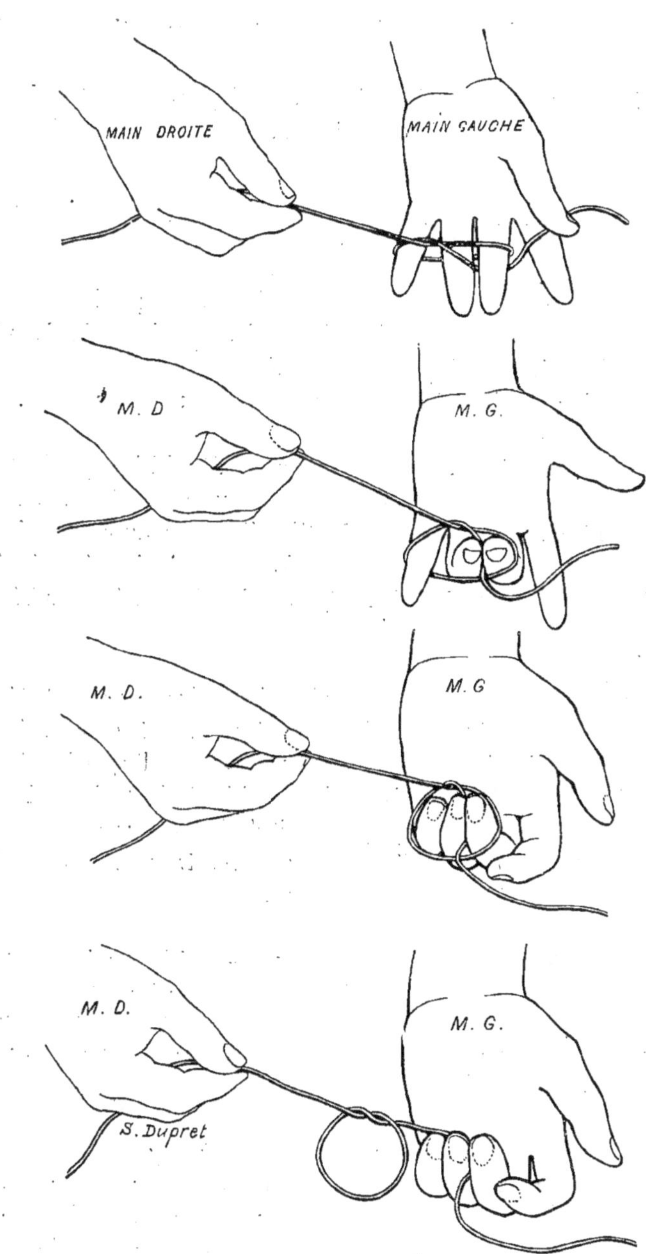

d rapide de la main gauche.

 droite et faire le nœud de la main gauche.
  lâcher.
, apprendre à faire des ligatures rapides de la main gauche, même avec des gants de CHAPUT.

plus pratique). Plusieurs marques offrent toute garantie de souplesse, solidité et stérilité.

Pour les sutures gastro-intestinales, employer du « catgut-lent » 00 ou 000 et serti. Pour les parois abdominales, employer le catgut-lent 0, 1, 2.

FIL DE LIN. — On utilisera du petit (300), du moyen (200) et du gros (100). Quand un fil n'est point assez gros, il suffit de l'employer double. La stérilisation se fait soit par l'ébullition, soit dans l'autoclave, soit par un séjour de quarante-huit heures dans l'alcool, soit par le formol dans une boîte à biscuits, comme pour les bistouris. Pour les opérations intestinales, monter d'avance les fils sur les aiguilles, les soumettre ensuite aux vapeurs de formol, après les avoir fixées sur une compresse.

Stérilisation de l'eau. — Choisir entre l'ébullition pendant trois quarts d'heure, ou l'autoclave à 120° pendant un quart d'heure. Pour la stérilisation des mains, l'eau est inutile, l'asepsie avec l'acool suffit. Quand nous opérions à la campagne, jadis, nous n'avions jamais d'eau, le malade était badigeonné à l'iode et les mains étaient frottées à l'alcool dénaturé.

SÉRUMS. — Les différents sérums artificiels ou glucosés seront stérilisés à l'autoclave dans des bouteilles d'eau minérale. Le sérum pour instillation rectale sera simplement de l'eau bouillie. Pour l'injection dans les veines ou la peau, la stérilisation doit être faite à l'autoclave. Pour les instillations rectales, nous employons soit de l'eau sucrée (eau chaude, 1 litre ; uraseptine ou urotropine, 1^{gr},50 ; sucre, 12 morceaux), soit de l'eau salée = une cuillerée à café par litre.

Stérilisation des cuvettes et des plateaux. — Si le flambage est actif, il altère l'émail ; s'il ne l'abîme pas, il est insuffisant ; il vaut mieux frotter les récipients à la teinture d'iode. Au moment de s'en servir, on étale à leur surface une serviette stérile et on pose sur cette serviette les instruments, les fils ou les compresses.

CHAMPS OPÉRATOIRES. — Le meilleur champ opératoire est une serviette stérile. Pliez dix torchons, enveloppez-les dans une serviette qui est nouée et placée dans une marmite. Superposez ainsi trois paquets, car il faut environ dix champs pour une opération ; remplissez la marmite d'eau, ajoutez une cuillerée à café de sel gris par litre (une poignée pour dix litres). Laissez bouillir pendant trois quarts d'heure. La stérilisation peut se faire à l'autoclave.

Jadis, à la campagne, nous avons employé, pour stériliser les champs opératoires, le *procédé du fer à repasser*. Une serviette fraîchement lessivée, propre, est mouillée, essorée et séchée avec un fer chaud. Une fois sèche, elle est stérilisée.

Tenue du chirurgien. — Le chirurgien et son aide doivent porter une *calotte*, un *masque* et un *veston de toile* stérilisés. A défaut de veston, des manches de toile, une serviette fixée sur la poitrine par quatre épingles suffiront. Le meilleur masque est une compresse dont chaque angle se prolonge par un cordon ; les quatre cordons seront noués derrière la tête de l'opérateur.

Nous mettons, sur nos mains, des mitaines de coton, couvertes de talc, avant de mettre les gants de Chaput. Cette précaution est prise dans le but de ne pas souiller le champ opératoire en cas de piqûre ou de déchirure des gants. En effet, au cours des opérations longues et laborieuses, surtout l'été, il pourrait arriver qu'une sudation imperceptible des mains soit mélangée au sang de la plaie, par une déchirure du gant, et infecte le champ opératoire.

Tenue du malade. — Pyjama ou chemise de nuit et caleçon, chaussettes (le tout fraîchement lessivé). Yeux bandés, oreilles bouchées, mains et genoux fixés à la table.

N. B. — La stérilisation est une condition d'asepsie, mais *elle n'en est que le préliminaire*. Mille causes d'infection doivent être évitées au cours des interventions.

L'infirmière ne devra pas retourner brutalement la couverture placée sur le malade, manœuvre qui soulève la poussière.

Ne pas laisser le malade tousser ou souffler dans la direction de la table aux instruments.

L'opérateur qui se gante ne touchera pas l'extrémité de ses gants avec ses doigts nus (même bien lavés).

Au cours de l'opération, il ne posera pas les doigts sur la peau désiodée, pour les plonger ensuite dans la plaie, etc...

C'est à l'oubli de ces soins qu'il faut attribuer quelques insuccès, dus à l'infection et placés généralement au compte des fils et catguts.

II

HERNIE CRURALE

CURE RADICALE PAR VOIE CRURALE

Toute hernie crurale constatée doit être opérée aussi longtemps que l'âge, la santé générale du malade feront supposer que l'opération puisse être utile. La cure chirurgicale est donc indiquée dans la grande majorité des cas. On procédera ainsi :

Décubitus dorsal. — Placer un coussin sous la fesse du côté à opérer. Porter la cuisse en abduction et laisser tomber la jambe en dehors du lit, de façon à : *a)* aplanir la région crurale ; *b)* effacer le pli inguino-crural ; *c)* éloigner le périnée ; *d)* rendre bien visible la ligne des vaisseaux fémoraux.

Anesthésie locale[1].

Désinfection cutanée. — Iode ou acide picrique en solution alcoolique à 5 p. 100.

Choix du procédé. — Le chirurgien peut intervenir soit par la voie inguinale, soit directement par la région crurale. La voie trans-inguinale peut être indiquée chez les femmes maigres, elle est peu à recommander chez les femmes grasses. La malade qui a servi de modèle aux illustrations, était d'embonpoint moyen et fut opérée par voie crurale. Méthode facile et efficace[2].

1° *Incision cutanée.* — Sur la saillie herniaire (partie externe), mener une incision verticale qui commence au-dessous de l'arcade crurale et descend à quelques centimètres au-dessus de la hernie. Couper la peau et le tissu cellulaire.

1. Anesthésie régionale. Victor Pauchet, Sourdat, Labat et Butler d'Ormond. Doin et Cie éditeurs. Paris 1927.

2. Pour la cure radicale par voie inguinale, voir fasc. VI (Chap. traité par Robineau). Nous préférons la cure par voie inguinale ; elle est plus délicate et ne saurait convenir aux femmes grasses ou âgées, ni après la kélotomie pour hernie étranglée. Les chirurgiens peu entraînés devront pratiquer cette voie crurale comme beaucoup plus facile.

2° *Découverte de la masse herniaire*. — Libération de la masse herniaire avec la sonde cannelée. La saisir avec une pince à cadre et la libérer en « essuyant » avec une compresse montée sur une pince. Ainsi la masse graisseuse piriforme se trouve mobilisée, ne tenant plus à l'anneau crural que par son pédicule.

3° *Identification des organes de la région*. — Grâce à la sonde cannelée ou au bistouri, reconnaître et rendre apparents les organes de la région : aponévrose du grand oblique, arcade crurale, veine fémorale, muscle pectiné recouvert de son aponévrose, anneau crural.

4° *Ouverture du sac*. — Saisir le sac entre deux pinces de ROCHARD. L'inciser et chercher :

a) S'il contient de l'épiploon ou de l'intestin ;

b) Si sa paroi n'est pas en partie constituée par la vessie. Celle-ci se reconnaît à l'épaississement du sac et à la présence de fibres musculaires. Très souvent cette paroi herniaire renferme de la graisse facilement dissociée avec la sonde cannelée, et qui ne saurait être confondue avec la paroi vésicale.

5° *Traitement du contenu herniaire*. — Il est rare qu'il contienne de l'intestin. Si l'appendice s'y trouve par hasard, il faut tirer sur lui, sectionner le méso, lier l'organe au ras du cæcum, brûler le moignon au thermo et le laisser monter dans le ventre. Inutile de l'enfouir. Souvent, il contient de l'épiploon. Ligaturer ce dernier par petits moignons, le laisser remonter dans l'abdomen. Si l'orifice herniaire est trop étroit, le moignon épiploïque ne peut passer. On le réduira ainsi : introduire un clamp fermé dans l'anneau, à côté du pédicule épiploïque encore irréductible, ouvrir lentement ce clamp qui, par divulsion, élargira l'anneau crural. Retirer le clamp ; le moignon épiploïque rentre dans l'abdomen sans difficulté. Ne jamais refouler ce moignon violemment avec une pince, sinon le pédicule pourrait déraper et une hémorragie se faire dans le ventre.

6° *Fermeture du sac*. — Lier le sac le plus loin possible du côté de l'abdomen avec un catgut. Traverser le moignon avec une aiguille pour serrer un des chefs du fil, à la base du sac. Sectionner le sac à quelques millimètres de la ligature et laisser le moignon faire son ascension vers l'abdomen.

7° *Fermeture de l'anneau crural*. — Nous avons jadis employé un clou de tapissier et des fils métalliques. Nous déconseillons ce procédé. L'oblitération se fera avec du crin de Florence ou du fil de lin. Rendre apparente la veine fémorale ; placer un écarteur sur chaque lèvre de la plaie, de façon à bien voir le fond de celle-ci. Faire une bonne hémostase. Tamponner avec du sérum chaud pour arrêter tout suintement.

L'opérateur a sous les yeux, en haut l'arcade crurale, en dehors la veine fémorale, en dedans le pectiné recouvert de son aponévrose. Pour fermer l'anneau, il faut suturer l'aponévrose du pectiné à l'arcade crurale. Si l'orifice est petit, si l'arcade « prête » suffisamment, suturer l'arcade à l'aponévrose pectinéale avec deux ou trois points séparés au crin. Si l'orifice est béant, libérer l'aponévrose pectinéale, l'inciser à quelques centimètres de la veine fémorale et de l'arcade crurale. Mobiliser ainsi un petit lambeau aponévrotique dont la charnière est supéro-interne, et suturer le dit lambeau à l'arcade crurale par quelques points séparés.

8° *Suturer* la graisse par quelques points séparés au catgut simple.

9° *Fermeture de la peau :* fils ou agrafes.

10° *Pansement adhésif.*
Suppression des fils en deux fois.
Laisser lever le malade du douzième au quizième jour.

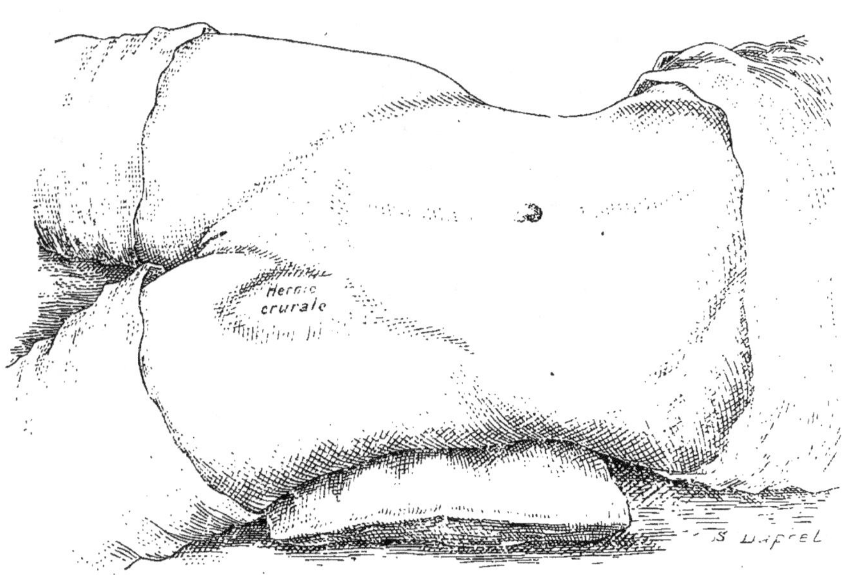

Fig. 3. — Hernie crurale. Cure radicale.
La malade, anesthésiée localement, est couchée sur le dos. La cuisse du côté hernié est en abduction et hyperextension par la présence du coussin placé sur le bassin. La jambe tombe en dehors de la table ; de cette façon, la région crurale tombe, le pli inguinal est effacé, l'opération est plus facile.

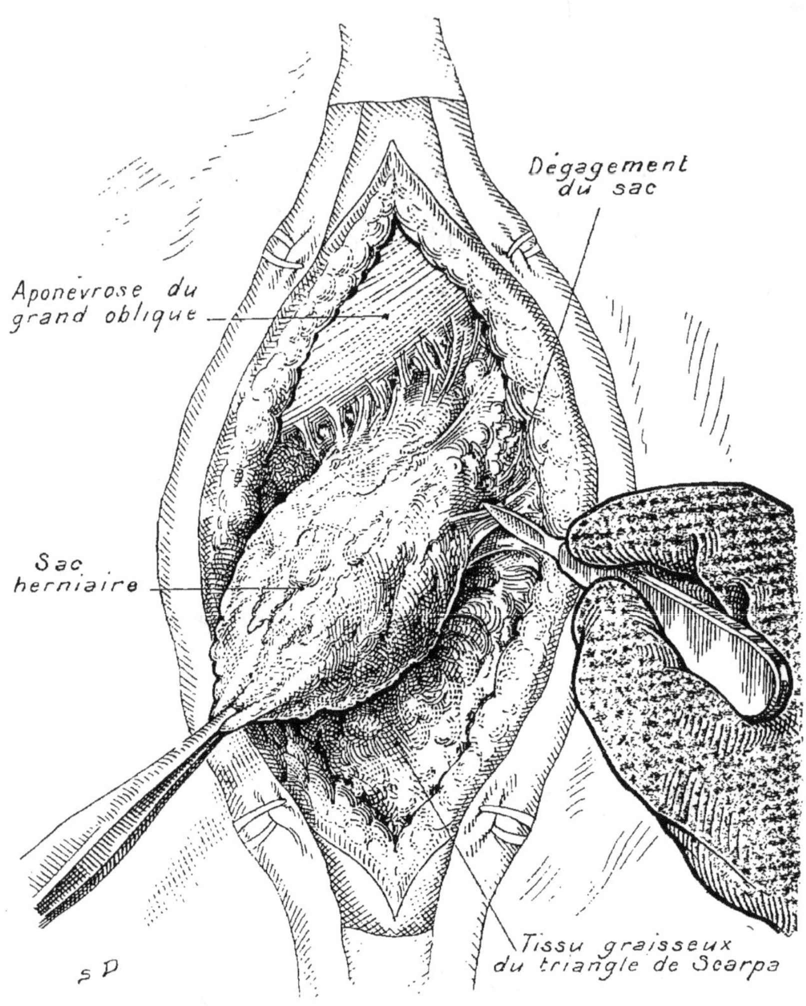

Fig. 4. — HERNIE CRURALE. CURE RADICALE.

Incision verticale. Celle-ci permet de découvrir l'aponévrose du grand oblique et l'arcade crurale : le sac herniaire entouré de graisse est libéré au bistouri ou avec une compresse jusqu'à ce qu'on découvre *l'arcade crurale* et *la veine fémorale*.

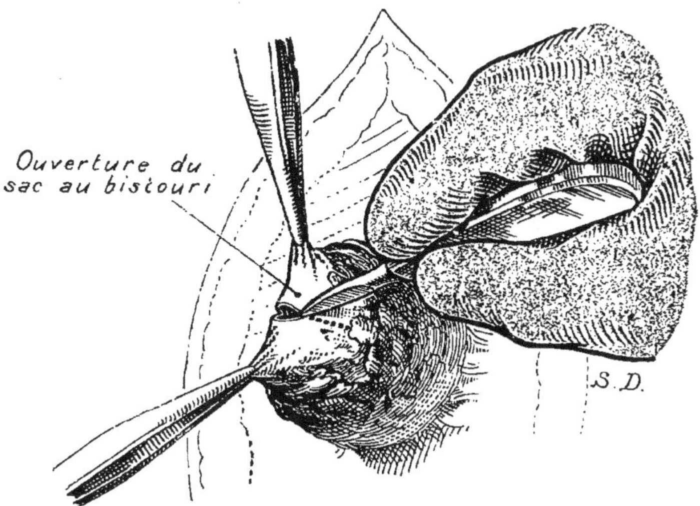

Fig. 5. — HERNIE CRURALE. CURE RADICALE.
Le sac noyé dans la graisse est découvert et incisé au bistouri

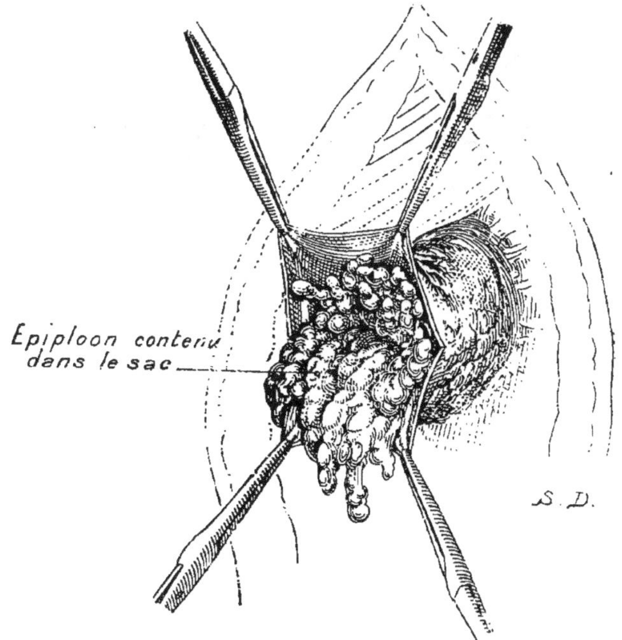

Fig. 6. — HERNIE CRURALE. CURE RADICALE.
Une masse d'épiploon contenue dans le sac est libérée et amenée au dehors.

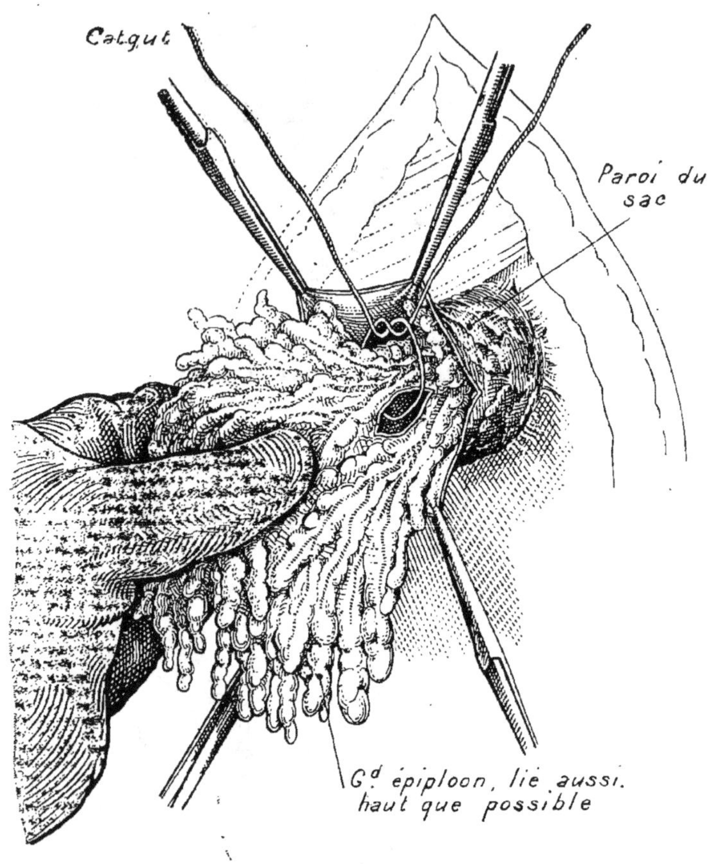

Fig. 7. — HERNIE CRURALE. CURE RADICALE.

L'épiploon libéré par la sonde cannelée est réséqué. Chaque ligature prend un vaisseau épiploïque. Ne pas lier en masse, car la réduction serait plus difficile et le fil pourrait déraper au moment de la réintégration dans le ventre.

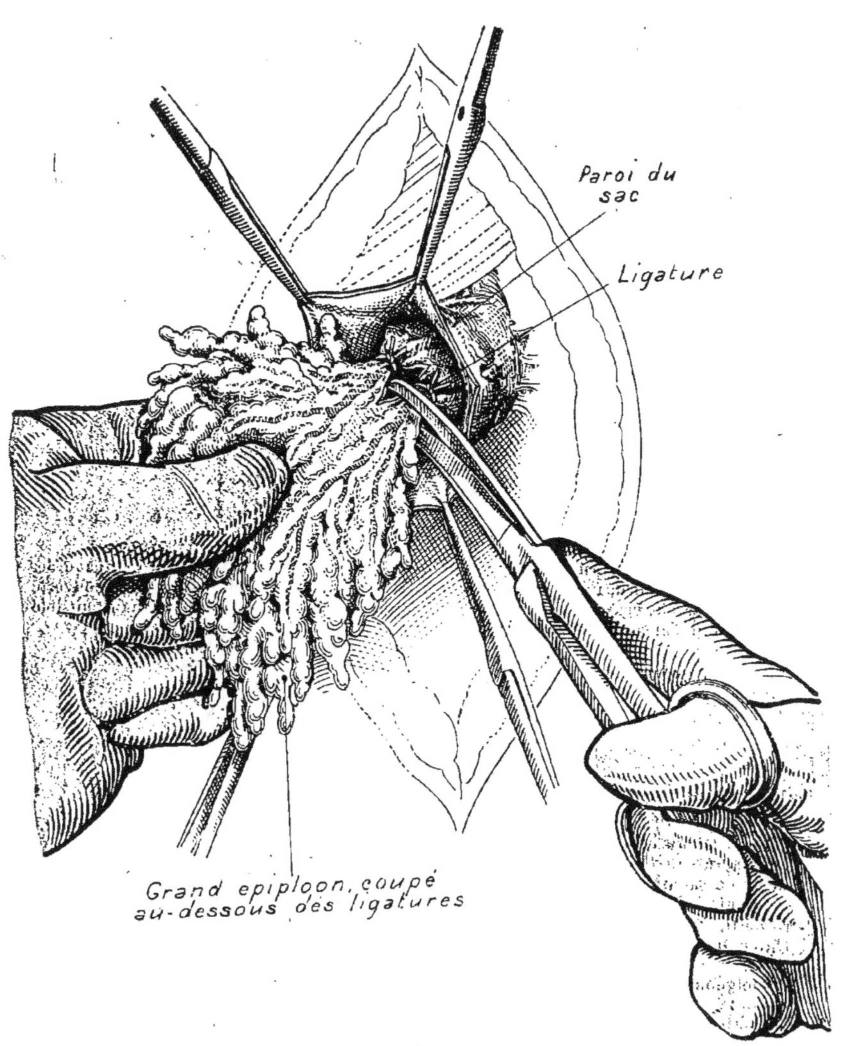

Fig. 8. — Hernie crurale. Cure radicale.
Résection de l'épiploon noué par petits pédicules.

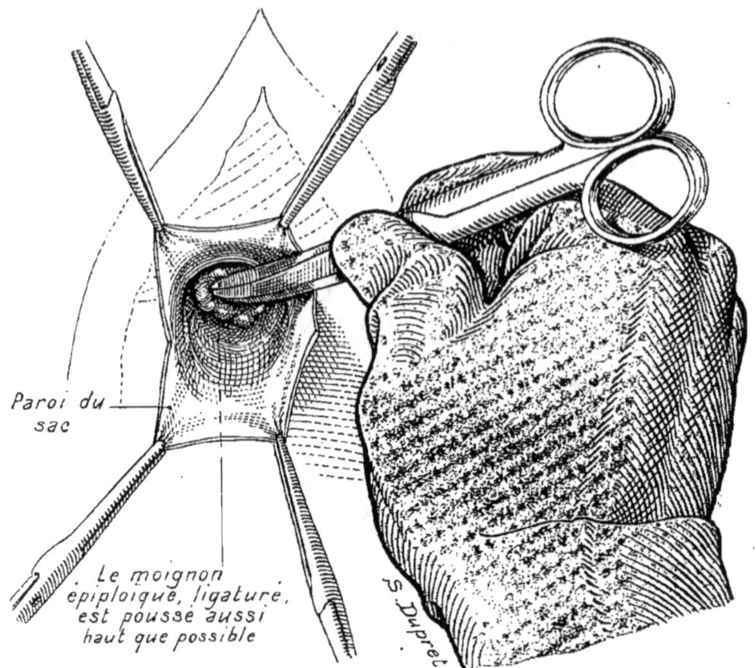

Fig. 9. — Hernie crurale. Cure radicale.

Le moignon épiploïque est réduit lentement, sans brutalité, pour éviter le dérapage des nœuds, et la déchirure de cette membrane. La veine fémorale doit avoir été découverte ainsi que l'arcade crurale dès le début de l'opération. Le sac sera noué le plus haut possible tout près de l'arcade crurale et de la veine.

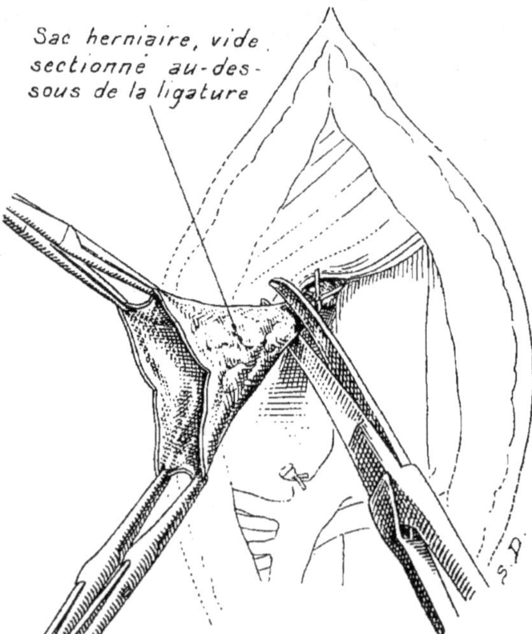

Fig. 10. — Hernie crurale. Cure radicale.

Le sac est lié au catgut lent après avoir été libéré de sa graisse et réduit au seul tissu péritonéal. Exercer une légère traction sur le péritoine, de façon que le moignon bien serré remonte vers la cavité abdominale. Remarquer la veine fémorale qui doit rester visible au cours de l'opération.

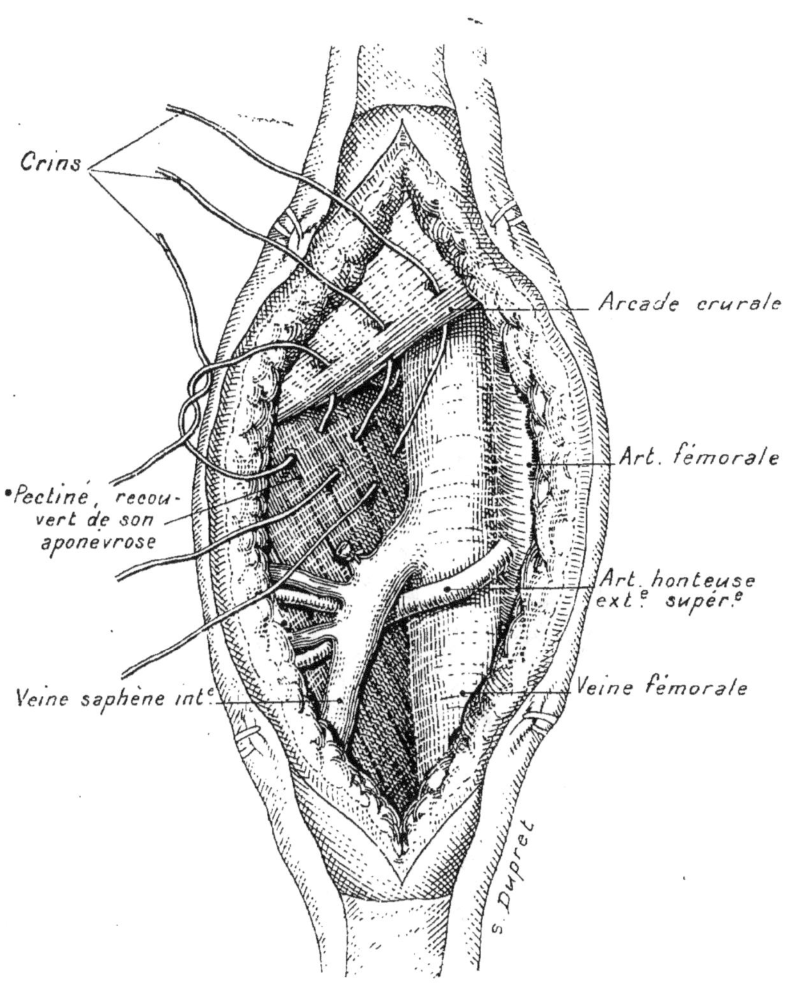

Fig. 11. — HERNIE CRURALE. CURE RADICALE.

Fermeture de l'anneau crural. Des crins sont passés entre l'arcade crurale et l'aponévrose pectinée. Ils doivent être serrés sans que cela provoque de la tension des tissus : si par hasard les lames fibreuses étaient tendues par la suture, il faudrait débrider l'aponévrose en deçà de la suture, de façon que cette aponévrose soit amenée par les nœuds vers l'arcade crurale sans traction.

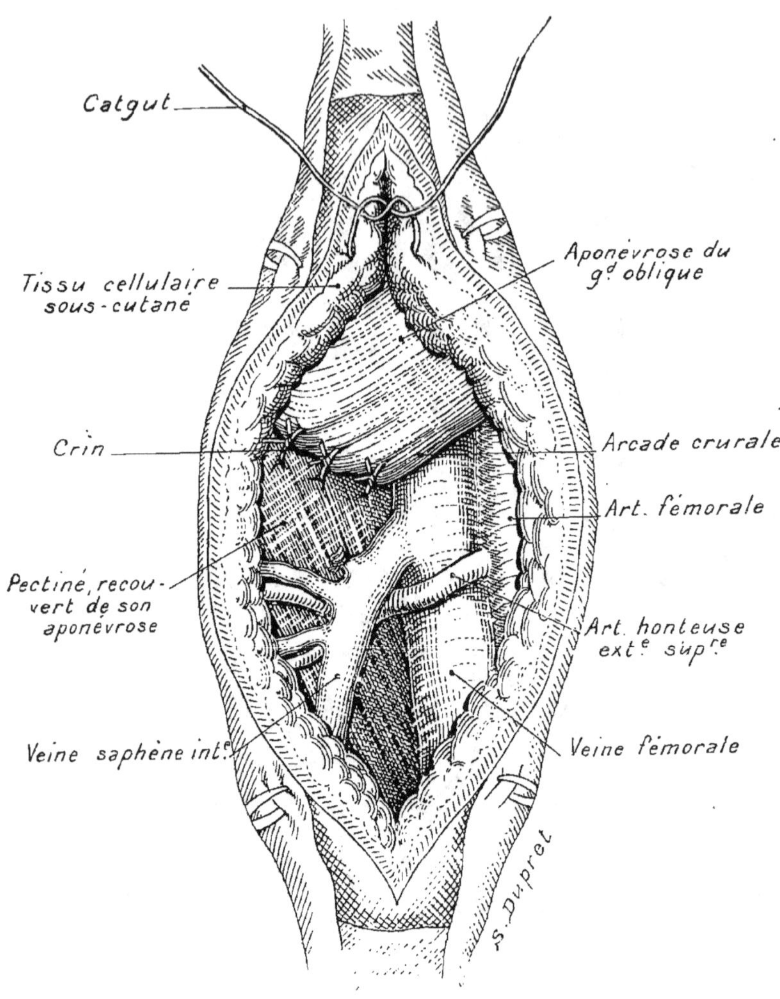

Fig. 12. — HERNIE CRURALE. CURE RADICALE.

La suture au crin est terminée. Des catguts fins et rapides vont être placés sur la graisse.
La peau sera fermée avec des agrafes.

III

CURE RADICALE

D'UNE POINTE DE HERNIE INGUINALE [1]

Toute hernie inguinale constatée doit être opérée si l'état général ou local du sujet ne comporte pas une contre-indication.

Employer en principe le procédé de Bassini, qu'il s'agisse d'une hernie vierge ou déjà opérée et récidivée.

En cas de hernie volumineuse, examiner le sang et l'urine pour rechercher l'albumine, l'acidose, la glycosurie et surtout l'*azotémie*. Si le chirurgien ne fait pas systématiquement la recherche d'AMBARD chez ses futurs opérés parce que compliquée, il fera l'exploration rénale systématique par l'épreuve de la « phénol-sulfo-naphtaléine ». Dans l'affirmative, ou s'il s'agit d'un obèse, d'un eczémateux, lui faire subir auparavant une cure de jeûne puis un régime fruitarien ou végétarien de plusieurs semaines ou mois, qui amène son amaigrissement. Pendant cette période, recommander le massage général et la gymnastique ; cette dernière fortifiera en même temps les muscles abdominaux et préparera de bons tissus à l'action des sutures.

S'il s'agit d'un sujet aux parois abdominales minces et aux muscles faibles, il est bon de lui faire subir avant l'opération plusieurs mois de gymnastique et de massage pour développer « l'étoffe musculaire » et donner plus de chance de guérison définitive. Cette gymnastique devra d'ailleurs être continuée après l'opération.

Si le sujet présente des furoncles, de l'eczéma, de l'intertrigo, ne pas opérer avant la guérison complète des lésions cutanées. Dans ce but, cure répétée de désintoxication ; purgatif et jeûne absolu, boissons abondantes (eau, jus de raisin, tisane de fruits secs, décoctions de céréales, bouillon de légumes, oranges, etc.).

Toilette soignée des téguments. Poudrer la peau et les plis génitaux au talc pendant la période préparatoire.

1. Chez tout malade déprimé ou présénile, profiter de cette opération pour faire la *sympathicectomie chimique des vaisseaux sexuels* (DOPPLER).

PRÉPARATION. — Le malade sera rasé, savonné et poudré de nouveau au talc. Au moment de l'opération, frictions à l'éther, badigeonnage à l'iode ou à l'acide picrique à 5 p. 100. Ne pas arroser d'éther ou d'iode les bourses, pour ne pas produire la desquamation du scrotum. Pendant l'hiver, désinfecter le nez pour éviter les complications pulmonaires, qui pourraient compromettre la suture.

TECHNIQUE OPÉRATOIRE. — 1° *Incision cutanée.* — Il s'agit ici d'une cure radicale de *pointe* de hernie chez un sujet à la paroi inguinale profonde faible. L'incision sera franchement abdominale et ne descendra pas sur les bourses, plus difficiles à désinfecter et à panser. La direction de l'incision sera la bissectrice de l'angle formé par l'arcade crurale et l'axe du canal inguinal. L'incision en bas atteint à peine le niveau de l'anneau inguinal externe. Hémostase immédiate des vaisseaux qui saignent.

2° *Incision de la paroi inguinale antérieure.* — Bien voir l'aponévrose nacrée de la paroi inguinale antérieure, sur toute la longueur de l'incision et sur la largeur de deux doigts. Apercevoir en bas l'anneau inguinal externe, le commencement du cordon ou du sac. Comme l'incision n'atteint pas toujours ce niveau, abaisser fortement la commissure inférieure de la plaie avec un écarteur FARABEUF.

La paroi inguinale antérieure sera alors incisée d'un trait au bistouri et d'un bout à l'autre de la plaie cutanée ; chaque lèvre de l'incision sera repérée par une tenaille. La sonde cannelée séparera les deux lèvres de cette paroi, jusqu'à la réunion des deux piliers qu'il est nécessaire de voir pour se rendre compte, à la fin de l'opération, des dimensions et de la forme qu'il faudra donner à l'orifice inguinal définitif.

3° *Découverte du péritoine.* — La sonde cannelée sépare le cordon d'avec l'arcade crurale. Il est nécessaire de voir dès maintenant la concavité et la lèvre interne de cette arcade. Celle-ci sera dénudée du haut en bas avec la sonde cannelée qui dénudera également le tendon conjoint et les muscles petit oblique et transverse qui se condensent sur ce tendon. L'opérateur se rendra compte alors de leurs dimensions et de la largeur de la paroi inguinale postérieure ; si cette paroi est étroite et solide, le péritoine se voit à peine, comme c'est le cas chez les sujets vigoureux et bien musclés ; alors le plan de l'opération en sera simplifié. Le tendon conjoint pourra être réuni directement et sans traction à la lèvre interne de l'arcade crurale. Chez le sujet qui servit de modèle à ces dessins, la paroi était faible, l'écartement entre l'arcade crurale et le tendon conjoint était très grand ; le sac petit ; un écarteur FARABEUF est placé sous les muscles petit oblique et transverse ; le péritoine nettement découvert ; une pince à disséquer saisit ce péritoine et un coup de ciseaux l'ouvre.

4° *Recherche du sac* par voie endo-péritonéale. La plupart des opérateurs recherchent le sac directement, en dissociant les éléments du cordon ; c'est un procédé qui peut donner de bons résultats, mais qui est moins sûr que celui que nous décrivons et qui a été préconisé par Pierre Duval. Commencer par ouvrir la cavité péritonéale pour entrer dans le sac ; ainsi on est certain de ne pas traumatiser le cordon, de ne pas produire d'hématome ni de funiculite. L'opération est de ce fait simplifiée, quelles que soient les dimensions du sac.

5° *Dissection du sac.* — La dissection sera facile. L'opérateur met l'index gauche dans le sac, il l'en coiffe et fléchit le doigt ; le sac se laisse facilement disséquer par une simple compresse. Cette dissection est d'autant plus facile que là le sac est lâchement uni au cordon. Si, d'ailleurs, le sac descendait plus bas, il serait inutile de le disséquer jusqu'au fond des bourses. L'opérateur se contente de le séparer du cordon dans sa partie toute supérieure. Puis, il sectionne le sac après avoir libéré simplement un petit cylindre de séreuse. Le fond du sac peut être abandonné au fond des bourses, où sa présence est sans inconvénient.

Contenu du sac. — Il faut traiter le contenu du sac suivant sa nature. Dans le cas présent, la hernie était vide. Si l'épiploon est adhérent, il est réséqué ou réintégré dans l'abdomen. Si on découvre l'appendice, il est bon de le réséquer. Si une anse d'intestin glisse dans le sac, il faut la réduire.

7° *Ligature du sac.* — Le sac disséqué est lié, avec un fil de lin ou de cagtut.

8° *Restauration de la paroi inguinale postérieure.* — Cette restauration consiste à réunir la lèvre interne de l'arcade crurale au tendon conjoint et au bord libre des petit et grand oblique qui lui font suite (Bassini), en plaçant le cordon entre les parois inguinales.

Dans les cas ordinaires de ventres bien musclés, cette réunion est facile ; pour que la suture soit solide et que la réunion soit définitive, il faut qu'elle se fasse sans traction, sinon les sutures coupent les tissus.

Quand la paroi inguinale postérieure est faible, comme c'est représenté ici, et quand il y a grand écartement de l'arcade de Fallope et du tendon conjoint, dédoublez la gaine du grand droit ; il est bon de mobiliser la moitié externe de la gaine du grand droit verticalement ouverte ; cette mobilisation s'obtient par la simple section verticale de cette gaine qui permet au tendon conjoint de s'incliner vers l'arcade crurale. La face cruentée du muscle grand droit va se trouver au contact de l'aponévrose du grand oblique, ce qui n'a aucun inconvénient. La sonde cannelée, au début de l'opération, a libéré également le bord externe du tendon conjoint, les muscles transverse et petit oblique qui se condensent pour le former. L'écarteur, qui avait soulevé momentanément ce dernier, soulève la lèvre interne de la paroi antérieure du canal inguinal fendu, paroi qui cache la face antérieure de la gaine du grand droit. Grâce à l'action de l'écarteur, la face antérieure de la gaine du grand droit est visible. L'opérateur la fend verticalement sur le milieu du corps musculaire, de haut en bas, jusqu'au pubis. Avec la sonde cannelée, il décolle ce feuillet fibreux et le rabat en dehors. Si le moindre vaisseau musculaire saigne, il faut en faire l'hémostase, car un hématome nuirait à la solidité de la suture. Il amène doucement la lèvre externe de ce feuillet prudemment en dehors. Trois ou quatre pinces de ROCHARD sont placées sur la lèvre interne de l'arcade crurale et la *soulèvent ;* cette prise rend plus facile la suture et surtout met à l'abri d'une lésion des vaisseaux iliaques externes par un coup d'aiguille. Ce soulèvement de l'arcade crurale par les quatre pinces de Rochard empêche l'opérateur d'embrocher la veine iliaque externe ; celle-ci croise l'arcade et se trouve immédiatement sous-jacente à elle. Si des opérateurs maladroits avaient connu cette manœuvre, ils auraient évité la blessure parfois mortelle de la veine iliaque externe. Cette suture du plan profond se fera avec du crin de Florence (Ch. WALTHER). Je préfère le crin de Florence ou le catgut chromé au fil de lin, plus facilement infectable. Les crins permettent de faire des nœuds très petits et sont plus solides sous un petit volume. Faire trois nœuds et couper les deux fils au ras du nœud. Chaque fil sera coupé séparément. Les tissus suturés n'exerceront aucune traction sur les nœuds, sinon la suture pourrait céder.

Ces manœuvres doivent être exécutées sous le contrôle parfait et constant des yeux ; *jamais sous le contrôle des doigts.* Il faut travailler en voyant clair et à bout d'instruments, pour éviter l'infection. Ces nœuds seront à la rigueur faits avec les doigts gantés, mais les fils seront passés par l'aide à bout de pinces. L'infection compromettrait la solidité de la paroi. La présence de fils non résorbables pourrait alors entraîner des fistules et des abcès.

Sur nos figures le cordon est resté derrière la suture profonde, contrairement à ce qui se fait dans l'opération de BASSINI. Il vaut mieux, comme ce dernier l'a enseigné, laisser le cordon à sa place normale, c'est-à-dire *entre les deux parois.*

9° *Reconstitution de la paroi inguinale antérieure.* — La suture de la paroi antérieure du canal est facile : 4 ou 5 points séparés au cagtut-rapide. Il n'est pas nécessaire, en effet, que la suture tienne plus de douze à quinze jours. Quand cette suture sera terminée, rechercher attentivement quelles sont les dimensions de l'orifice inguinal (interne ou externe). Ces deux orifices sont placés à quelques millimètres l'un au-dessus de l'autre.

Explorer l'anneau non pas avec le doigt, ce qui est antichirurgical et brutal, mais avec l'extrémité mousse des ciseaux fermés. Il n'est pas nécessaire que l'orifice herniaire soit grand. La pointe des ciseaux mousses doit pouvoir passer à côté du cordon.

Soignez surtout la suture de la paroi inguinale postérieure et fermez celle-ci hermétiquement, très bas, jusqu'au pubis.

10° *Suture de la graisse sous-cutanée.* — Un surjet au catgut-rapide rapprochera toute la graisse.

11° *Suture cutanée* aux agrafes de Michel. La moitié des agrafes resteront quatre jours et les autres huit jours.

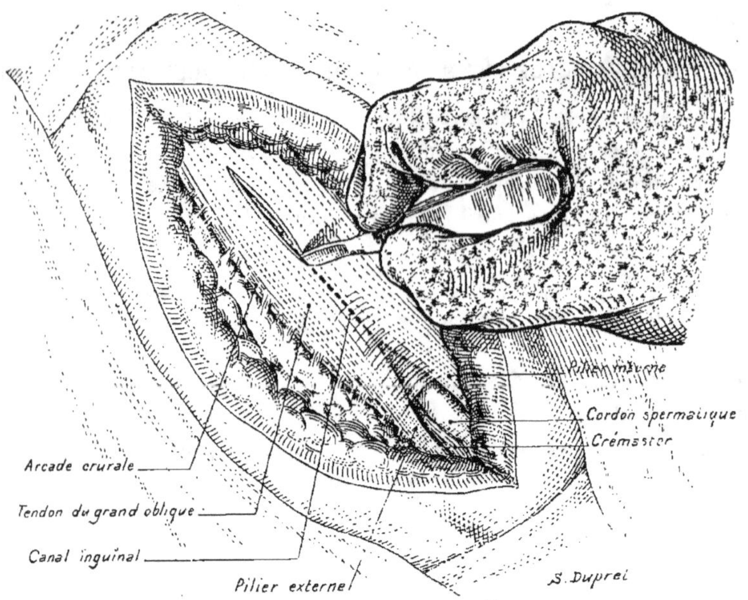

Fig. 13. — Pointe de hernie inguinale. Cure radicale.

L'incision est inguino-abdominale, et s'arrête en bas, au niveau de l'anneau inguinal externe, sans toucher les bourses. Section de la peau et de l'aponévrose. Pour voir l'orifice herniaire comme sur cette figure, il est ordinairement nécessaire de placer un écarteur de Farabeuf qui abaisse la commissure inférieure de la plaie.

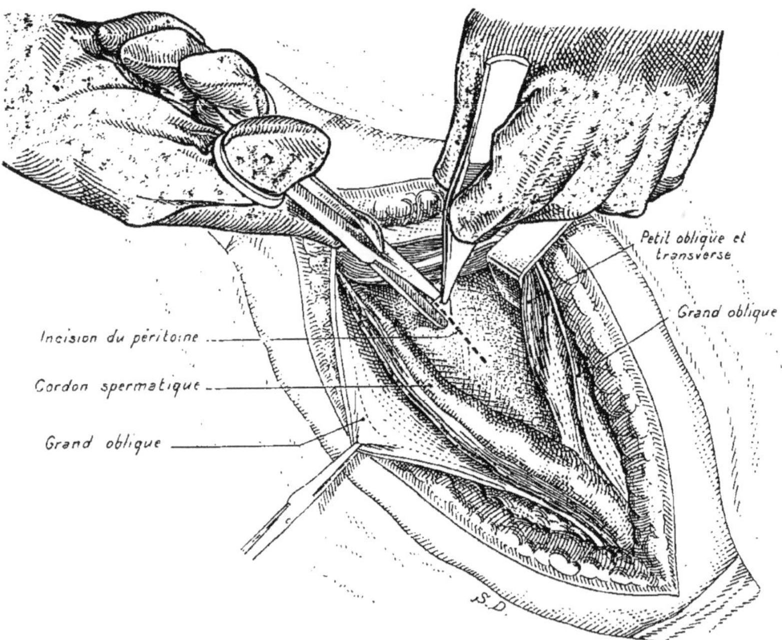

Fig. 14. — Pointe de hernie inguinale. Cure radicale.

L'aponévrose du grand oblique — paroi inguinale antérieure — est fendue. Un coup de sonde cannelée a libéré le cordon et l'a séparé de la paroi inguinale antérieure et de l'arcade crurale. Le tendon conjoint, le petit oblique et le transverse sont réclinés vers la ligne médiane par un écarteur Farabeuf. La pince à disséquer et les ciseaux attaquent le péritoine non pas sur le sac, mais plus haut, directement au niveau de l'abdomen.

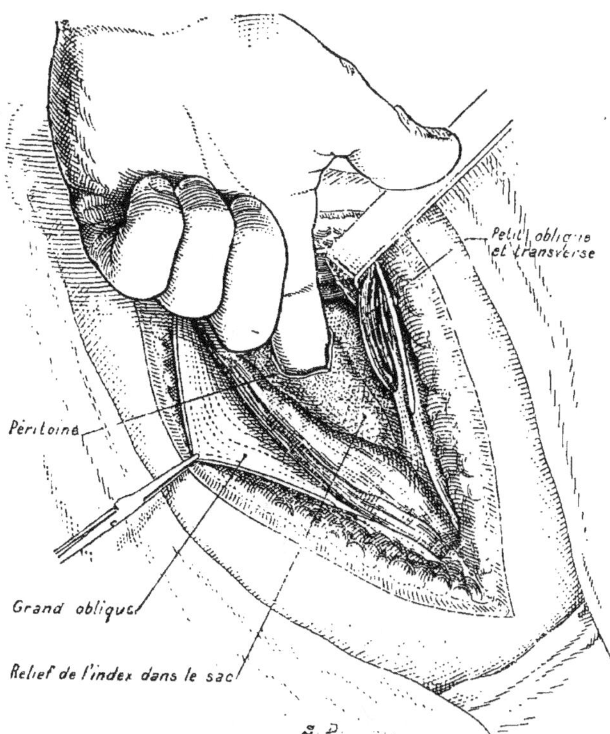

Fig. 15. — POINTE DE HERNIE INGUINALE. CURE RADICALE.

Par l'incision de la séreuse abdominale, le doigt pénètre dans le ventre et se dirige immédiatement vers le sac qui est reconnu sans qu'il soit nécessaire de dissocier le cordon.

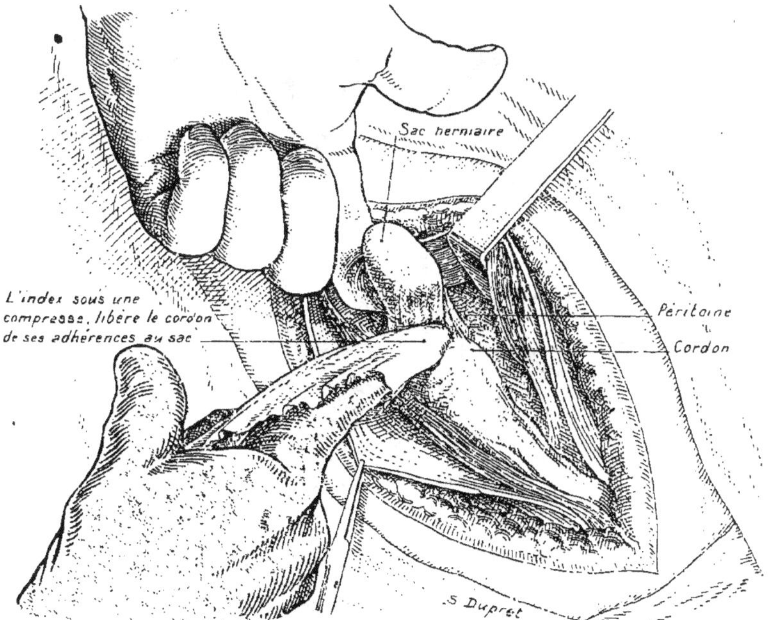

Fig. 16. — POINTE DE HERNIE INGUINALE. CURE RADICALE.

L'index gauche fléchi atteint le fond du sac, tandis qu'une compresse sépare ce dernier d'avec les éléments du cordon.

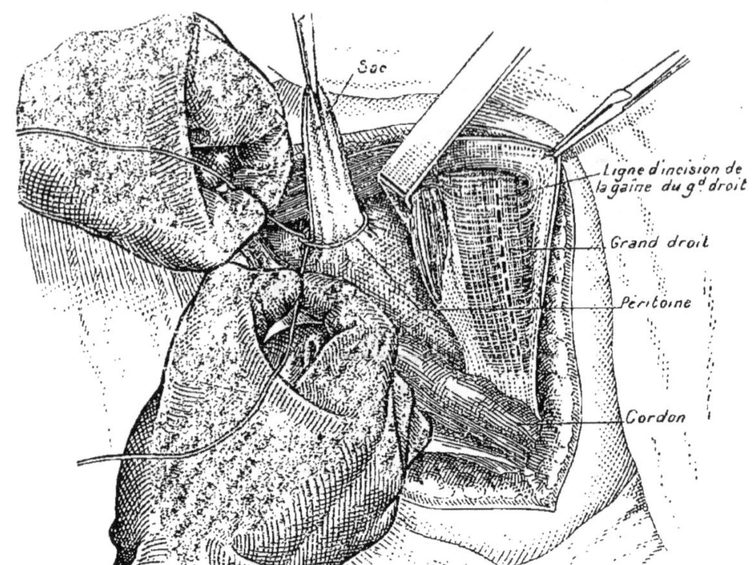

Fig. 17. — POINTE DE HERNIE INGUINALE. CURE RADICALE.

Ligature du sac au catgut. Remarquer, vers la ligne médiane, le pointillé sur la gaine du grand droit. En ce point, la gaine de ce muscle va être fendue, de façon à donner du jeu au petit oblique, au transverse et au tendon conjoint qui sont ici encore soulevés par l'écarteur FARABEUF.

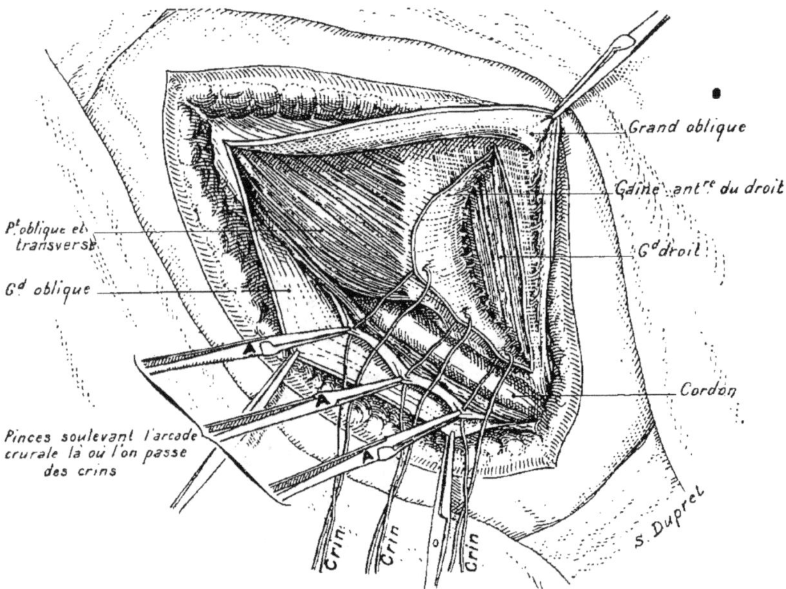

Fig. 18. — POINTE DE HERNIE INGUINALE. CURE RADICALE.

Reconstitution de la paroi inguinale postérieure en avant du cordon. La lèvre *interne* de l'arcade crurale a été soulevée par trois pinces de ROCHARD, de façon à éloigner l'aiguille des vaisseaux iliaques externes. Trois crins de Florence unissent la gaine du grand droit fendue à l'arcade crurale. Si la paroi avait été moins faible, ces crins auraient dû saisir directement le tendon conjoint.

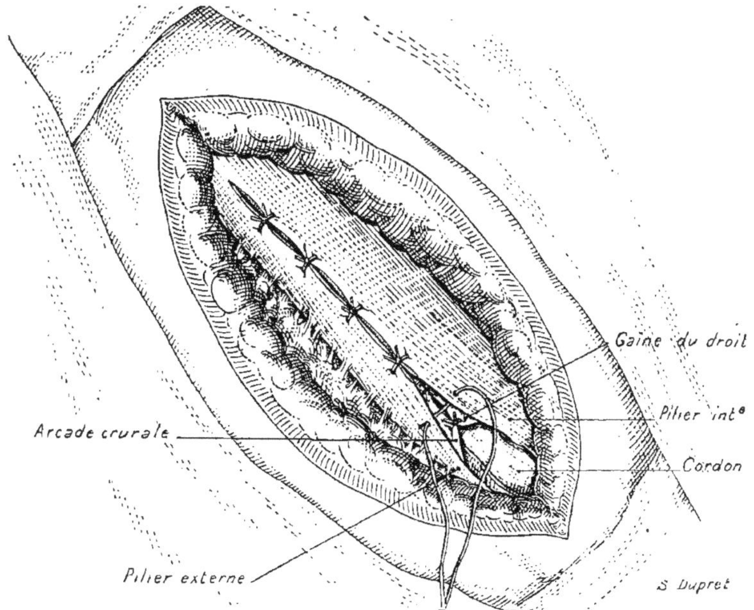

Fig. 19. — Pointe de hernie inguinale. Cure radicale.

Reconstitution de la paroi inguinale antérieure. Remarquer au-dessous de ce dernier plan le plan profond fait aux crins. Le dernier point se voit immédiatement au-dessus du cordon. Les cinq points superficiels se font au catgut-rapide.

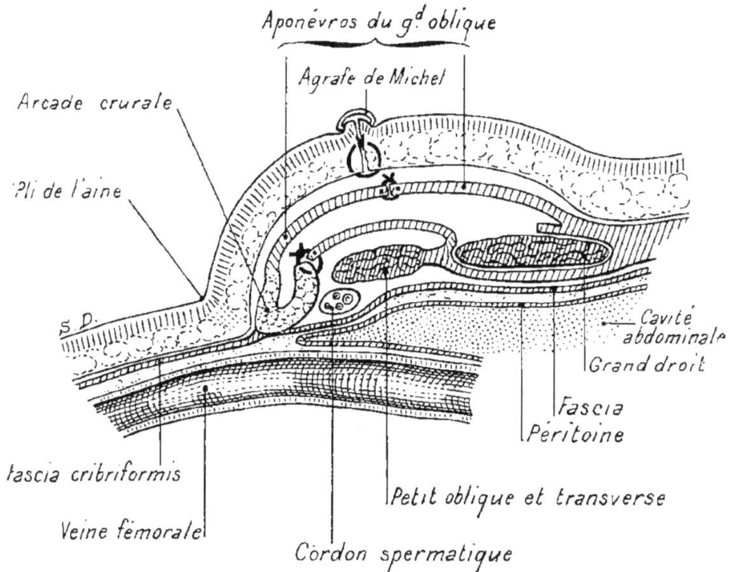

Fig. 20. — Pointe de hernie inguinale. Cure radicale.

Schéma de l'opération. Remarquer de haut en bas :

a) La peau réunie par une agrafe de Michel.
b) Plan au catgut sur la graisse.
c) Paroi inguinale antérieure rapprochée par du catgut-rapide.
d) De gauche à droite, arcade crurale, puis sa lèvre profonde unie par un crin au feuillet externe de la gaine du grand droit. Ce feuillet fibreux passe par-dessus le tendon conjoint, le petit oblique, le transverse et le cordon ; plus vers la ligne médiane, muscle grand droit : la moitié de la gaine a été renversée vers l'arcade crurale.
e) Péritoine.
f) Veine fémorale. Remarquer ses rapports avec l'arcade crurale et le danger d'un coup d'aiguille au moment de la suture. La lèvre interne de l'arcade crurale avec le tendon conjoint. Là intervient le rôle élévateur des trois pinces (voir figure 18, pinces A).

IV

HYDROCÈLE VAGINALE (RETOURNEMENT)

L'épanchement est contenu dans une cavité aux parois minces ou épaissies. Si la vaginale est mince (hydrocèle) et de volume modéré, le retournement suffit pour la cure radicale. Si elle est épaissie (hématocèle ou pachy-vaginalite), il faut exciser la membrane en totalité en ne conservant que le testicule.

Le procédé de retournement est applicable à la majorité des cas, à l'hydrocèle aux tuniques minces et de volume modéré (comme le poing). Si l'hydrocèle est volumineuse, on peut combiner au retournement, la résection partielle. Le plus souvent, celle-ci est inutile. Cette technique correspond donc aux cas les plus habituels.

On procède ainsi :

Anesthésie locale[1] du cordon et du scrotum.

1° *Incision de la peau.* — Elle se fera non pas sur les bourses, plus difficiles à désinfecter et à panser, mais sur la région inguinale, comme s'il s'agissait d'une hernie. Elle comprendra la peau et le tissu cellulaire sous-cutané. La sonde cannelée dénude la partie inférieure de l'orifice inguinal et le cordon. La libération est poursuivie vers la partie inférieure de la région, du côté des bourses, jusqu'à ce que l'instrument prenne contact avec la tunique vaginale tendue.

Tandis que la sonde cannelée tenue d'une main découvre le « kyste » vaginal, l'autre main, garnie d'une compresse, empaume la masse des bourses comme pour énucléer le contenu vers la plaie inguinale.

2° *Découverte du kyste vaginal.* — Un écarteur Farabeuf appuie sur la commissure inférieure de la plaie, tandis qu'une main exerce une pression sur les bourses. La tunique vaginale, à la teinte bleuâtre, fait saillie à la partie inférieure de la plaie.

---

1. Anesthésie régionale. Victor Pauchet, Sourdat, Labat et Butler d'Ormond. Doin et Cⁱᵒ éditeurs, 1927, *loc. cit.*

3° *Incision sur la vaginale tendue*. — Le bistouri incise, le liquide s'écoule. Les deux bords de la plaie sont saisis par deux pinces hémostatiques ou deux tenailles. Pour ne pas inonder le champ opératoire avec le liquide vaginal, il est mieux de ponctionner et « d'aspirer » avant d'inciser la paroi du kyste.

4° *Recherche du testicule*. — Un index est introduit dans la cavité vaginale ; ce doigt reconnaît le testicule. Une tenaille tenue de l'autre main se dirige dans la cavité vaginale vers le testicule et saisit, non pas la glande elle-même, mais un pli de la vaginale tout près de la glande. La tenaille amène dans ses mors le testicule avec la vaginale qui se retourne comme un doigt de gant.

5° *Rétrécissement de l'orifice vaginal*. — La vaginale est retournée ; le testicule pend à son extrémité. Il faut rétrécir la plaie vaginale assez pour laisser passer le cordon sans l'étrangler, de façon à ce que la tunique vaginale retournée ne se réduise pas de nouveau pendant la réintégration du testicule.

6° *Création d'une loge au testicule*. — Du fait du retournement de la vaginale, le testicule n'a plus de cavité pour se loger ; il faut en créer une nouvelle dans le tissu cellulaire des bourses. Pour cela, un clamp est introduit dans l'angle inférieur de la plaie jusqu'à ce que son extrémité fasse saillie au fond des bourses. Ce clamp est alors largement ouvert ; il en résulte la création d'un espace libre ; le testicule est alors introduit dans cette nouvelle cavité formée aux dépens de la tunique celluleuse.

7° *Suture de la tunique fibreuse*. — Il ne faut pas suturer la peau immédiatement. Il faut séparer par un ou deux points au catgut la nouvelle loge testiculaire d'avec la région inguinale, sinon le testicule pourrait remonter sous la peau de l'aine.

8° *Suture de la plaie inguinale* en deux plans, au catgut, sur le tissu sous-cutané d'abord, puis sur la peau aux agrafes de Michel.

Comme pansement : un adhésif sur la région inguinale.

.Chez tout malade déprimé ou sénile, insuffisant glandulaire, qui se fait opérer d'hydrocèle ou de hernie inguinale, profitez-en pour pratiquer chez lui la « sympathicectomie chimique » du cordon et des testicules (Doppler).

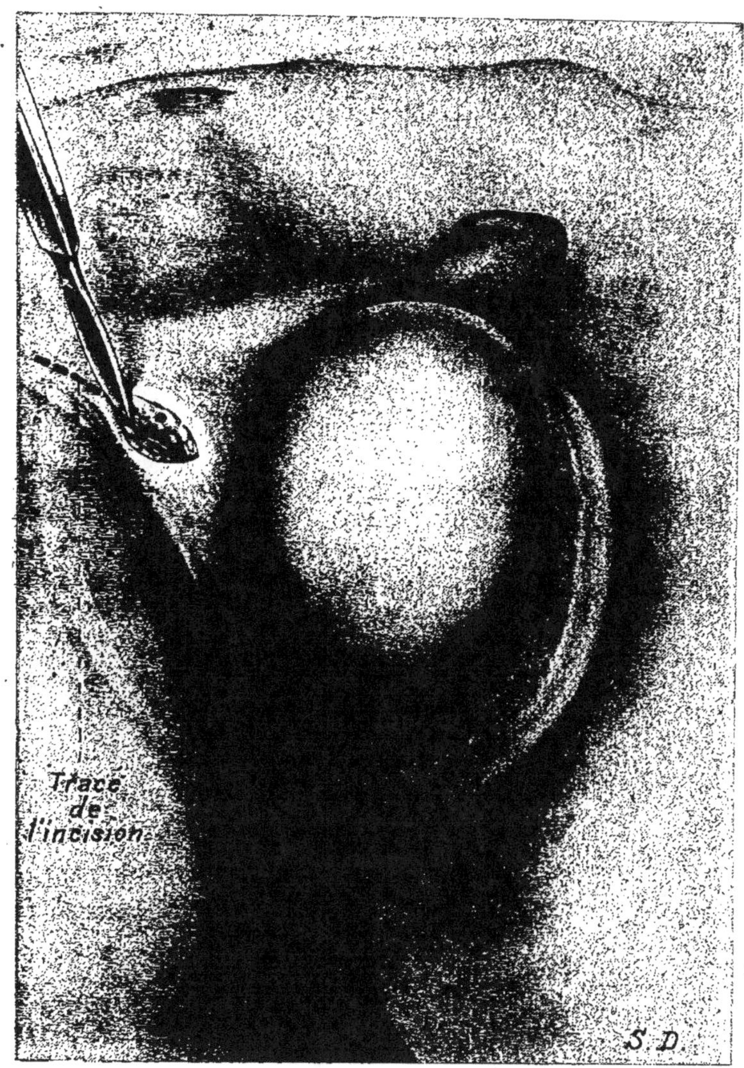

Fig. 21. — HYDROCÈLE VAGINALE.

L'incision se fait non pas sur les bourses, mais sur la région inguinale, facile à désinfecter et à panser. L'incision est à peu près celle de la hernie inguinale.

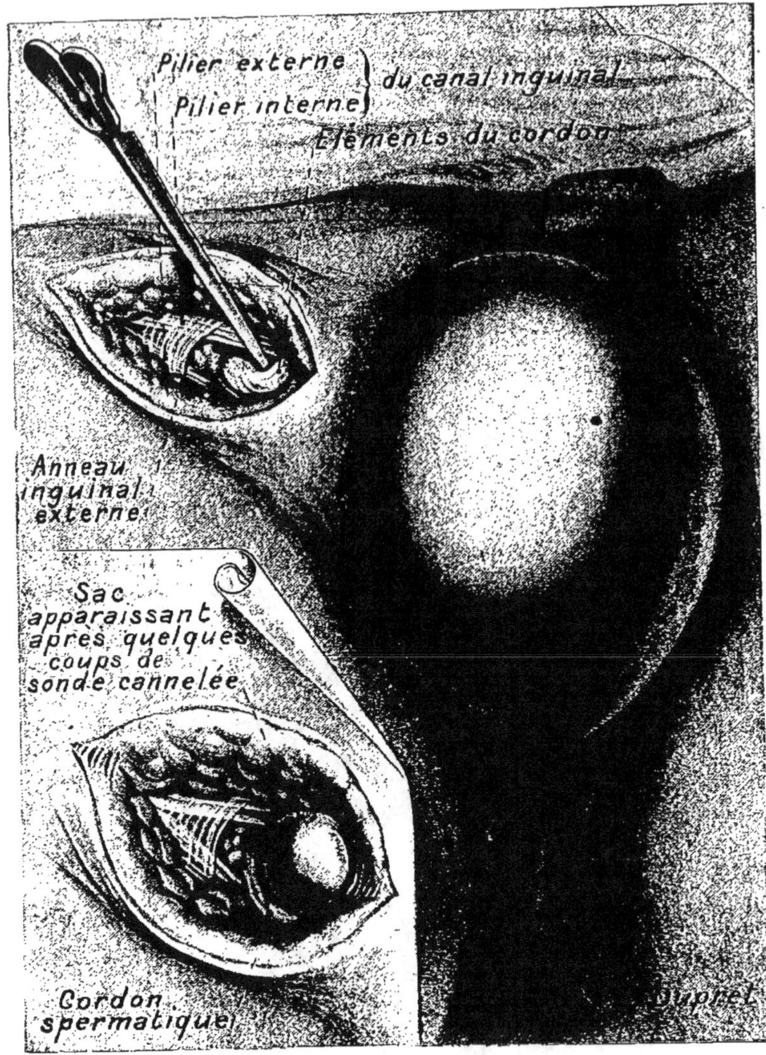

Fig. 22. — Hydrocèle vaginale.

Le bistouri a coupé la peau. Le tissu cellulaire est dissocié à la sonde cannelée pour éviter le
suintement sanguin. L'opérateur doit découvrir l'anneau inguinal externe et l'origine du
cordon. La sonde dissocie le tissu cellulaire du côté des bourses, de façon à découvrir la
vaginale distendue.

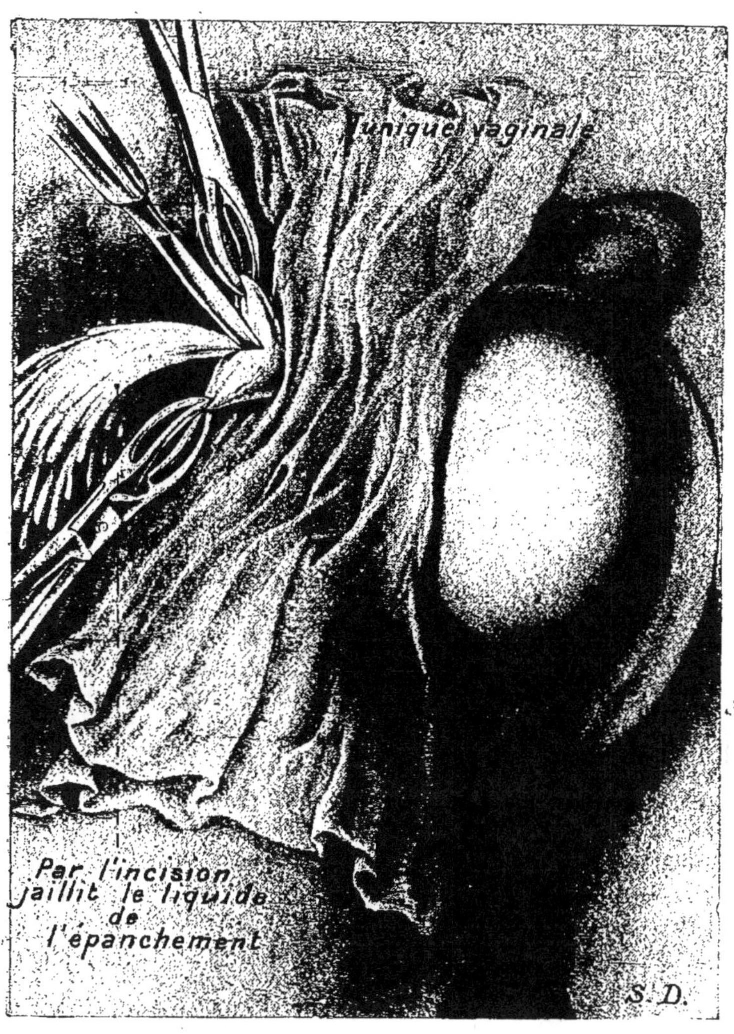

Fig. 23. — HYDROCÈLE VAGINALE.

Les trois temps de l'incision vaginale. D'abord, apparition du kyste qui fait saillie sous la pression de la main droite. Puis, incision au bistouri. Il est mieux de ponctionner et d'aspirer le liquide avant d'inciser la vaginale.

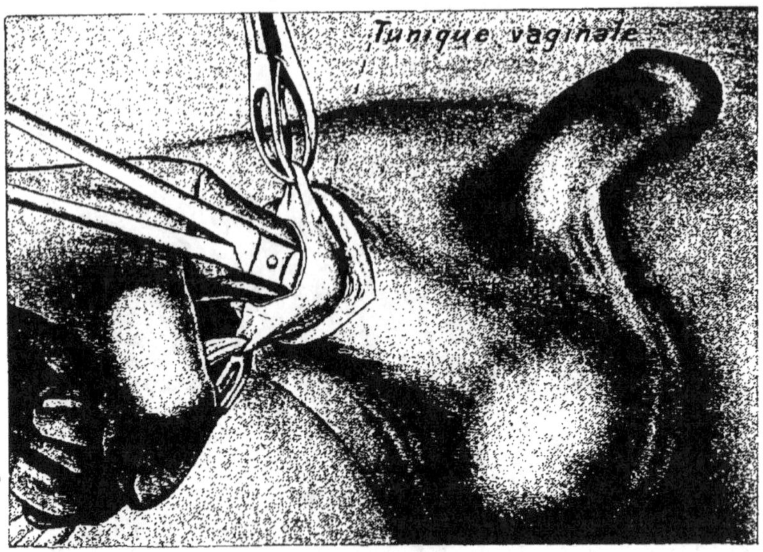

Fig. 24. — HYDROCÈLE VAGINALE.

La recherche du testicule. Le doigt pénètre dans la cavité vaginale et reconnaît le testicule.
Une tenaille saisit, près de la glande, une portion de la séreuse et l'attire au dehors. La
vaginale se trouve retournée.

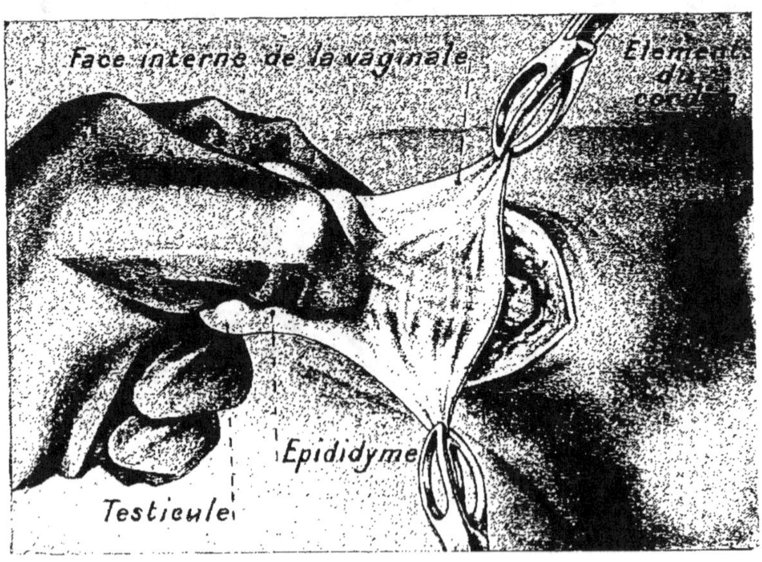

Fig. 25. — HYDROCÈLE VAGINALE.

La vaginale est retournée par traction du testicule. Deux tenailles
tiennent les bords de l'ouverture vaginale.

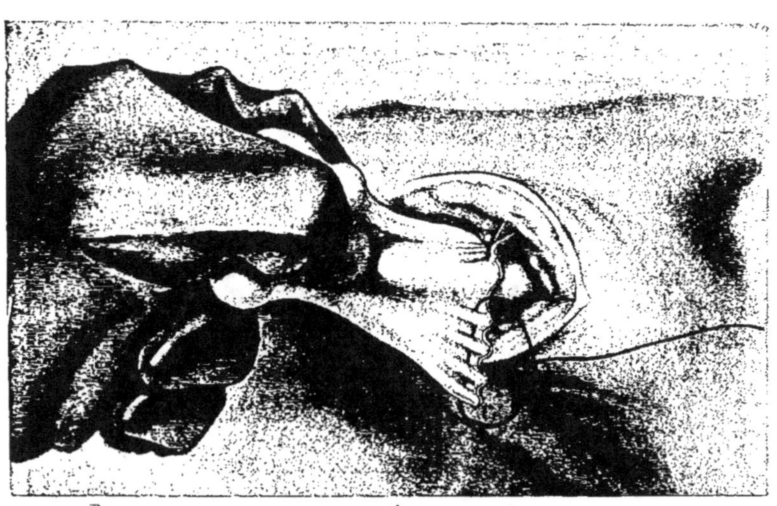

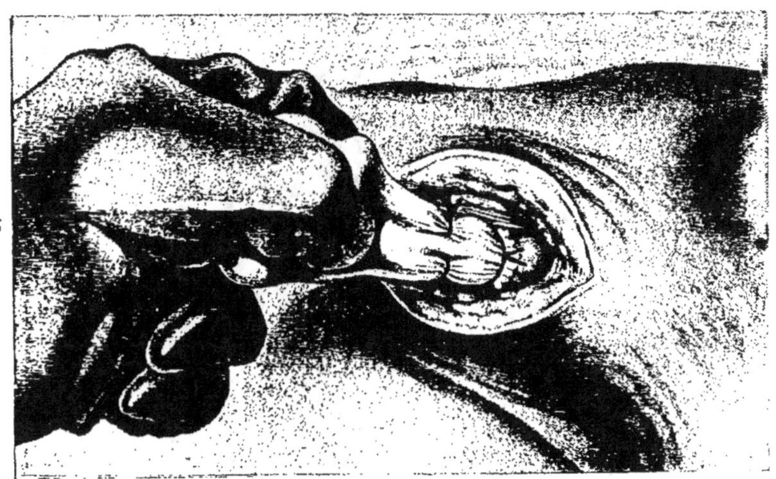

Fig. 26 et 27. — HYDROCÈLE VAGINALE.

Comment on rétrécit l'ouverture de la tunique vaginale pour éviter le réhabillement du testicule par la vaginale. Deux points au catgut suffisent. Il est mieux de tenir le testicule par l'intermédiaire d'une compresse pendant les manœuvres des figures 25 à 27.

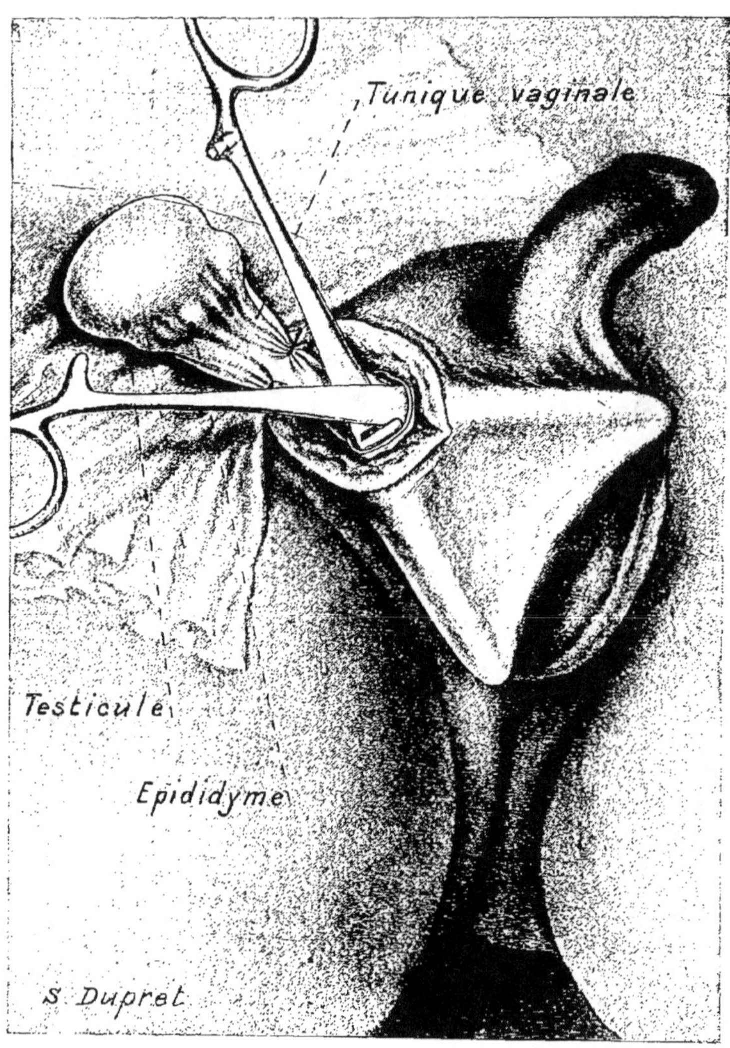

Fig. 28 — Hydrocèle vaginale.

Comment on creuse une loge au testicule. Un clamp est introduit dans les bourses et largement ouvert. La cavité se forme aux dépens de la lame celluleuse.

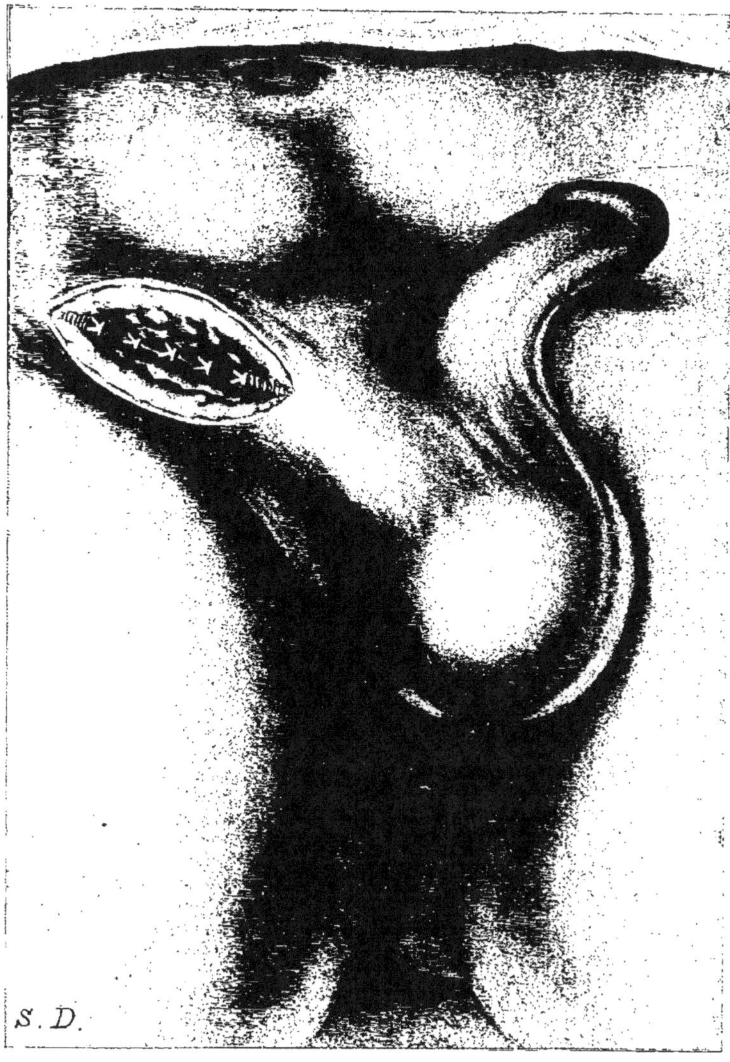

Fig. 29. — HYDROCÈLE VAGINALE.

Le testicule habite la nouvelle loge ; la paroi inguinale est fermée en deux plans :
catgut et agrafes.

VI

ADÉNOME DU SEIN

(ÉNUCLÉATION ESTHÉTIQUE)

Si bon clinicien que vous vous imaginiez, si bénigne que paraisse être une tumeur du sein, la biopsie précoce s'impose.

Toute tumeur du sein sera enlevée et soumise à l'examen d'un histologiste compétent. Tout traitement d'attente sera proscrit : l'examen clinique seul ne donne jamais un diagnostic certain. Nombreux sont les cas de cancer où la lésion a débuté plusieurs années auparavant par un adénome qu'il aurait fallu enlever.

L'adéno-fibrome du sein peut être diffus ou circonscrit. Dans le premier cas, la glande est augmentée de volume, irrégulière, bosselée, bourrée de petits nodules. Dans le second cas, elle présente un ou deux noyaux, comme chez la malade dont l'opération a servi de modèle à ces dessins. Si l'examen histologique fait craindre une transformation maligne, l'amputation sera complétée dans les quelques jours qui suivent.

Quel que soit l'âge de la malade, quelle que soit la forme de l'adénome le traitement idéal et sûr est l'extirpation *de toute* la glande mammaire à l'exclusion de la peau, du mamelon et de la graisse sous-cutanée. Cette extirpation se fait par une incision sous-mammaire, en ménageant complètement les tissus graisseux du sein ; il en résulte la conservation du mamelon et de l'aréole, mais les seins « vidés » sont plats et d'aspect peu esthétique, moins esthétique que l'ablation franche du sein. Quand la malade est jeune et tient à la conservation de « ses formes », on peut enlever un ou plusieurs adénomes par une incision invisible, faite dans l'aisselle, ou sous le sein. Dans ce dernier cas, le pli sous-mammaire cache la cicatrice. C'est ce que nous avons fait chez la jeune malade dont l'opération a été dessinée.

Voici comment nous avons procédé :

1° *Anesthésie* locale[1].

---

1. Anesthésie régionale. PAUCHET, SOURDAT, LABAT et BUTLER D'ORMOND (Doin et Cⁱᵒ, éditeurs).

2° *Incision* sous-mammaire comprenant la peau et la graisse jusqu'à l'aponévrose pectorale.

3° *Décollement rétro-mammaire.* — Ce décollement ne sera fait ni au bistouri (qui donne du sang), ni avec les doigts, ce qui est malpropre, mais avec la pointe des ciseaux fermés, où mieux avec un tampon de gaze monté sur une pince et trempé dans du sérum chaud. Le décollement se fera lentement jusqu'à ce que le tampon de gaze fasse saillie à la partie supérieure du sein et paraisse avoir décollé toute l'étendue de la mamelle. Pas un vaisseau ne doit saigner ; en cas d'hémorragie, faire immédiatement la ligature, car l'hématome sous-mammaire serait une complication fort gênante.

4° *Repérage du ou des nodules.* — La main gauche renverse le sein ; les derniers doigts gauches présentent à la plaie chirurgicale la face profonde de la glande sur laquelle se devinent les nodules adonémateux. Sur la saillie de l'adénome, le bistouri va couper le tissu mammaire.

5° *Énucléation des nodules.* — Sur la saillie rétro-mammaire du nodule, le bistouri fait une incision. L'adénome paraît. Il est saisi par une tenaille et énucléé avec la pointe des ciseaux fermés. La cavité est capitonnée par quelques catguts passés avec une aiguille de DOYEN.

Même opération pour chaque adénome. Le plus souvent, la tumeur est unique.

6° *Faut-il drainer ?* — S'il y a le moindre suintement sanguin, si l'application de sérum chaud ne suffit pas à assurer la siccité absolue de la surface pectorale et sous-mammaire, placer un faisceau de crins ainsi que nous l'avons fait dans cette opération. Cette botte de crins restera quarante-huit heures en place. Si les surfaces dénudées sont sèches, il est préférable de ne pas drainer et de faire un peu de compression pendant vingt-quatre heures.

7° *Suture.* — Faire deux plans : un surjet au catgut 0, sur le tissu graisseux, et des points séparés au fil de lin ou aux agrafes sur la peau. Retirer une agrafe ou un fil sur deux, au bout de trois jours. Supprimer le reste au bout de six jours.

Conseiller à la malade de se masser le sein quinze jours après l'opération.

Dans un cas d'extirpation sous-cutanée d'un fibro-adénome diffus, nous avons pratiqué une greffe immédiate avec le contenu d'une hernie ombilicale. La greffe a réussi, mais le sein ainsi reconstitué était fort laid. C'est un procédé que nous ne saurions conseiller.

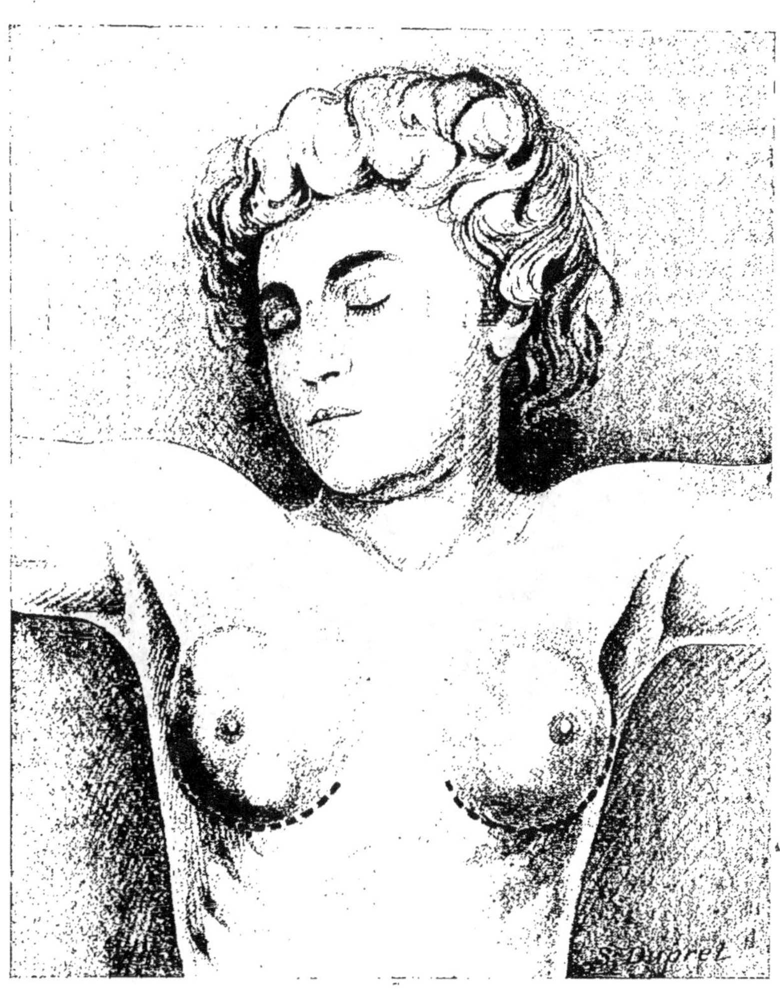

Fig. 30. — ADÉNOME DU SEIN.

Cette jeune femme porte deux adénomes sur chaque sein ; le pointillé indique
l'incision faite dans le pli sous-mammaire, de façon à laisser une cicatrice invisible.

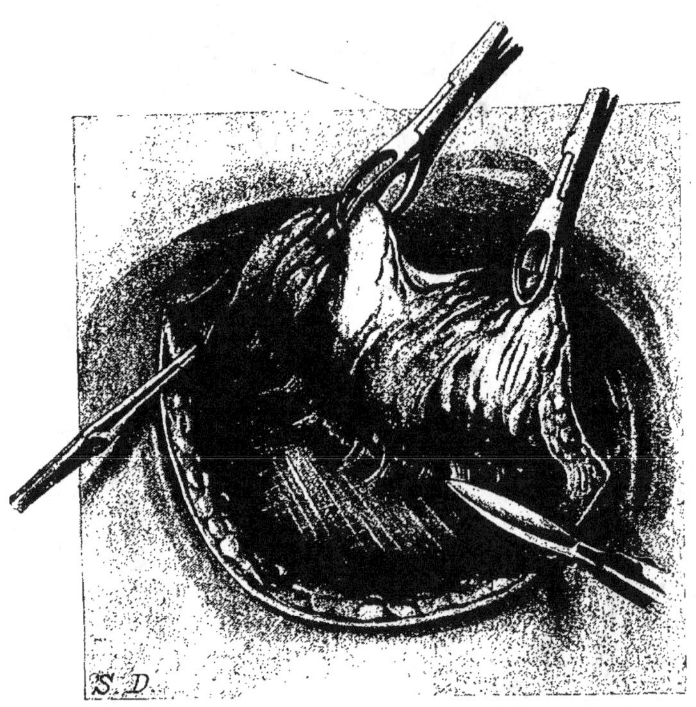

Fig. 31. — Adénome du sein.

Séparation de la glande mammaire au bistouri. Deux tenailles tirent sur la lèvre supérieure de la plaie. La lame tranche le tractus fibreux qui unit la glande à l'aponévrose du grand pectoral.

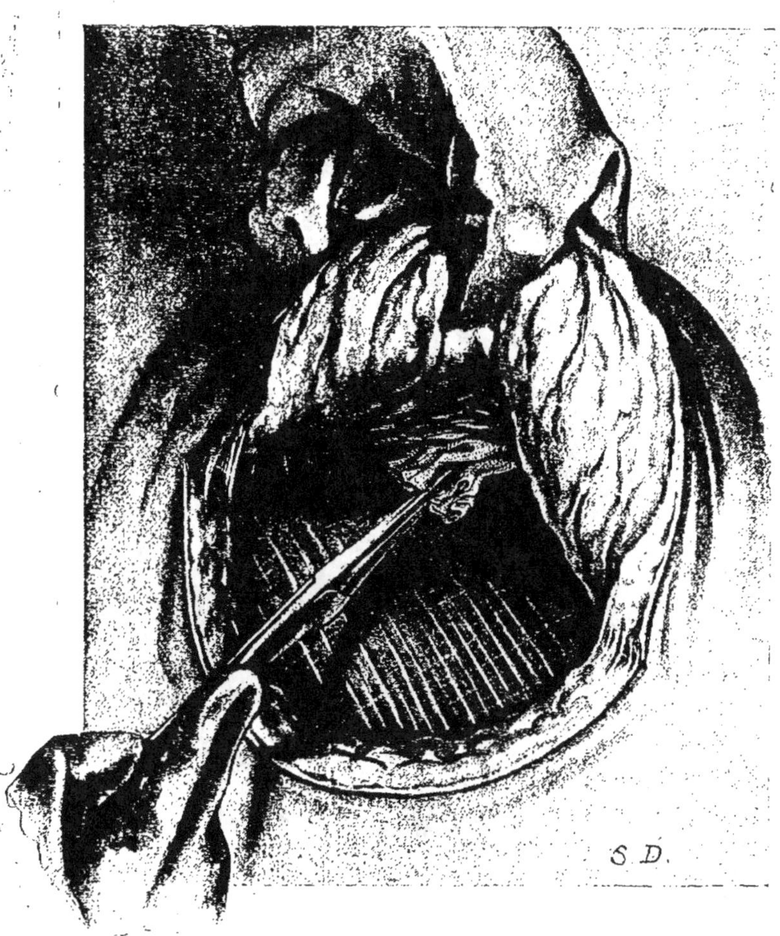

Fig. 32. — ADÉNOME DU SEIN.

Pour éviter l'hémorragie de la partie supérieure de la glande, c'est-à-dire au point où il est difficile avec les pinces hémostatiques de faire l'hémostase, le bistouri est remplacé par une compresse montée sur une pince : le décollement se fait peut-être plus lentement, mais ne provoque aucune hémorragie, et ne nécessite aucune hémostase.

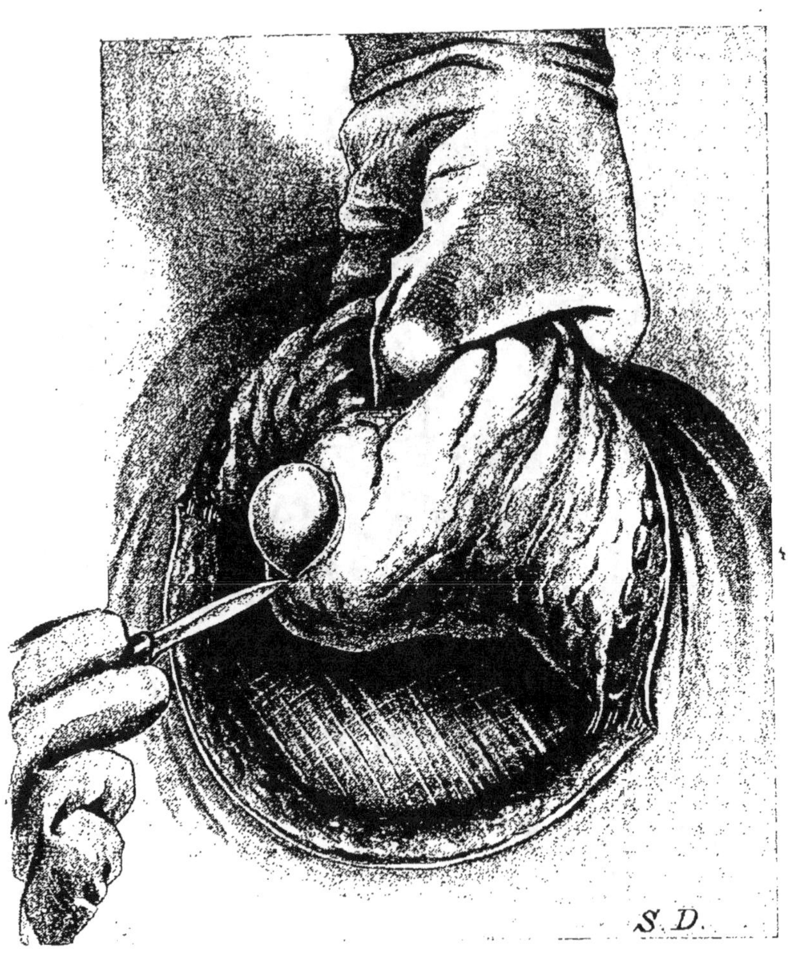

Fig. 33. — Adénome du sein.

Comment on énuclée un adénome du sein. Le bistouri a sectionné la capsule fibreuse à travers la glande ; l'énucléation se fait comme s'il s'agissait d'un nodule goitreux, d'un adénome prostatique, ou d'un fibrome utérin.

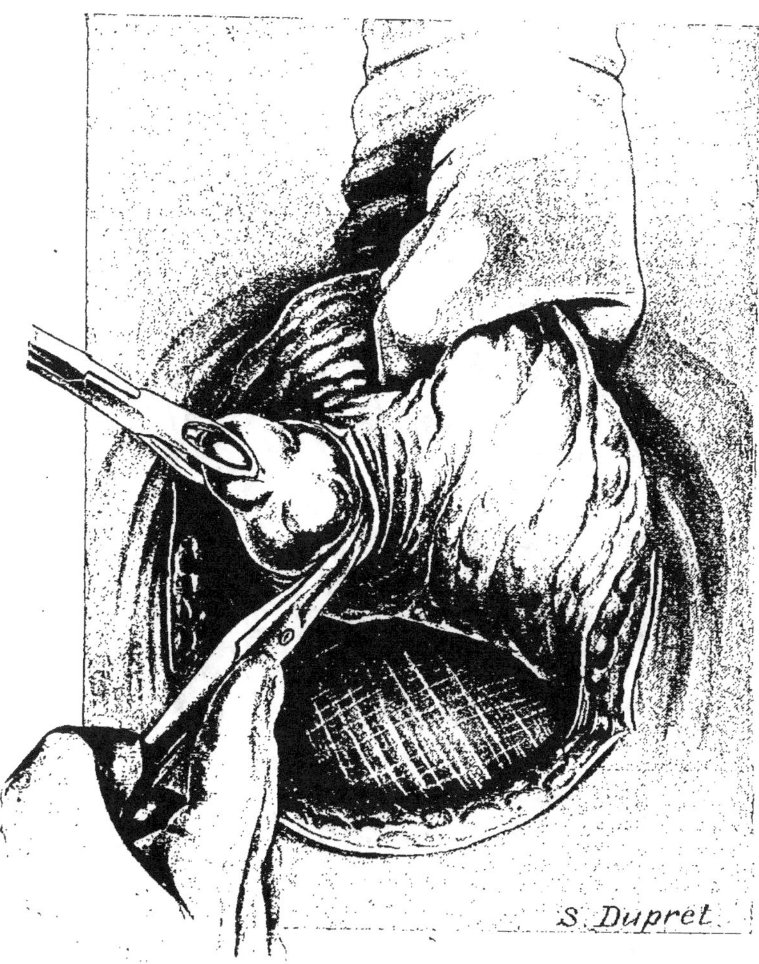

Fig. 34. — Adénome du sein.

Énucléation d'un adéno-fibrome du sein : une tenaille tire sur la tumeur,
tandis que les ciseaux courbes et fermés pratiquent la décapsulation.

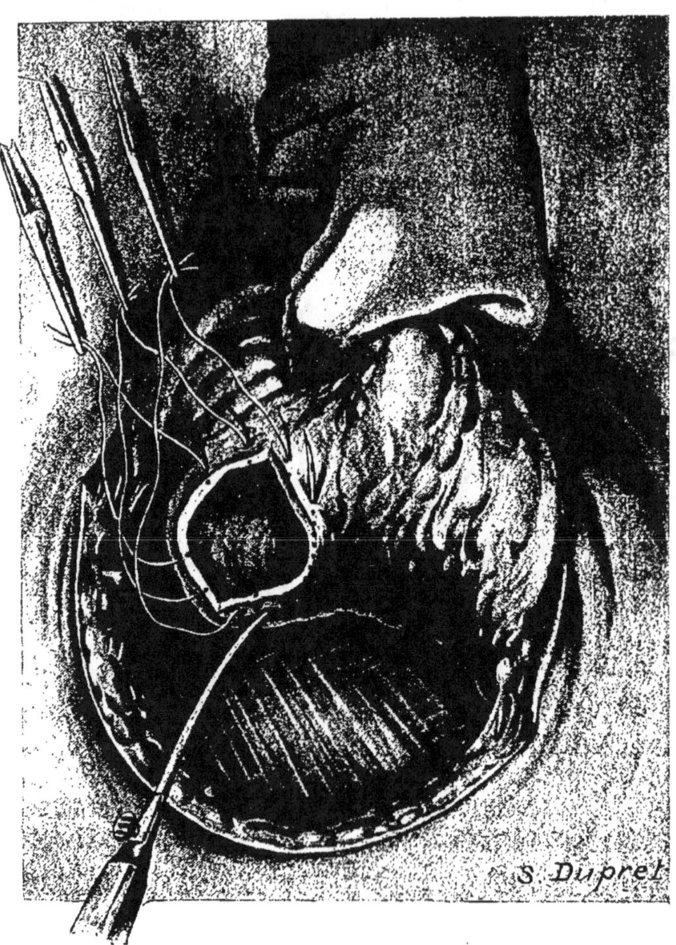

Fig. 35. — ADÉNOME DU SEIN.
Pour faire l'hémostase, quatre ou cinq points au catgut capitonnent la loge.

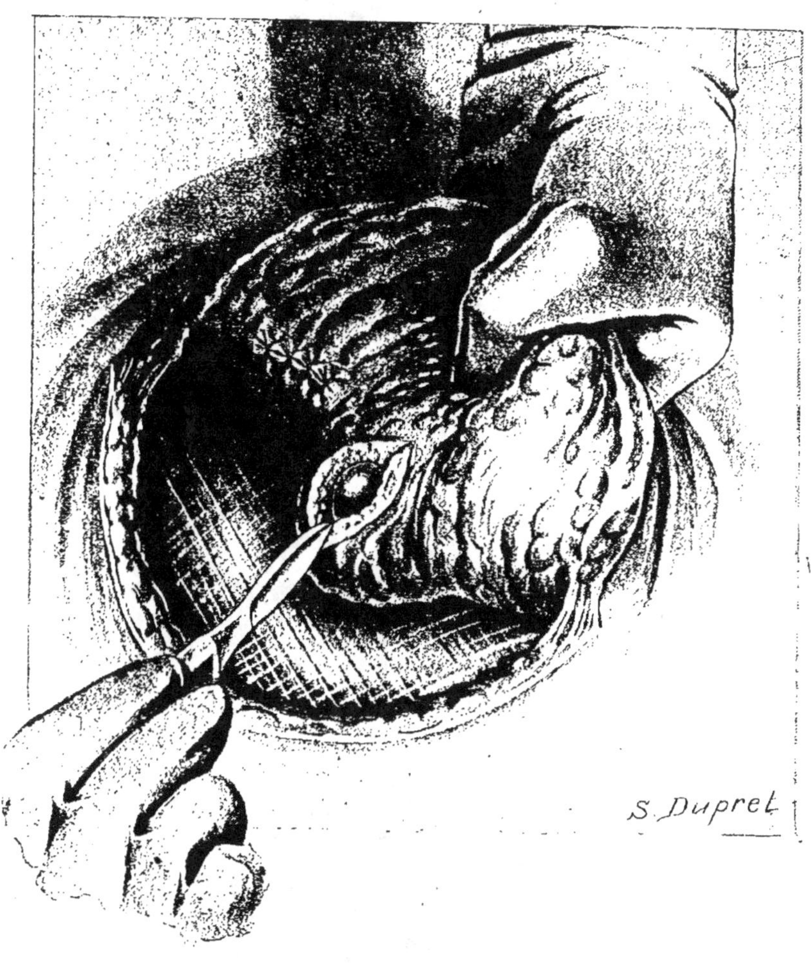

Fig. 36. — ADÉNOME DU SEIN.
Énucléation d'un second adénome.
Quatre points hémostatiques ont été placés sur la loge de la première tumeur enlevée.

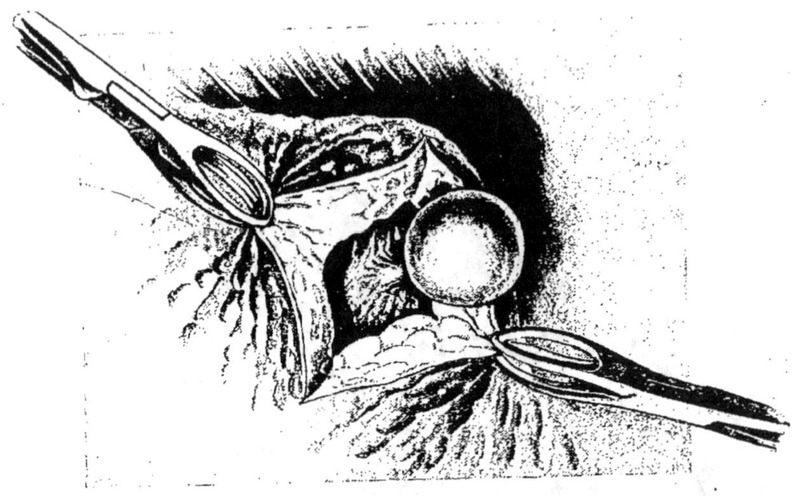

Fig. 37. — Adénome du sein.

Comment apparaît le fond de la loge après énucléation.

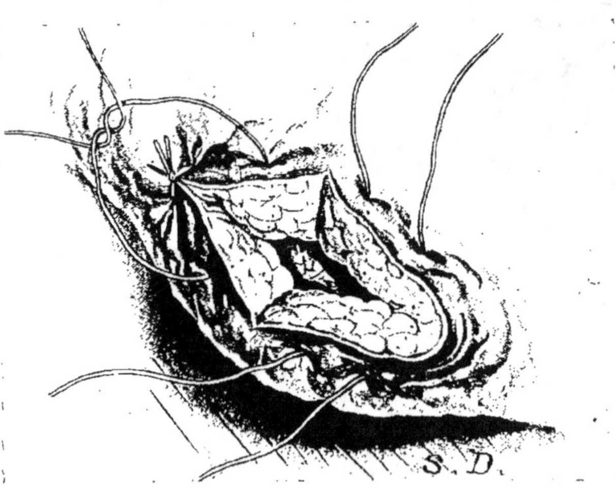

Fig. 38. — Adénome du sein.

Suture. Remarquer qu'ici la couche de la glande traversée est très épaisse : les points de suture montrent d'ailleurs que les points doivent être placés plus profondément. Ils prennent presque toute l'épaisseur de la glande ; la tumeur encapsulée était plus superficielle.

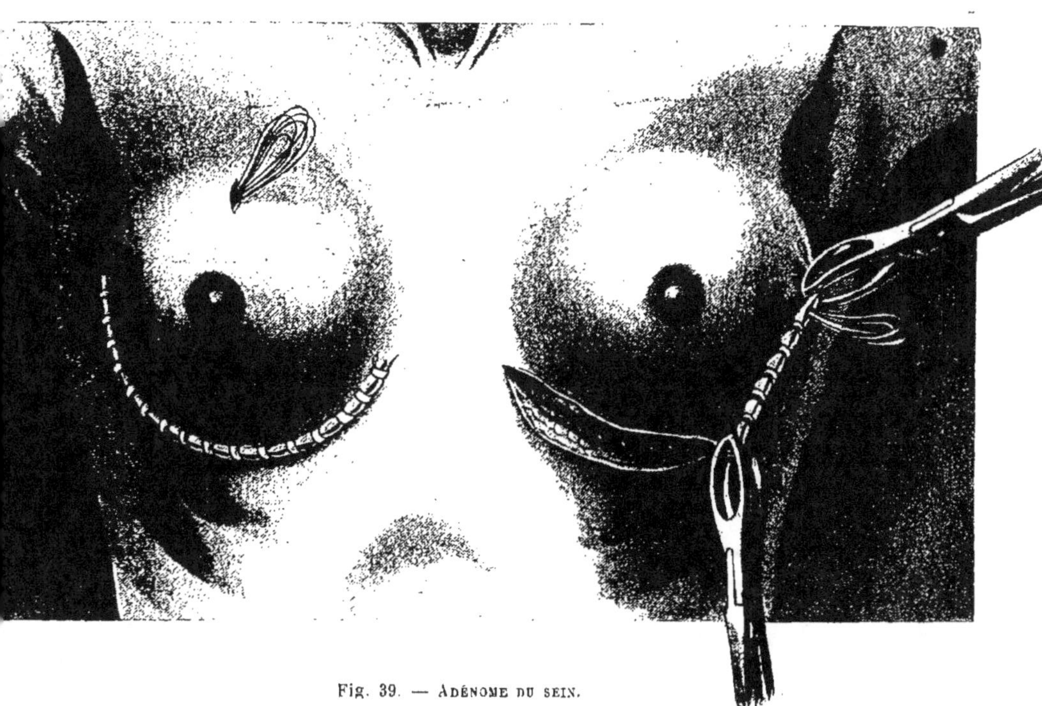

Fig. 39. — Adénome du sein.

L'opération terminée. Un surjet au catgut a été placé sur le tissu cellulaire sous-cutané.
Une botte de crin passe sous la glande mammaire, de façon à drainer le suintement sanguin qui pourrait se produire ; cette botte de crin ne laisse pas de trace ; remarquer comment la tenaille tire sur la suture, de façon à faciliter la pose des agrafes. La cicatrice
est invisible.

Voir la même opération avec incision dans l'aréole, fascicule XII.

VII

TRAITEMENT DES HÉMORROIDES

Chez les sujets tarés (1 sur 10) faire les injections coagulantes.
Chez tous les autres, faire l'exérèse, suivant ces principes : pas de
douleurs pendant ni après l'opération. Pas de risque de mort ni de com-
plications.

L'extirpation totale d'un manchon hémorroïdaire par la méthode de
WHITE-HEAD est le procédé idéal dans 1 cas sur 20 ; il est indiqué dans
les cas où les hémorroïdes sont ou procidentes, ou volumineuses, ou
enflammées ; il y a alors beaucoup d'étoffe, l'exérèse est facile ; la muqueuse
rectale « prête » largement ; l'opération devra être faite sans traction de
la muqueuse, sans serrage énergique des fils et avec asepsie. L'hémostase sera soignée. L'opérateur appliquera sur la plaie la pommade au
collargol (15 p. 100) : la guérison se fera le plus souvent sans suppuration, sans section ou désunion de la suture, sans cicatrice rétractile,
sans sténose. Mais dans les cas ordinaires (9 sur 10), alors· qu'il existe
simplement un, deux ou trois bourrelets hémorroïdaires, alors que les
hémorroïdes sont peu volumineuses, qu'entre chaque paquet il existe un
petit pont de muqueuse saine, il est suffisant, — préférable même, — de
faire la résection partielle du cylindre muco-variqueux de l'anus, d'enlever
chaque petit paquet séparément. L'opérateur laisse entre les moignons
variqueux des ponts de muqueuse qui empêchent la rétraction des tissus
et évitent les rétrécissements de l'anus. L'opération ainsi faite est moins
brillante, mais moins mutilante et plus simple. Elle convient à la majorité
des cas.

INDICATIONS. — Pour opérer le shémorroïdes, il faut que celles-ci présentent *un* des caractères suivants : douleur, saignement ou procidence.

Dans les autres cas, l'intervention ne s'impose pas. Il faut faire un
examen médical complet, soigner le tube digestif, le foie, conseiller une
cure thermale, l'hygiène, l'exercice, le massage abdominal et général.

Chaque fois qu'un médecin constatera des hémorroïdes, avant de penser à aucun traitement, avant d'examiner même l'état général, l'abdomen,

il devra faire le toucher rectal et la rectoscopie. Si cette rectoscopie menace d'être douloureuse, elle sera faite sous anesthésie locale. Il arrive parfois que des hémorroïdaires opérés six mois ou un an auparavant, se présentent à nouveau au chirurgien avec un cancer rectal ou recto-sigmoïde, voire un cancer du foie, secondaire à un cancer intestinal. Ces malades avaient leur cancer rectal quand ils ont été opérés pour hémorroïdes. Ne jamais quitter un hémorroïdaire qui consulte pour la première fois, sans un examen médical complet et sans un examen du rectum et de la sigmoïde.

Si, par suite des douleurs, cet examen n'est pas possible, le pratiquer au moment de l'opération ; on découvrira de temps en temps un polype ou un cancer rectal.

Quelle opération faut-il faire ?

1° L'OPÉRATION DE WHITE-HEAD. C'est le procédé qui convient à peu près une fois sur vingt. Il est indiqué dans les cas où les hémorroïdes sont procidentes, volumineuses, enflammées. Cette méthode prédispose un peu au prolapsus, à l'incontinence ou à la sténose (rare). Les sutures cutanées nécessaires après l'opération provoquent une vive douleur pendant les suites post-opératoires, aussi faut-il suturer non pas la peau mais le tissu sous-dermique. C'est une bonne méthode, mais qui ne convient qu'à des cas exceptionnels. Ce n'est pas l'opération courante.

2° L'OPÉRATION COURANTE est la méthode des *ligatures* que nous décrivons :

Anesthésie. — Choisir l'anesthésie locale ou sacrée[1]. Ne jamais employer ni la narcose, ni l'anesthésie rachidienne, procédés trop graves pour une opération qui ne doit faire courir aucun risque.

a) *Préparation du malade.* — Le purger l'avant-veille de l'opération. Administrer de l'opium la veille de l'intervention et le jour même. Le sujet sera mis à la diète le jour du purgatif et les deux jours suivants ; il absorbera de l'eau sucrée, du sirop, du jus de fruits ; s'il est maigre ou déprimé, il sera alimenté légèrement ; ce n'est pas la règle.

b) *Désinfection* locale. Elle sera très soignée ; avec un tampon monté sur une pince, il faut laver à *l'éther savonneux* la cavité rectale pendant deux à quatre minutes. La cavité rectale est alors aussi propre que la peau avant une laparotomie.

---

1. Anesthésie régionale, 3° édit. VICTOR PAUCHET, SOURDAT. LABAT et BUTLER D'ORMOND. — Anesthésie épidurale. Germain LAPORTE (chez Doin, édit., Paris).

c) *Dilatation* anale, mais ne jamais rompre le sphincter. Il suffit que l'anus soit béant pour que les paquets hémorroïdaires fassent bourrelet que saisit une tenaille.

d) *Excision et ligature.* — Opérer *un* bourrelet à la fois. L'opération comporte l'incision cutanée, la dénudation du sphincter, la pédiculation des petits paquets veineux, la résection. Pour l'incision de la peau, donner un coup de ciseaux à la base d'une saillie hémorroïdaire. Le sphincter dénudé sur sa face externe. L'hémorroïde est séparée du sphincter avec une sonde cannelée. L'opérateur tire la muqueuse rectale avec la tenaille.

e) Après pédiculisation, faire une ligature avec un fil solide et serrer fort au ras de la masse variqueuse. Recommencer sur les trois paquets variqueux. Il faut laisser un pont de muqueuse entre chacun d'eux, sinon il pourrait se produire une sténose. Pas de suture, malgré la tentation de laisser un « anus joli ». Les sutures cutanées sont très douloureuses. Si l'opérateur consent à LAISSER LES TROIS OU QUATRE MOIGNONS AVEC LEURS LONGS FILS, LA RÉUNION SE FERA SANS DOULEUR, PAR CICATRISATION SECONDAIRE; un mois après l'opération, il n'y aura aucune trace de celle-ci ; l'anus sera infiniment plus correct qu'avec des sutures ou l'opération de WHITE-HÉAD.

f) Pansement au néo-collargol, cocaïné à 15 p. 100. Le malade peut se lever le sixième jour. Lui faire absorber, tous les soirs, une cuillerée à soupe de paraffine, à partir du quatrième jour. Dès le huitième jour, alimentation normale.

Je répète que les hémorroïdaires sont des insuffisants hépatiques, auxquels une cure de repos, le purgatif et le jeûne de huit jours font le plus grand bien. Le médecin devra insister sur l'utilité de l'hygiène consécutive, l'exercice, la cure de Vichy. L'hémorroïde est une échéance et non un accident ; il faut en effet combattre la cause après l'opération.

Si vous voyez des hémorroïdes après cinquante ans pensez toujours à la possibilité du cancer sus-jacent et éliminez ce diagnostic avant l'opération.

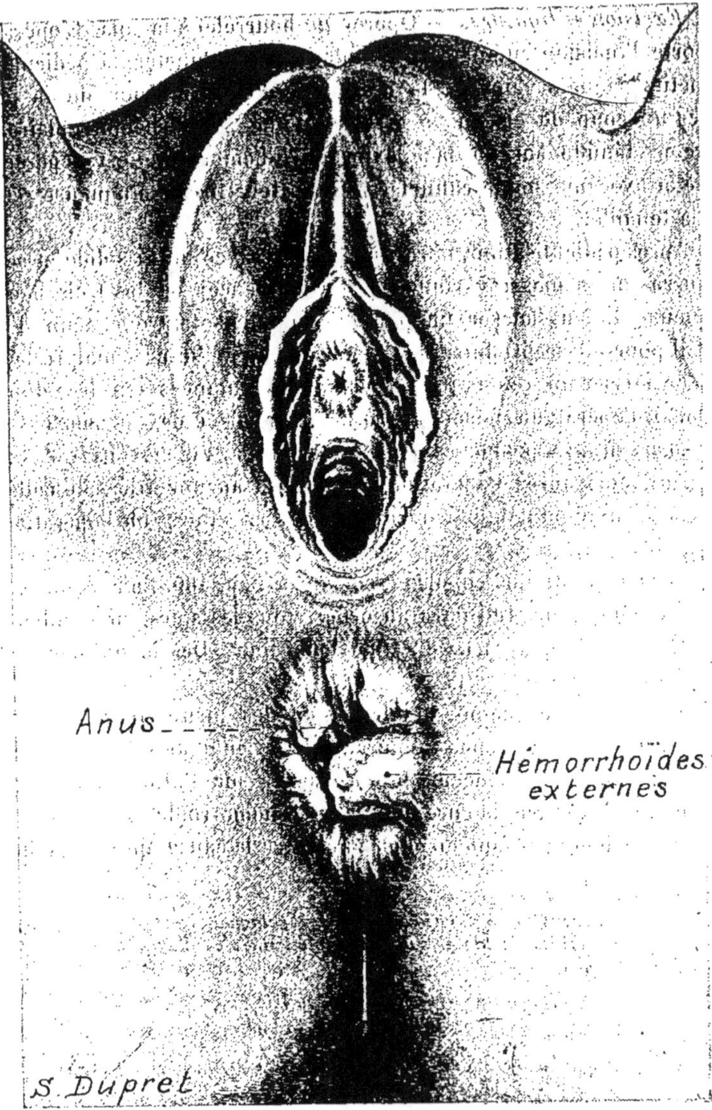

Fig. 40. — Hémorroïdes.

Aspect de l'anus. Hémorroïdes visibles en haut et à droite.

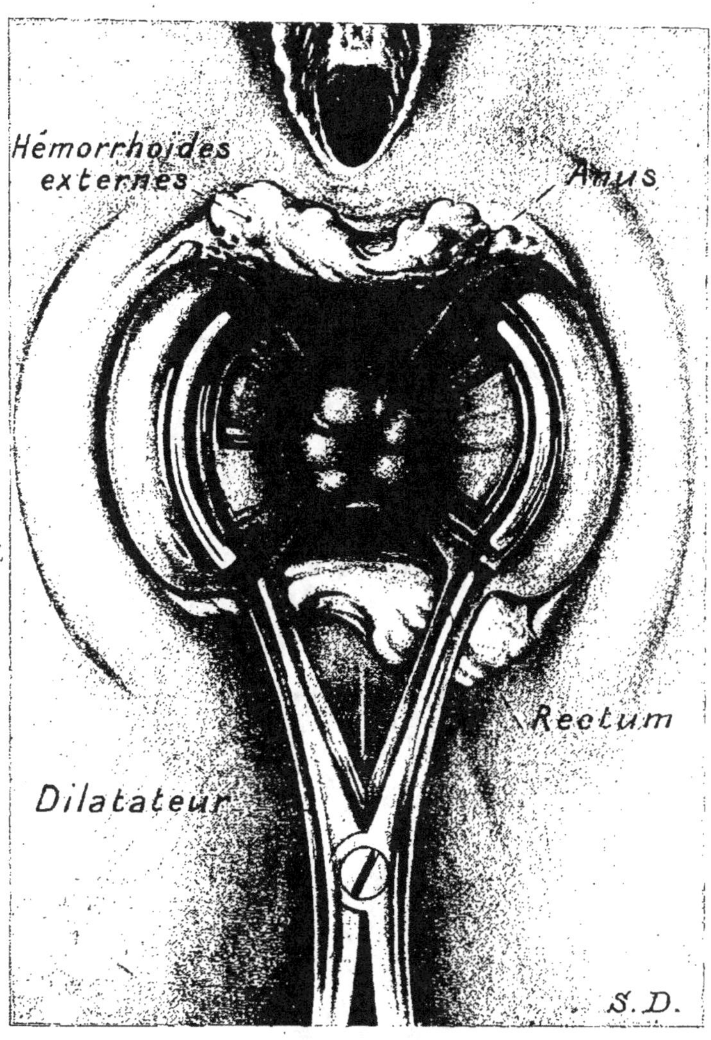

Fig. 41. — Hémorroïdes.

Dilatation du sphincter. Anesthésie locale. Dans la lumière de l'appareil,
on voit la muqueuse du rectum. Sur le cercle anal : quatre bourrelets hémorroïdaux.

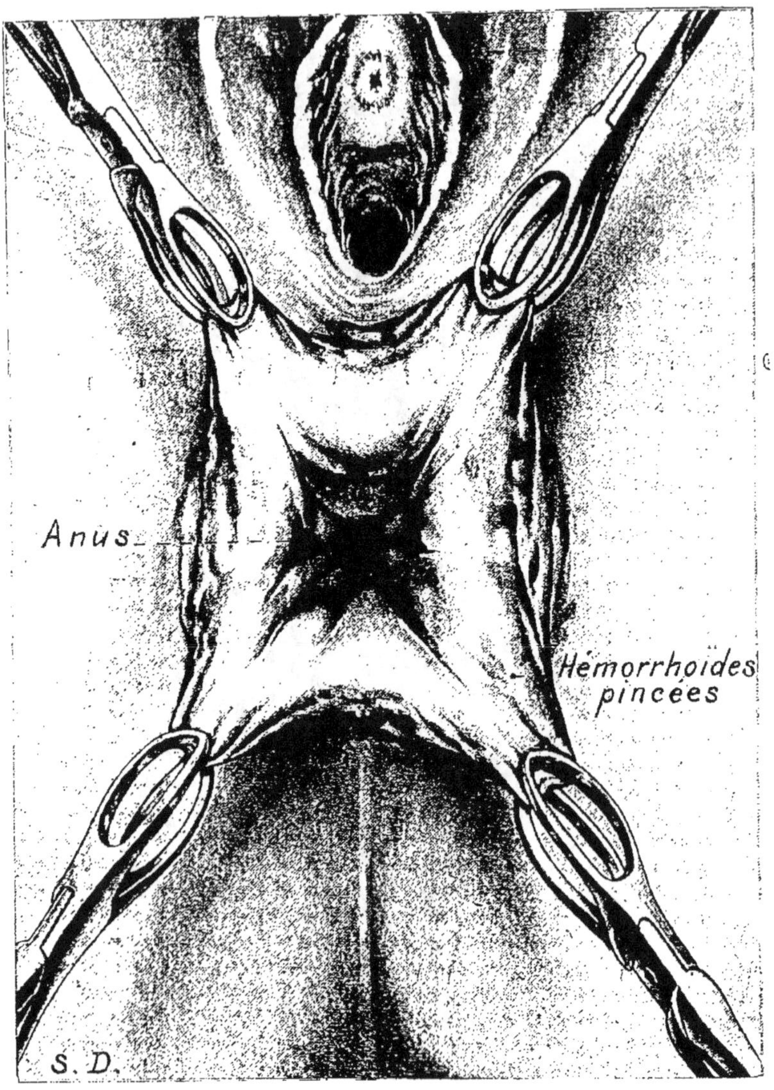

Fig. 42. — Hémorroïnes.

Chaque bourrelet hémorroïdal, rendu saillant et procident
par suite de la dilatation, est saisi par une tenaille.

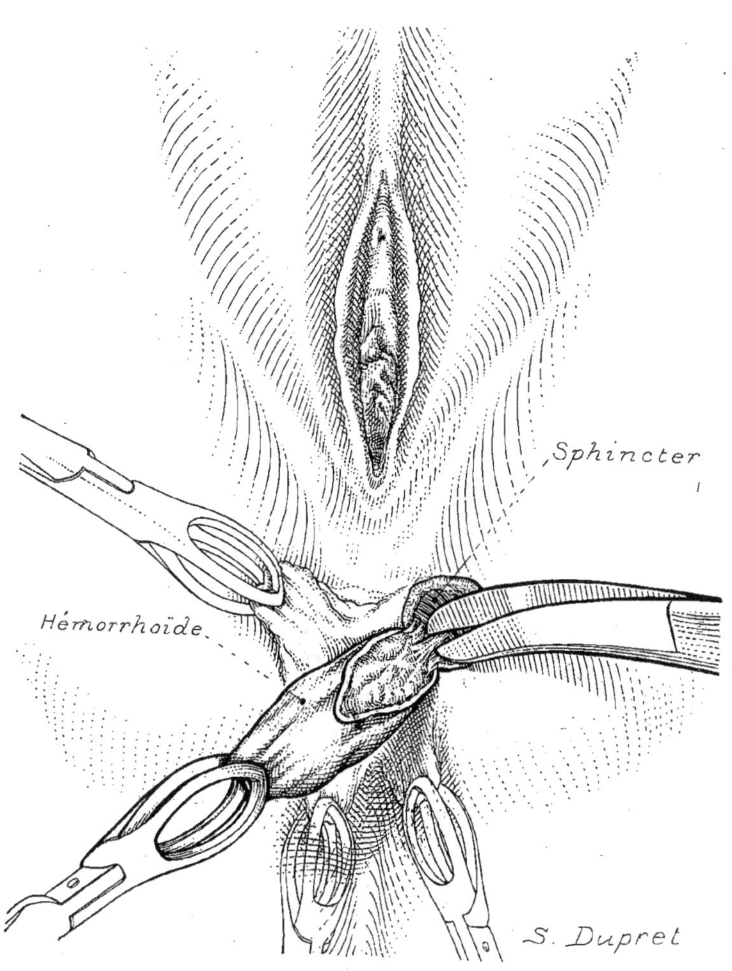

Fig. 43. — Hémorroïdes.

Dissection d'un paquet variqueux. La peau est sectionnée dans le sillon qui sépare le bourrelet hémorroïdal de la marge de l'anus. Le sphincter est découvert, disséqué et respecté ; la dissection est poursuivie jusqu'à la rencontre du tissu sous-muqueux sain.

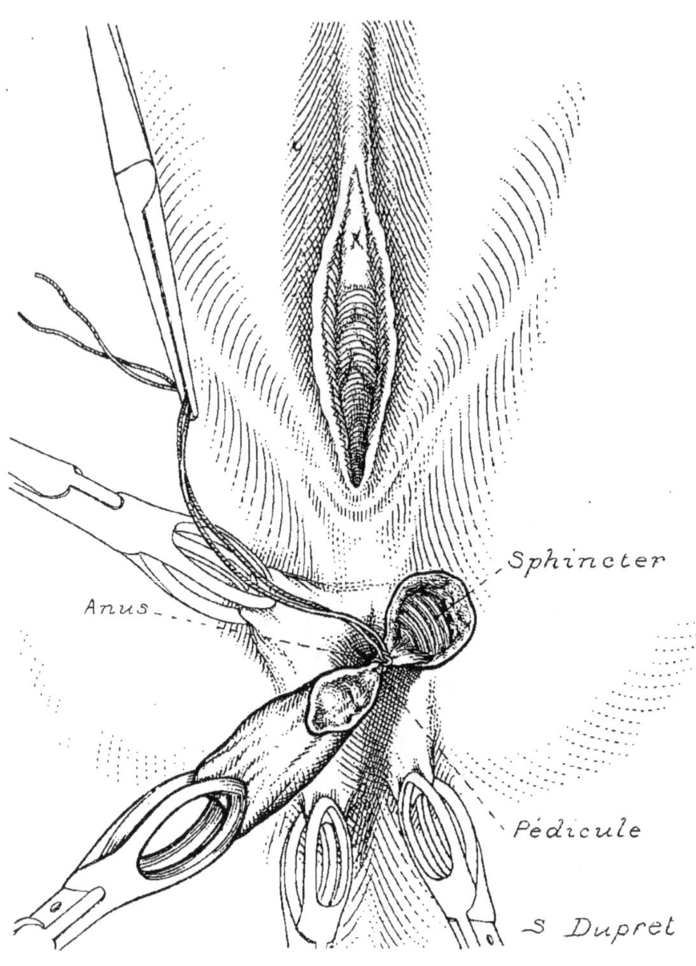

Fig. 44. — Hémorroïdes.

Une ligature au fil ou au fin catgut-lent est placée sur la base des hémorroïdes, de façon
à les pédiculiser. Le fond de la plaie est constitué par le sphincter externe.

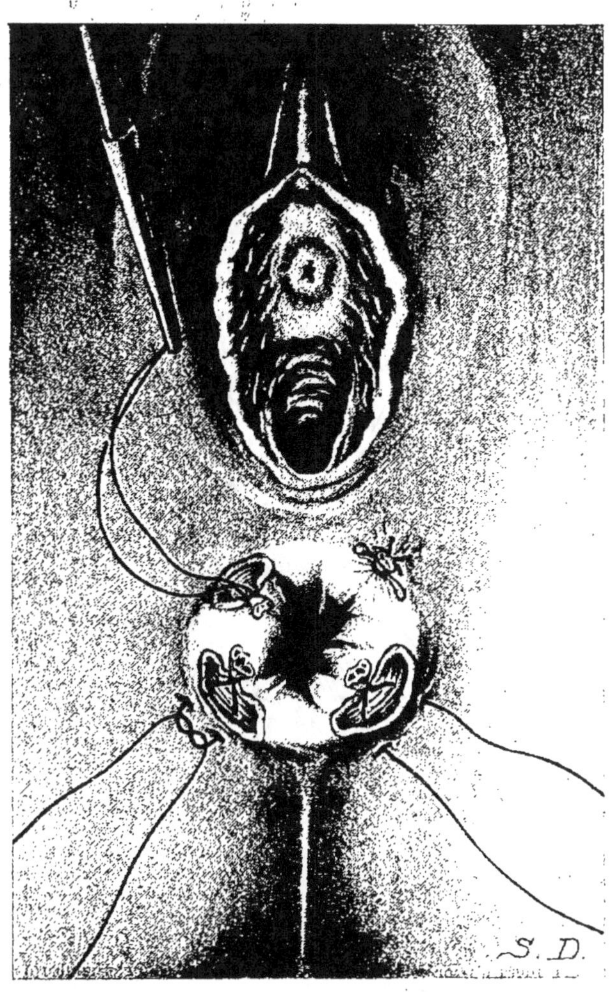

Fig. 45. — HÉMORROÏDES.

Suture et ligature. L'examen de chacune des quatre plaies montre comment l'opérateur procède. Chaque pédicule résultant de la ligature est fixé à la plaie cutanée par un point en U. Le nœud, une fois serré, affronte la peau et fixe le moignon. Suturée ainsi, la striction de la peau fera souffrir le malade pendant huit jours et justifiera les traitements électriques plus pénibles et plus longs.

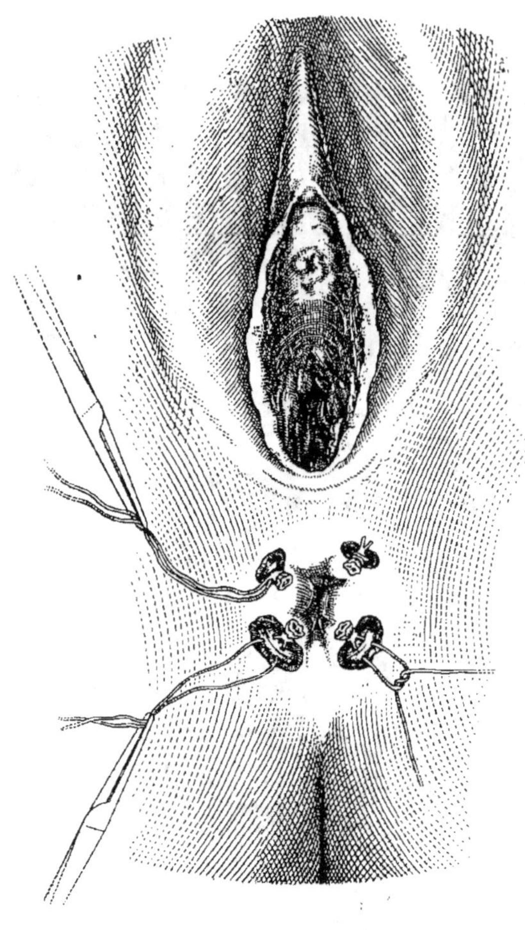

Fig. 46. — Hémorroïdes.

Le lecteur remarquera qu'après la ligature et l'excision des paquets hémorroïdaux, le fil ne doit pas passer dans la peau ; cette striction de la peau ferait souffrir le malade. Il doit passer dans le tissu cellulaire sous-cutané ou dans le muscle. Alors les suites opératoires sont indolores. Toute hémorroïde doit être excisée sans risque de mort, sans douleur, sans hémorragie, sans douleur consécutive, sans risque de récidive. Si ces conditions étaient réalisées par tous les opérateurs, il n'y aurait plus d'autre traitement que l'excision et la ligature.

VIII

CURE DE L'ÉVENTRATION SUITE DE LAPAROTOMIE

L'éventration à la suite de laparotomie est la conséquence d'une des causes suivantes :

1° Suppuration ; 2° mauvais tissus par faiblesse musculaire, ptose, etc. ; 3° mauvaise suture abdominale, soit que l'opérateur utilise un mauvais matériel (catgut rapidement résorbable), soit que la suture ait été exécutée trop à la hâte; 4° drainage de Mikulicz. On reproche souvent au drainage de Mikulicz de produire l'éventration. Il est certain qu'il y prédispose, mais ne l'entraîne pas nécessairement. Quand les muscles abdominaux sont bons, le Mikulicz ne donne pas d'éventration. D'ailleurs, cet argument contre le Mikulicz est sans valeur, car ce drainage est appliqué aux malades graves qui risquent une péritonite post-opératoire. La perspective d'une seconde intervention réparatrice est alors sans importance.

La suture du ventre en un plan au fil métallique — le plus rapide et le plus délicat des procédés de fermeture — ne produit pas plus d'éventration que la suture en trois plans. La ligne de suture est généralement plus visible, et pour cette raison ce procédé doit être réservé aux cas graves et aux malades faibles ou obèses, auxquels l'esthétique abdominale est indifférente.

Quand un sujet doit être opéré d'éventration, deux précautions sont nécessaires :

1° Obtenir l'amaigrissement du sujet s'il est obèse ;

2° Fortifier ses muscles abdominaux.

L'un et l'autre s'obtiennent par la gymnastique et le massage combinés ou non au régime alimentaire. Il est nécessaire que l'abdomen ne soit pas en tension. Une cure d'amaigrissement (jeûne, eau, jus de raisin, fruits et légumes exclusivement) fait maigrir sans altérer la santé.

Anesthésie locale.

Technique opératoire. — 1° *Incision de la peau*. — La peau cicatricielle, comme toute incision cutanée ancienne, ne sera jamais réincisée, mais *excisée*, de façon à ne laisser trace que d'*une seule* cicatrice, sur une peau normale d'aspect.

Dans le cas présent, l'excision a été faite secondairement à la section de la peau. La section de la peau généralement n'est pas linéaire et verticale, comme dans le cas présent, mais losangique, circonscrivant la peau cicatricielle. L'ablation du losange cutané ouvre l'abdomen ; la peau et le péritoine ne font qu'un plan.

2° *Libération des anses intestinales et de l'épiploon adhérent*. — L'intestin ou l'épiploon adhèrent à la peau. L'épiploon est réséqué et lié par petits moignons. L'intestin libéré au bistouri sera réparé quand la séromusculaire aura été entamée et la sous-muqueuse mise à nu. Suture séromusculaire perpendiculaire à l'axe de l'intestin, afin de ne pas le rétrécir.

3° *Libération des différents plans abdominaux*. — La peau et le péritoine sont soudés par du tissu cicatriciel. On ne trouve plus trace de muscle ni d'aponévrose. En principe, exciser ce qui est cicatriciel et ne laisser que l'aponévrose normale et les muscles. Si les muscles sont assez développés et s'ils arrivent au contact sur la ligne médiane par le seul fait de la flexion du tronc, il faut les rapprocher en suturant l'aponévrose qui est au-dessus d'eux. Mais si les muscles restent écartés, se contenter de rapprocher le plan cicatriciel sur deux étages, de façon à constituer d'abord un plan fibreux profond sur la ligne médiane et puis un deuxième plan par le rapprochement des bords musculo-aponévrotiques des muscles droits.

Le péritoine forme souvent un sac herniaire, à un ou plusieurs diverticules. Ces culs-de-sac séreux doivent être excisés pour ne pas servir d'amorce à une nouvelle hernie ; les sectionner au ras du tissu fibreux qui devra être rapproché. Soigner l'hémostase, car l'hématome, et *a fortiori* la suppuration, compromettent la cure.

4° *Suture des plans profonds*. — Si les muscles et les aponévroses sont bons, s'il y a beaucoup d'étoffe, l'opérateur suture la paroi en quatre plans :

a) Séreuse et gaine postérieure du grand droit (catgut).

b) Feuillet antérieur de la gaine du grand droit (crin).

c) Graisse sous-cutanée (catgut).

d) Peau (agrafes).

Si les muscles sont écartés et si l'opérateur n'a, comme dans les figures suivantes, qu'un plan unique fibro-séreux, suturer ce plan en deux étages :

a) Les bords de la plaie séro-fibreuse sont rapprochés par quelques points séparés au catgut simple.

b) La suture précédente sera enfouie sous un autre plan, au crin de Florence, ou au catgut lent.

5° *Suture de la graisse* par quelques points séparés au catgut fin et rapide.

6° *Fermeture cutanée* aux agrafes.

Comme pansement, une lame de gaze et un emplâtre. Laissez le malade au lit quinze jours. Pas d'exercices violents avant six semaines.

Passé ce délai, faire de l'exercice, pour fortifier les muscles abdominaux. Conseiller au malade de mobiliser la peau de son ventre avec les doigts, matin et soir, pour qu'il n'y ait pas d'adhérence entre la peau et les plans profonds.

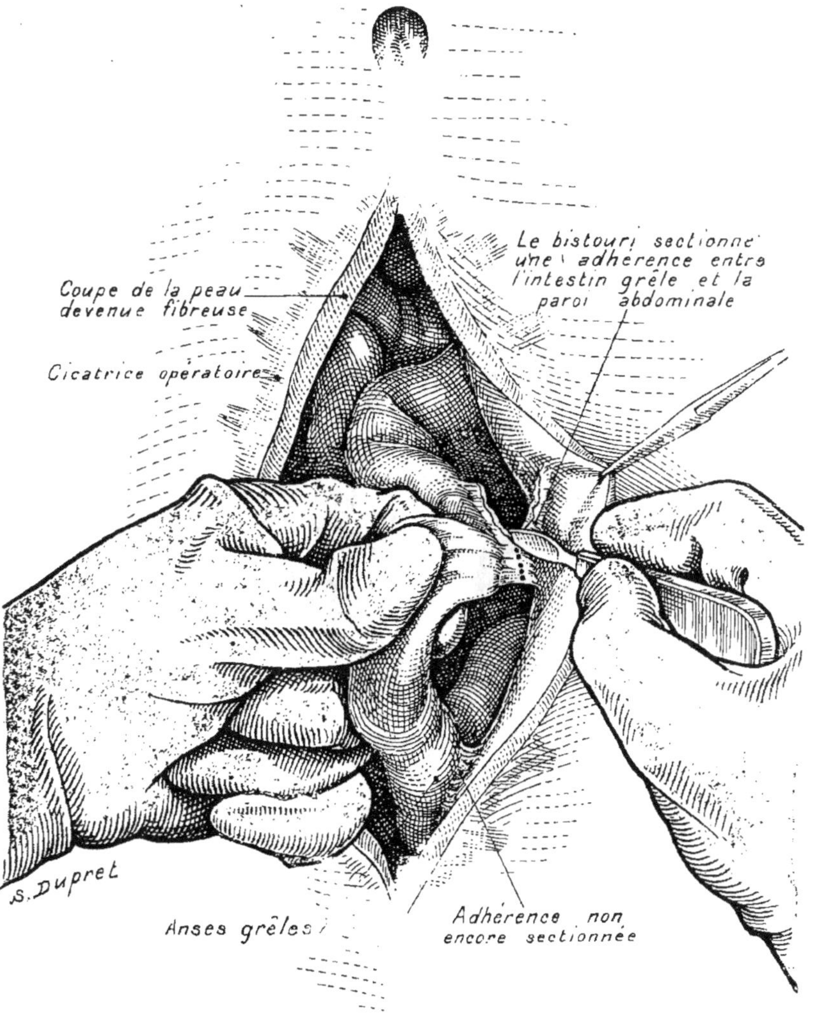

Fig. 47. — ÉVENTRATION SUITE DE LAPAROTOMIE.

Incision de la paroi qui comprend uniquement la peau, un peu de tissu cicatriciel et le péritoine. Se méfier des anses grêles souvent adhérentes ; celles-ci seront séparées au bistouri en sectionnant le plus loin possible de l'intestin, contre la paroi abdominale.

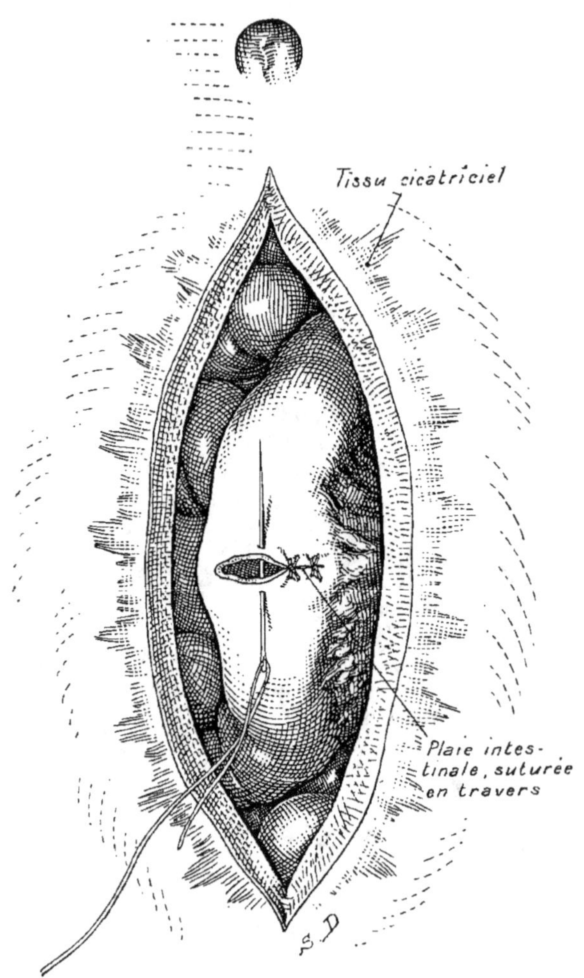

Fig. 48. — ÉVENTRATION SUITE DE LAPAROTOMIE.

Comment on répare la tunique séro-musculaire d'une anse libérée. La suture se fait perpendiculairement à l'axe de l'intestin pour ne pas le rétrécir. Sur les bords de la plaie, on dis-
tingue un seul plan cicatriciel formé par le péritoine, l'aponévrose et les muscles, confondus

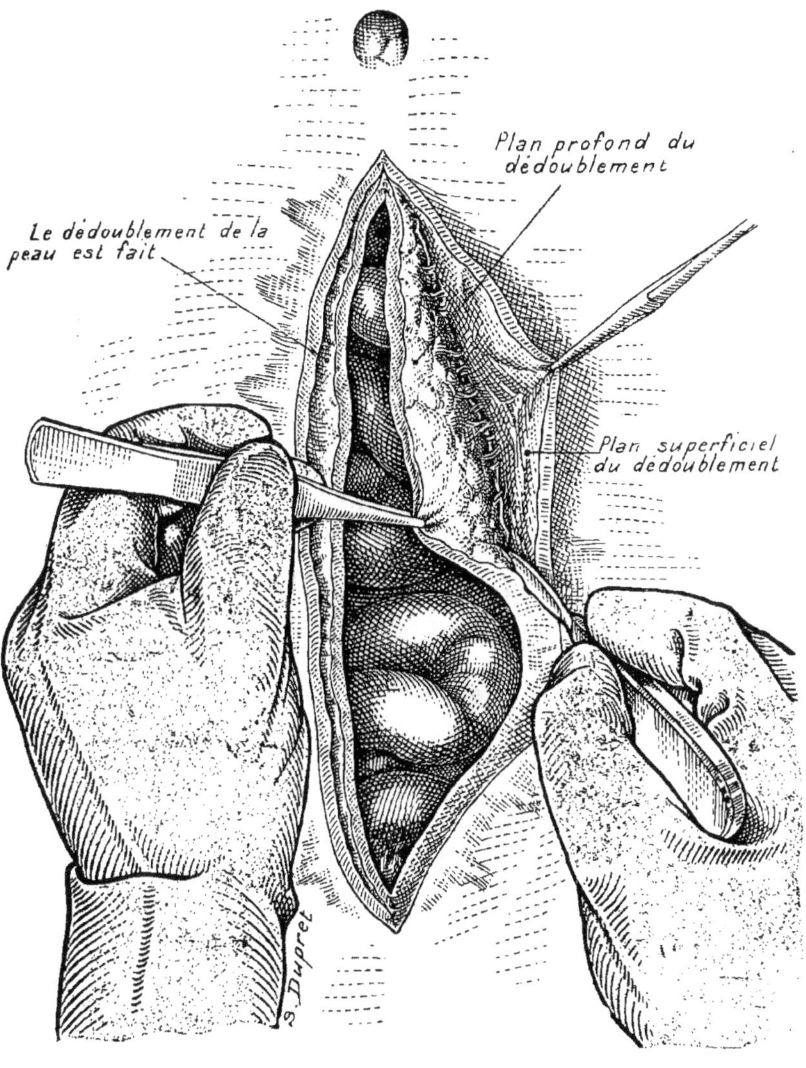

Fig. 49. — ÉVENTRATION SUITE DE LAPAROTOMIE.

Dédoublement de la paroi abdominale : d'une part, la peau ; d'autre part, le péritoine, adhérent aux tissus cicatriciels. La libération se fait en dehors jusqu'à l'aponévrose nacrée normale. La pointe d'un bistouri la touche en ce moment.

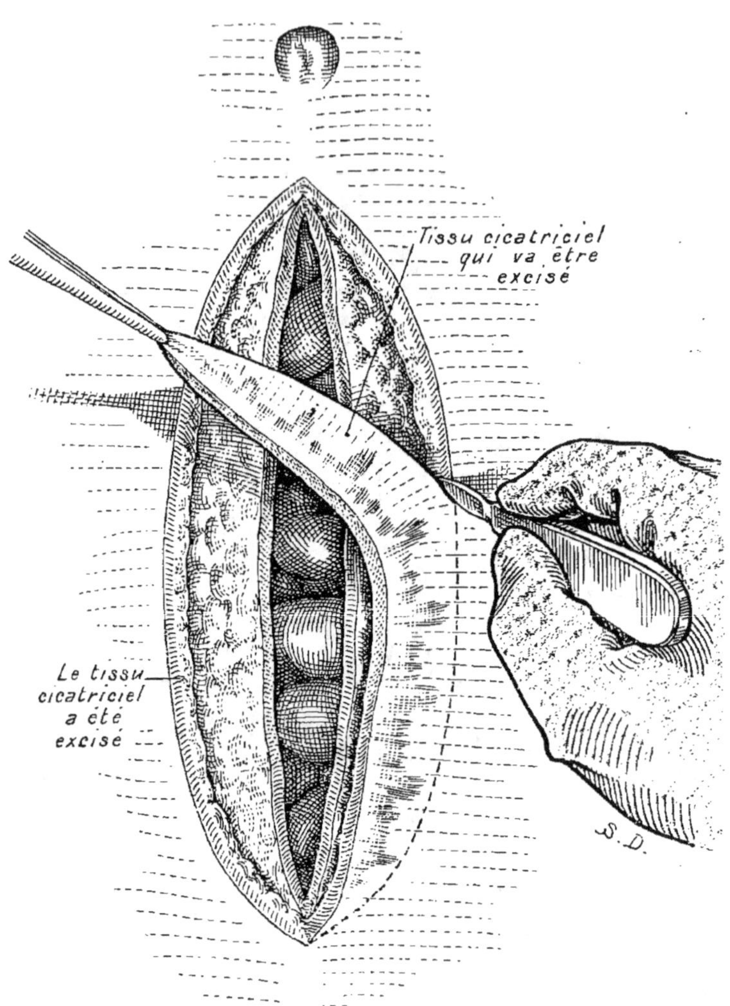

Fig. 50. — ÉVENTRATION SUITE DE LAPAROTOMIE.

Excision de la peau cicatricielle. La tranche de tissu sous-jacent est formée par le péritoine et le tissu de cicatrice. Dans le cas présent, l'opérateur ne cherche pas à découvrir l'aponévrose et les muscles normaux, par suite du trop grand écartement des grands droits. Sinon, il vaudrait mieux exciser tout le tissu cicatriciel et rapprocher les tissus normaux.

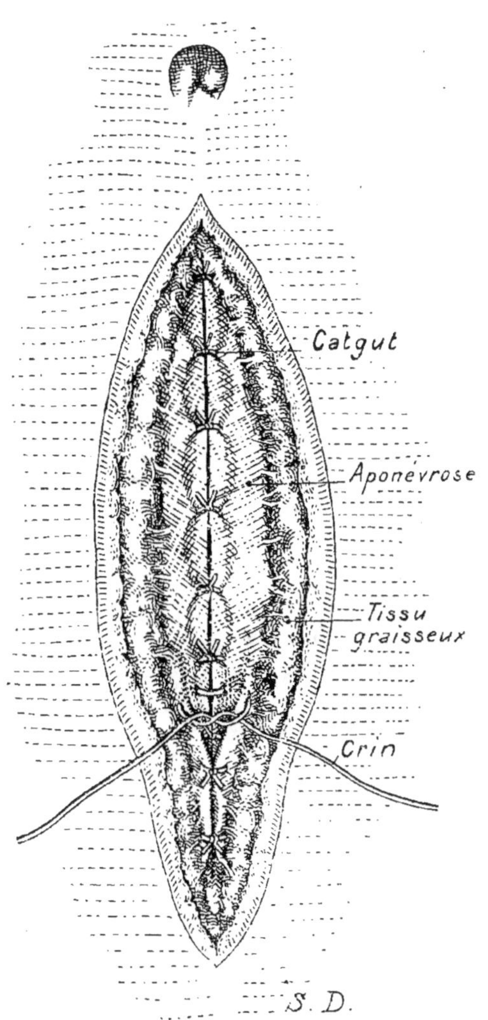

Fig. 51. — Éventration suite de laparotomie.

La paroi cicatricielle suturée en deux plans : le premier plan rapproche le tissu cicatriciel et la séreuse. Ce premier plan se fait au catgut, le second plan se fait au crin. Pour ce dernier, l'aiguille traverse les tissus immédiatement au ras de l'aponévrose saine, de sorte que la suture au crin rapproche les deux portions internes de l'aponévrose nacrée. Les muscles la suivent.

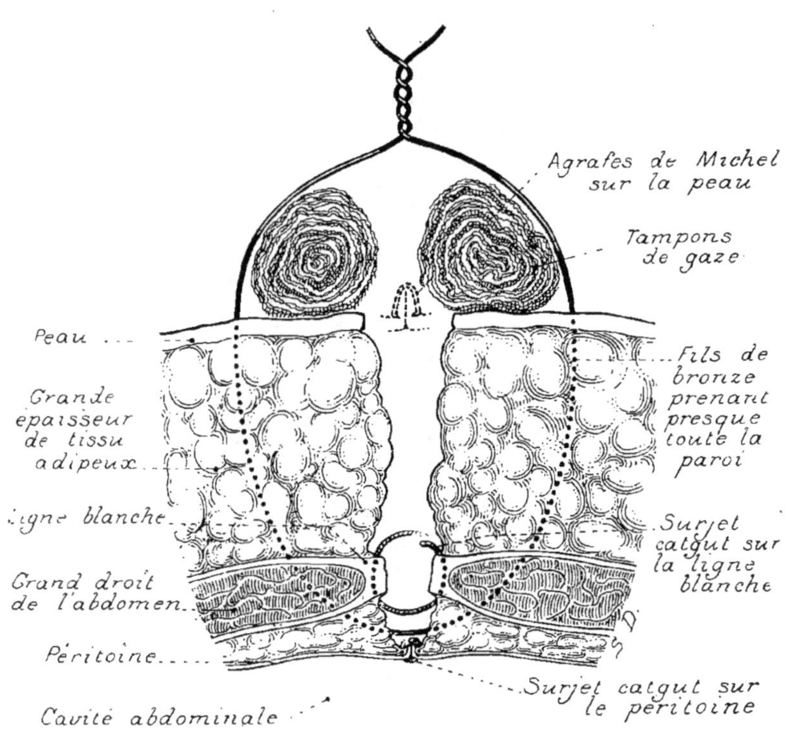

Fig. 52. — ÉVENTRATION SUITE DE LAPAROTOMIE.
Restauration de la paroi.

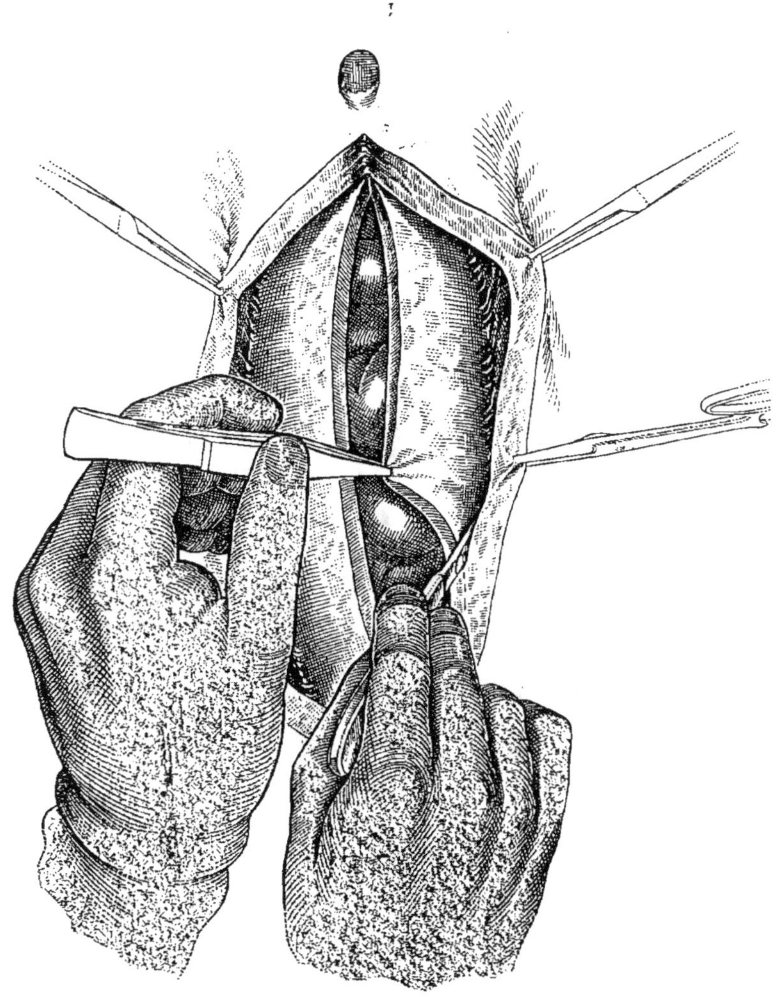

Fig. 53. — ÉVENTRATION SUITE DE LAPAROTOMIE.

Ici, l'écartement des deux muscles grands droits est trop grand, pour qu'on puisse songer à les accoler. Il faut se contenter de superposer les deux lambeaux aponévrotiques, en les croisant comme les bords d'un veston.

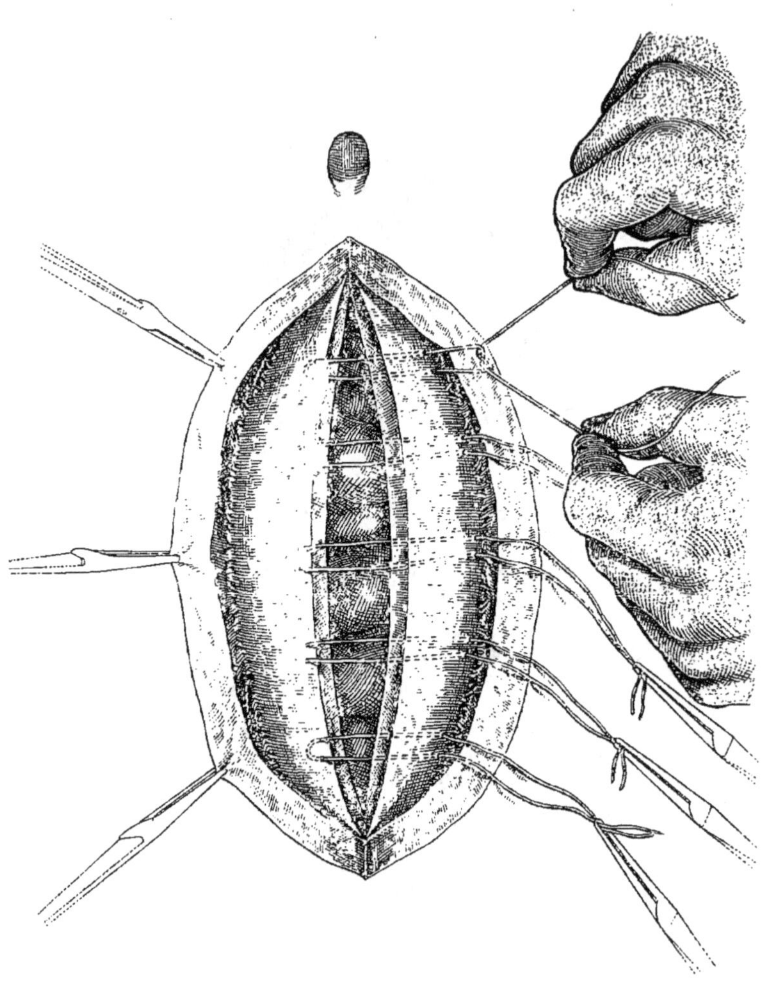

Fig. 54. — ÉVENTRATION SUITE DE LAPAROTOMIE.

Ce dessin montre au lecteur comment l'opérateur doit passer les points de catgut ou de crin de Florence, pour réaliser le croisement des deux bords aponévrotiques. Un second plan sera pratiqué sur le bord libre du lambeau supérieur.

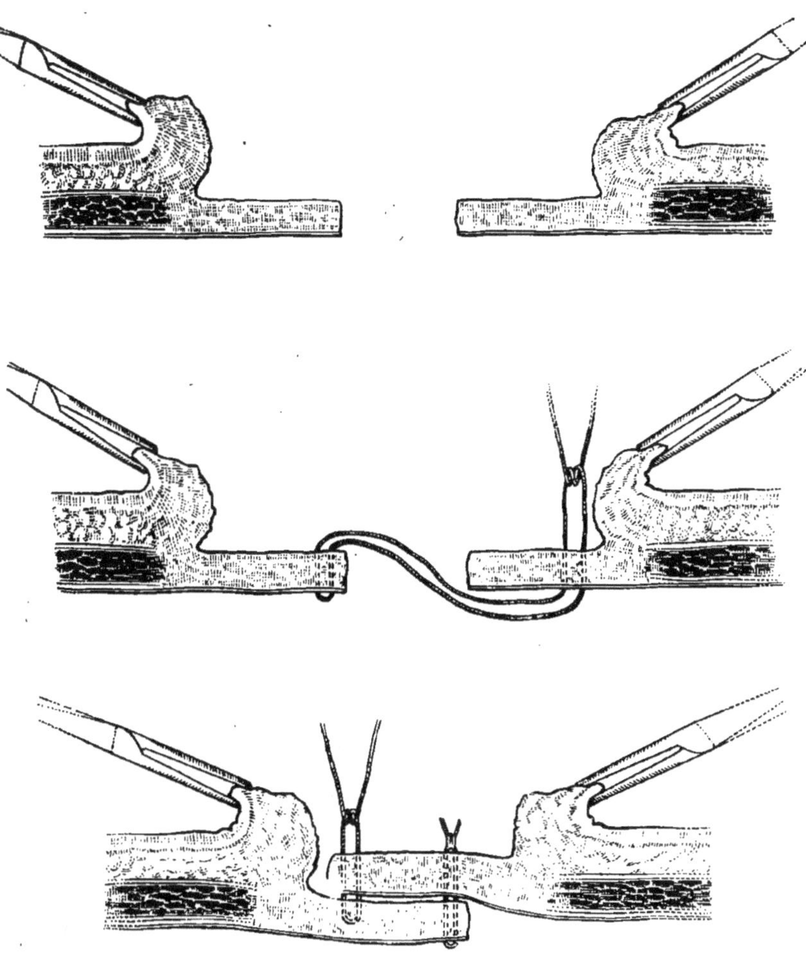

Fig. 55. — ÉVENTRATION SUITE DE LAPAROTOMIE.

Croisement des deux bords aponévrotiques. Les deux muscles grands droits ne peuvent arriver au contact par suite de leur écartement. Ici, voici les deux plans aponévrotiques. Le profond est tendu et le superficiel peut être maintenu par des points séparés. La pince de Kocher tire la peau et le tissu cellulaire et sous-cutané.

IX

LAPAROTOMIE TRANSVERSALE SUS-PUBIENNE

EN GYNÉCOLOGIE

Nous pratiquons cette incision dans un tiers environ de nos laparotomies pour cas gynécologiques, et nous pourrions la faire plus souvent si elle ne prolongeait l'opération.

Ses INCONVÉNIENTS sont les suivants :

1° Elle donne plus de sang que l'incision médiane. L'hémostase du tissu cellulaire est plus délicate. Quelques vaisseaux coupés entre l'aponévrose et les muscles, peuvent former un hématome. (Il est possible et nécessaire d'éviter cet inconvénient.) Elle prolonge l'opération de dix minutes.

2° Elle donne *parfois* moins de jour.

3° Elle ne permet pas de drainer aisément, quoique le drainage soit possible.

4° Elle ne peut guère être agrandie si le chirurgien manque de jour.

Ses AVANTAGES sont les suivants :

1° Elle est invisible si elle est faite dans les *poils* pubiens ou dans un *pli* abdominal transversal.

2° La reconstitution de la paroi est, après l'opération, plus facile qu'après une laparotomie verticale.

3° L'opérateur est moins gêné par les anses intestinales.

4° L'éventration est évitée. La paroi est plus solide qu'avec n'importe quel procédé de suture médiane.

En résumé, *il ne faut pas l'employer* pour les salpingites suppurées, pour les gros fibromes qui dépassent l'ombilic ; nous ne l'employons pas pour les hystérectomies pour cancer, bien que nous l'ayons vu utiliser avec succès par SÉNÉCHAL (Paris) et POLOSSON (Lyon). Cette incision est indiquée dans 50 p. 100 des cas de laparotomies pour gynécologie. *Dans l'ensemble, elle est supérieure à l'incision verticale* chaque fois qu'elle est possible.

Voici comment il faut procéder :

Avant de placer la malade dans la position inclinée, mettre un coussin sous ses épaules pour fléchir légèrement le tronc (SÉNÉCHAL). Soutenir les épaules par des épaulières.

La rachi-anesthésie n'est pas indispensable, mais nous la conseillons car elle simplifie la technique, en procurant une résolution plus grande que la narcose.

1° *Incision de la peau*. — Elle peut être faite dans les poils pubiens ou dans un pli cutané de l'hypograstre. Une fois la peau suturée, l'incision faite dans le pli se voit à peine. Quand il s'agit d'un fibrome moyennement volumineux, atteignant par exemple l'ombilic, il vaut mieux inciser dans un pli cutané transversal que dans les poils. Même précaution si c'est un cancer utérin. La longueur de l'incision sera de 10, 12, 15 centimètres suivant les cas.

Le chirurgien incisera la peau, la graisse d'un bout à l'autre, et fera immédiatement une hémostase complète avec du catgut simple.

2° *Incision de l'aponévrose*. — Couper transversalement l'aponévrose du grand droit, au ras de la lèvre supérieure de la section sous-cutanée.

3° *Libération du plan aponévrotique*. — Ne jamais décoller l'aponévrose d'avec la peau, car cette aponévrose sera nourrie exclusivement par le tissu cellulaire sous-cutané et si on l'en séparait, il pourrait se produire de la nécrose de l'aponévrose. Commencer cette libération par la lèvre inférieure et par la ligne blanche. Soulever avec une tenaille l'aponévrose au niveau de la ligne blanche : *a*) du côté du pubis ; *b*) du côté de l'ombilic.

a) Du côté du pubis, l'aponévrose est soulevée par une tenaille au point où elle adhère à la ligne blanche jusqu'au pubis. Décoller les muscles d'avec l'aponévrose, à l'aide d'un tampon de gaze, puis, d'un coup de ciseaux à plat, couper transversalement la ligne blanche jusqu'au pubis.

b) Du côté ombilical, soulever également l'aponévrose sur la ligne blanche, séparer l'aponévrose d'avec les grands droits et donner un coup de ciseaux à plat sur la ligne blanche pour la couper en travers jusqu'à l'ombilic. Aussitôt la paroi abdominale se dédouble, laissant en avant l'aponévrose et en arrière les muscles. Abandonner l'instrument tranchant après la séparation ombilico-pubienne de la ligne blanche et décoller l'aponévrose libérée, pour la séparer d'avec la face antérieure des grands droits, à l'aide d'une compresse tenue par une pince. Ne jamais se servir de ciseaux ni de bistouri, sinon un des vaisseaux peut donner du sang et former un hématome sous-aponévrotique qui obligerait à désunir la plaie. Ce décollement musculo-aponévrotique sera étendu le plus haut et le plus bas possible. En haut, il atteindra l'ombilic et en bas le pubis. C'est le temps le plus important de l'opération. Faute de faire ce décollement complètement et largement, l'opérateur manque de jour; faute de le faire à la compresse, il prépare des hématomes. C'est pour une de ces deux raisons que tant de chirurgiens ont renoncé à l'incision transversale, qui est pourtant supérieure à l'incision verticale dans un grand nombre de cas.

4° *Séparation des deux grands droits avec la sonde cannelée, sur la ligne médiane, depuis l'ombilic jusqu'au pubis.* — Si la partie supérieure de leur accolement est difficile à atteindre, soulever l'aponévrose décollée avec une valve vaginale.

5° *Incision médiane du péritoine.* — Le péritoine étant ouvert, placer un écarteur de DARTIGUES ou une valve sus-pubienne de DOYEN. Si l'opérateur éprouve quelques difficultés à mettre la valve sus-pubienne de DOYEN, il peut être certain qu'il y a un défaut de technique dans son incision.

6° *Fermeture de la plaie :*

a) Enlever la valve sus-pubienne de DOYEN ou l'écarteur de DARTIGUES.

b) Surjet au catgut simple sur le péritoine.

c) Un ou deux points en U pour rapprocher les bords des muscles grands droits.

d) Surjet sur l'aponévrose (catgut-lent).

e) Surjet sur la graisse (catgut simple 0).

f) Suture de la peau.

Comme pansement : un emplâtre.

Cette incision n'a qu'un inconvénient : elle fait perdre quelques minutes au chirurgien.

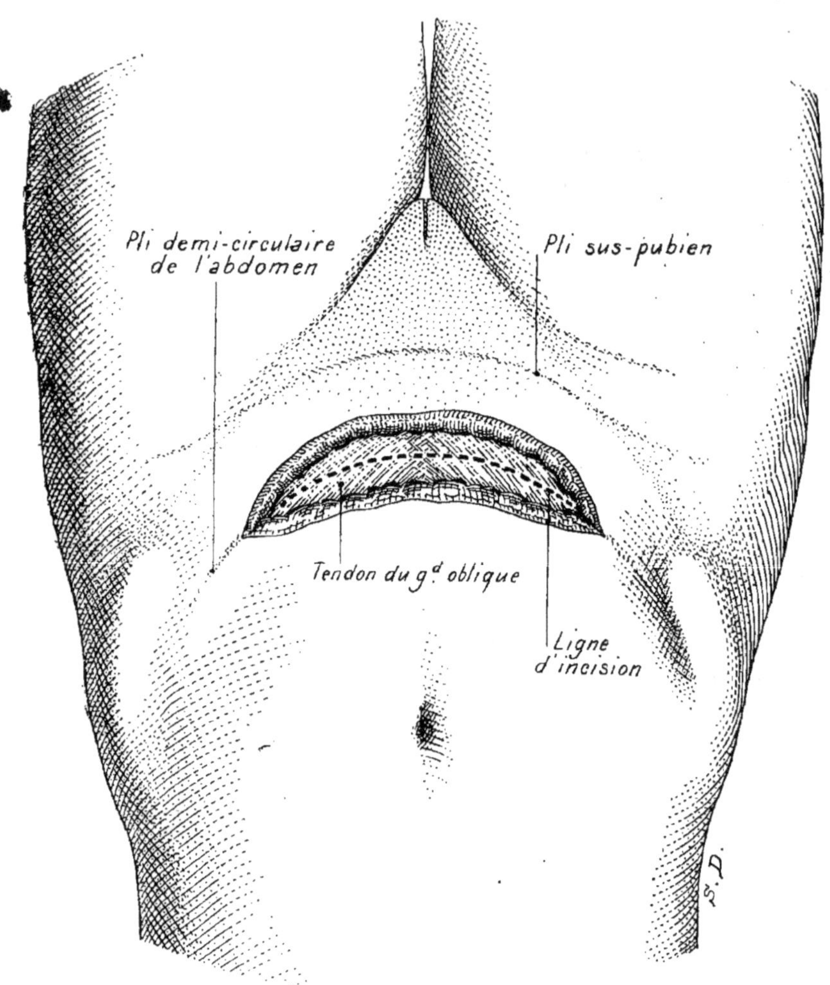

Fig. 56. — LAPAROTOMIE TRANSVERSALE.

L'incision typique doit se faire dans le pli sous-pubien qui est en partie caché par les poils. Mais, ici, comme il s'agit d'un fibrome atteignant l'ombilic, l'incision est faite dans un pli supérieur où la suture sera néanmoins presque invisible. L'aponévrose sera incisée au ras de la lèvre cutanée supérieure. Cette aponévrose doit rester constamment adhérente à la peau et n'en sera jamais décollée.

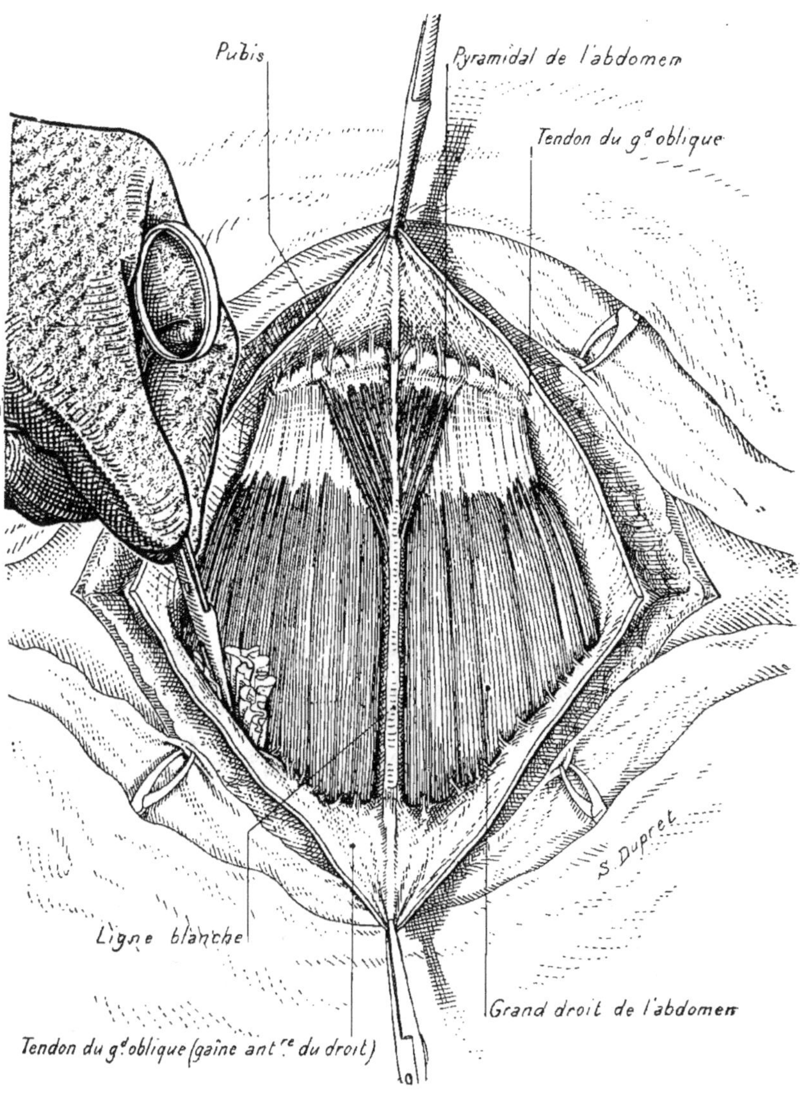

Fig. 57. — LAPAROTOMIE TRANSVERSALE.

L'opérateur, qui ménage toujours soigneusement l'adhérence de l'aponévrose à **la peau,** sépare l'aponévrose d'avec les muscles, d'abord du côté du *pubis puis, en haut du côté de l'ombilic.* Pubis et ombilic devront être atteints. L'instrument tranchant, ciseau ou **bistouri,** ne sera employé que pour la ligne médiane, pour séparer la ligne blanche d'avec le **péri-** toine. Les muscles seront décollés à la compresse, de façon à éviter la section des **vaisseaux** qui produirait un hématome. Cet hématome est l'inconvénient le plus important qui **existe** dans ce genre d'incision : il faut l'éviter à tout prix.

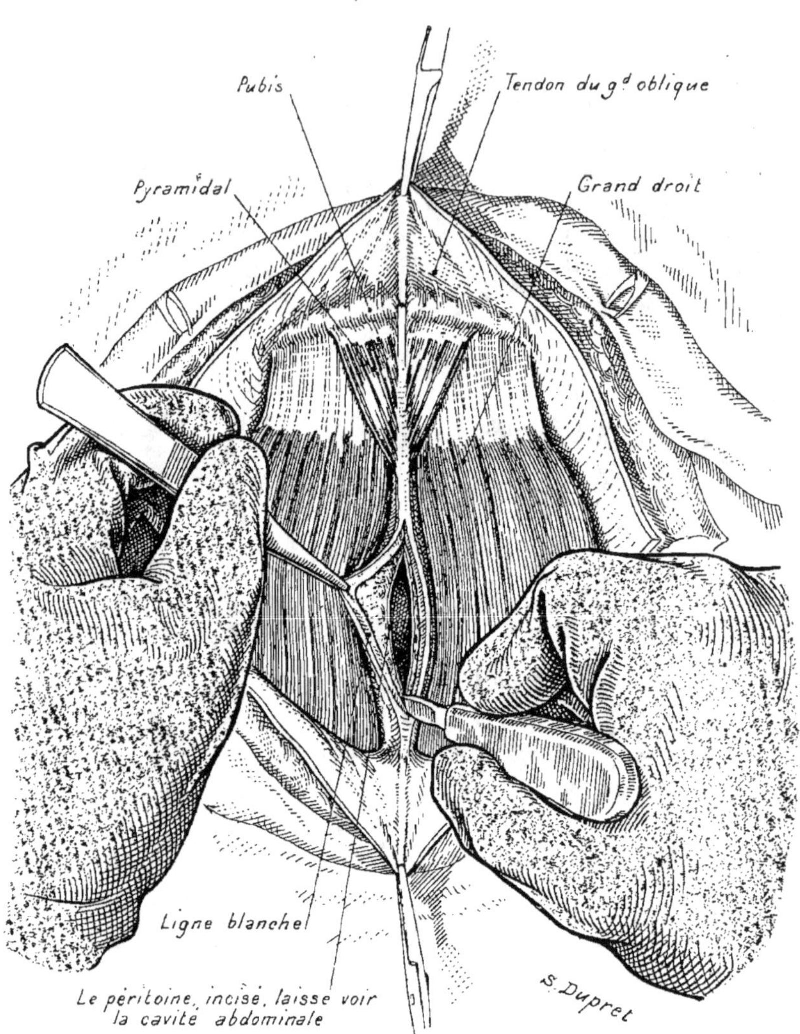

Fig. 58. — LAPAROTOMIE TRANSVERSALE.

Incision médiane du péritoine. Remarquer la souplesse des grands droits qui ne sont pas tendus, parce que l'opérateur a placé un coussin sous les omoplates de la malade pour fléchir le buste et relâcher la paroi abdominale.

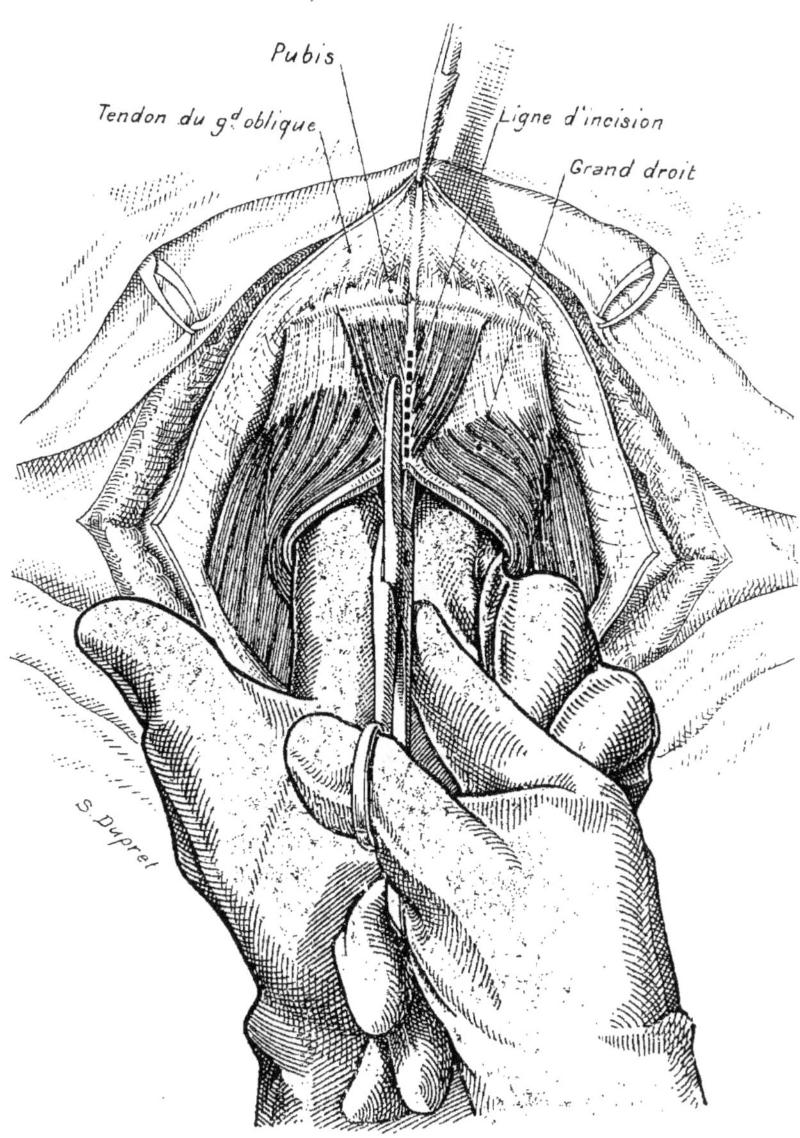

Fig. 59. — LAPAROTOMIE TRANSVERSALE.
Ouverture du péritoine. Les anses intestinales viennent moins facilement dans la plaie qu'avec l'incision médiane.

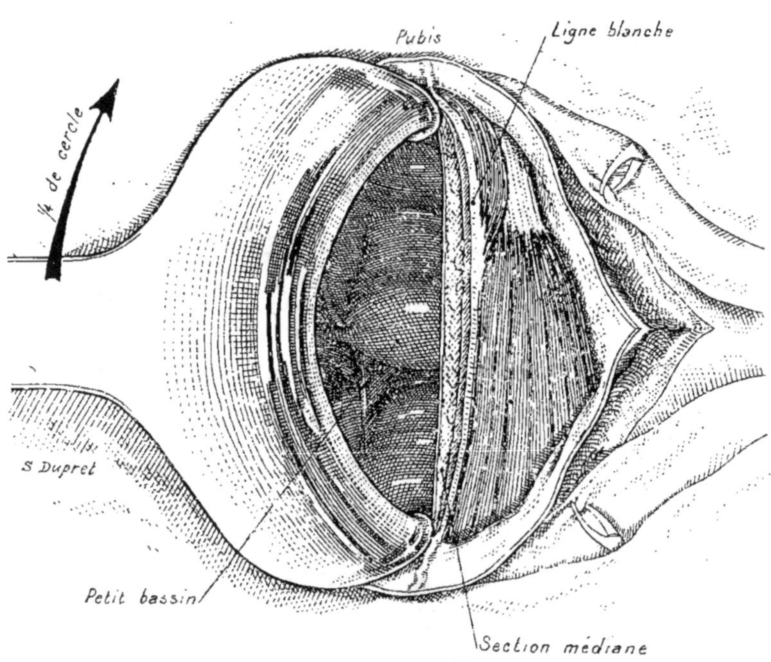

Fig. 60. — Laparotomie transversale.

Comment on place la valve sus-pubienne : si elle n'entre pas facilement, c'est parce que l'incision n'est pas assez grande ou que le décollement des muscles grands droits et de l'aponévrose n'a pas été faite jusqu'à l'ombilic, ou encore parce que l'opérateur n'a pas mis un coussin sous le dos de la malade pour relâcher la paroi du ventre.

Par là vous enlevez l'appendice ; vous redressez ou enlevez des utérus, coupez des brides de Lane, vous incisez, enlevez, cautérisez, « isophénolisez » les annexes utérines, etc., avec la mutilation minima.

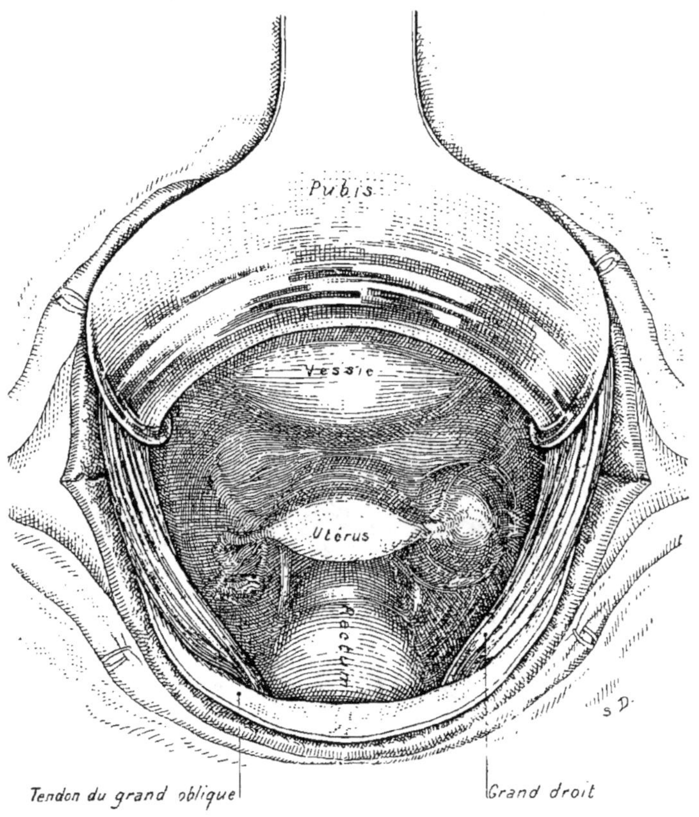

Fig. 61. — LAPAROTOMIE TRANSVERSALE.

Le jour donné par l'incision transversale. Les grands droits sont rendus souples par une légère flexion du tronc ; les intestins ne se voient pas.

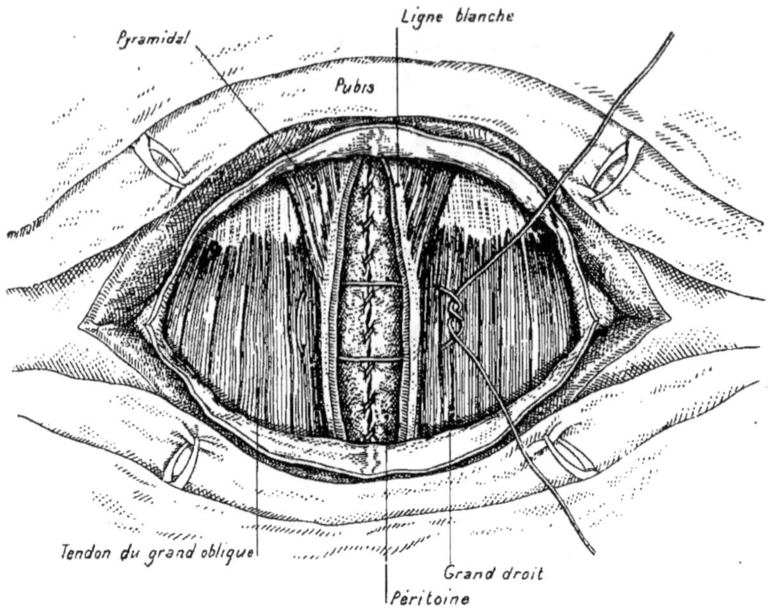

Fig. 62. — LAPAROTOMIE TRANSVERSALE.

Fermeture du ventre (péritoine et muscle). Cette fermeture est plus facile et plus rapide que l'ouverture. On n'est pas gêné par les anses. D'abord un surjet péritonéal ; puis un ou deux points en U sur le muscle grand droit. Le plus souvent, nous nous passons de cette suture ; les muscles se rapprochent d'eux-mêmes.

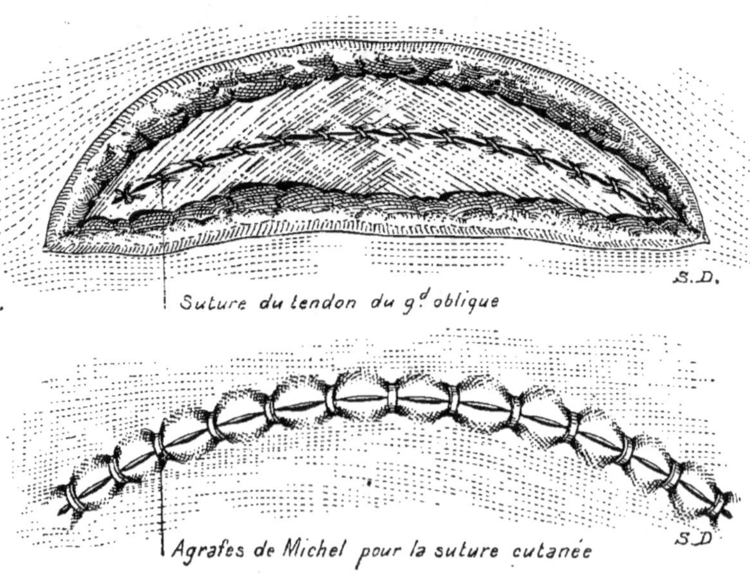

Fig. 63. — LAPAROTOMIE TRANSVERSALE.

Fermeture de la paroi (aponévrose et peau). L'aponévrose est rapprochée par un surjet au catgut. La peau est rapprochée par des agrafes de MICHEL si l'incision est faite dans les poils. Si elle est faite dans une partie supérieure de l'abdomen, il faut employer du fil de lin en points séparés qui laissent moins de traces.

X

FISTULES VÉSICO-VAGINALES

Leur siège dépend de leur origine :

1° Celles qui sont consécutives à une hystérectomie pour cancer du col utérin, siègent au fond du vagin, dans la cicatrice vaginale.

2° Celles qui sont consécutives à un accouchement dystocique, siègent plus bas et plus ou moins près du trigone vésical.

Depuis vingt et un ans, nous avons eu l'occasion d'opérer par ce procédé 26 fistules vésico-vaginales, dont 18 au plafond du vagin chez des hystérectomisées opérées par nous ou par des collègues. La plupart avaient subi de multiples opérations. *Deux seulement de ces restaurations vésicovaginales ont échoué avec notre procédé,* et les conditions anatomiques nous permettaient d'expliquer cet échec unique et transitoire. Les autres ont toutes cicatrisé *après une seule opération.* L'extrême facilité de cette méthode appliquée aux fistules du fond vaginal nous a poussé à l'appliquer même dans quelques cas bas situés, comme celui qui est représenté ici. La malade qui a servi de modèle à cette opération avait été opérée, par voie sus-pubienne, par un collègue très distingué. Malgré un mois de repos en décubitus ventral, la fistule s'est totalement reproduite. Elle présentait la dimension d'une pièce de 50 centimes. Elle fut complètement guérie au bout de dix jours. Les principes de l'opération sont les suivants :

a) Accès très large sur la fistule, grâce au débridement vulvo-vaginal.

b) Décollement extrêmement large de la vessie. Décollement allant depuis le col vésical jusqu'au péritoine d'une part, et d'autre part, s'étendant sur la paroi postérieure et les parois latérales de l'organe. Cette libération vésicale est presque aussi large que s'il s'agissait de faire une cystectomie. Le but de cette libération étendue est double : offrir une large surface cruentée à l'application des fils et rendre les parois molles flottantes, de façon qu'il ne s'exerce aucune traction sur les sutures.

c) Ne pas suturer la paroi vaginale ou du moins ne la rapprocher que par un ou deux fils, de façon qu'aucun hématome ne se produise entre la paroi vésicale et la paroi vaginale.

L'opération se décompose ainsi :

Anesthésie trans-sacrée ou *épidurale* [1].

Position dorso-sacrée.

Nettoyage du vagin avec de l'éther. Badigeonnage du périnée et de la vulve avec une solution alcoolique d'iode ou d'acide picrique à 5 p. 100.

TECHNIQUE OPÉRATOIRE. — 1° *Débridement vulvo-vaginal.* — L'opérateur applique l'index de la main gauche sur la fourchette, de façon à tendre la vulve et à présenter un bord vulvaire rigide au bistouri. Section très profonde de la muqueuse vaginale, du releveur anal et du tissu graisseux ischio-rectal.

Quand la fistule est basse, c'est-à-dire d'origine obstétricale comme ici, le débridement vaginal ne monte guère qu'à la moitié ou aux 2/3 du vagin. Si elle est haute, au dôme vaginal et consécutive à une hystérectomie, ce débridement sectionne tout le vagin jusqu'à la fistule.

2° *Libération de la vessie.* — Inciser circulairement la muqueuse vaginale exactement au pourtour de la fistule, puis abaisser deux autres incisions sur la muqueuse du vagin, en haut et en bas de l'incision circulaire ; libérer les deux lambeaux vaginaux, pour bien étaler la paroi vésicale. Il ne suffit pas, en effet, de libérer les bords mêmes de la fistule vésicale, il faut décoller la vessie sur une étendue considérable. On ne la décolle jamais trop. Pour faire ce décollement, se servir de la pointe des ciseaux mousses et fermés. Procéder avec patience, lenteur, douceur, de façon à ne pas déchirer la vessie ou l'uretère et à ne pas provoquer de saignement. En cas de fistule basse, décoller néanmoins jusqu'au cul-de-sac péritonéal, vésico-utérin ; décoller en bas jusqu'à l'urètre ; sur les côtés, décoller les deux faces latérales de la vessie. Tamponner à l'eau salée chaude pendant quelques instants pour éviter le suintement. Il est impossible, en effet, de pincer des vaisseaux sur les parois latérales de la vessie. Les artérioles ou veinules ne se voient guère ; c'est la raison pour laquelle il faut faire ce décollement avec des instruments mousses.

3° *Suture vésicale.* — Ce rapprochement se fera en deux plans avec du catgut chromé 0. Placer sur un premier plan 4 points séparés non perforants à 2 millimètres des bords de la vessie, pour adosser 4 millimètres de sa paroi cruentée. Par-dessus le premier plan, ramener une seconde fois la paroi vésicale par quatre nouveaux points au catgut. Tam-

---

1. R. DE BUTLER D'ORMONT. Anesthésie en chirurgie urinaire. Doin, édit., Paris.

ponner à l'eau salée pour assurer l'hémostase. Attendre quelques minutes. Considérer l'opération essentielle comme terminée.

4° *Traitement du lambeau vaginal*. — La vessie est suturée, l'opérateur a devant les yeux la paroi vaginale antérieure divisée et dont les bords ont été disséqués. Résister à la tentation de les rapprocher d'une façon élégante et complète. Il pourrait, en effet, se produire un hématome entre la vessie et le vagin, et cet hématome pourrait provoquer la désunion de la vessie. Le chirurgien peut tout au plus placer un fil en U ou deux points séparés pour rapprocher grossièrement les lambeaux vaginaux. La suture vaginale restera béante pour que le suintement sanguin, s'il existe, trouve une issue facile dans le pansement vaginal.

5° *Réparation du débridement vulvo-vaginal*. — L'opérateur fera cette réparation avec un soin minutieux. Ce temps est plus long que la réparation de la vessie. Ne pas oublier que ce débridement a été fait pour faciliter l'opération. Il ne devra donc laisser aucune trace, sinon le procédé perdrait sa valeur. Cette réparation comprend 4 plans de suture : 3 au catgut, 1 au crin.

a) Suture de la graisse ischio-rectale : 4 ou 5 points au catgut simple.

b) Suture du releveur et du tissu cellulaire qui l'avoisine, au catgut chromé 0.

c) Suture du vagin et de la partie muqueuse de la vulve au catgut chromé 0.

d) Suture au crin (4 ou 5) sur la peau.

Seule la peau est suturée avec des fils non résorbables. Le reste est suturé au catgut.

Pansement. — Ce pansement est très important, car il faut éviter la suppuration, autant que le suintement sanguin. Pour assurer l'asepsie du vagin, nous ne trouvons rien de supérieur à la pommade au collargol (Ch. Walther). L'opérateur trempe donc une mèche de gaze dans cette pommade (15 p. 100), l'introduit au fond du vagin. La mèche est imbibée copieusement. Ainsi la vulve et le vagin seront bien graissés. Sonde vésicale à demeure.

Les *soins consécutifs* sont importants : tous les deux jours, un aide soigneux retirera la mèche vaginale et la remplacera par une autre mèche imprégnée d'une nouvelle quantité de pommade au collargol. L'introduction de cette mèche sera faite avec une extrême douceur, pour ne pas traumatiser la suture. Dans la même séance, l'aide retirera la sonde vésicale et la remplacera par une autre après l'avoir graissée de pommade au collargol.

Le huitième jour, supprimer les crins cutanés. Le dixième jour, supprimer les mèches et la sonde à demeure. La malade est guérie.

Sur 22 cas opérés, 2 seulement ne se sont pas réunis à *la première opération*. Les autres ont guéri en dix à douze jours.

Treize avaient été déjà opérés par des confrères et par des procédés classiques.

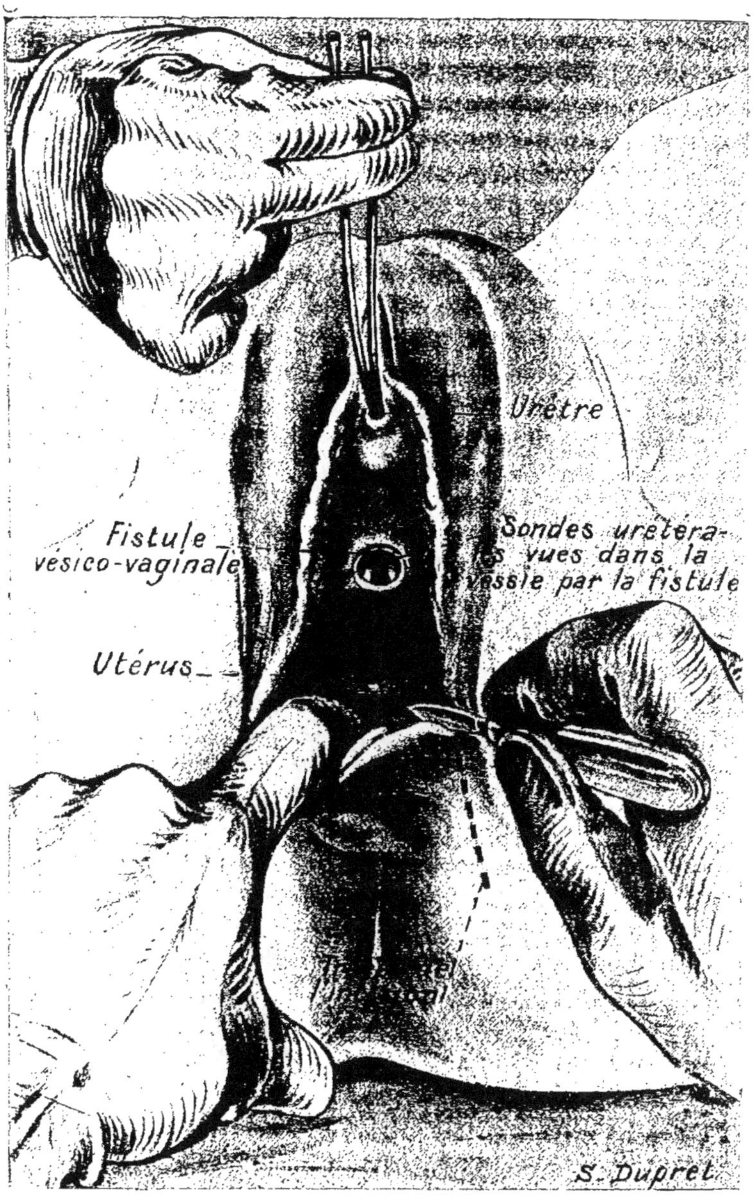

Fig 64. — FISTULE VÉSICO-VAGINALE.

Débridement vulvo-vaginal. Dans les uretères, deux sondes urétérales mises avec l'urétro-scope de LUYS ou de MAC CARTHY pour éviter la prise des uretères dans la suture, la fistule se trouvant très près du col. L'index de la main gauche déprime fortement la vulve, tandis que la main droite débride le vagin. Ce débridement, indispensable pour les fistules de la voûte vaginale, n'est pas nécessaire quand la fistule est aussi basse. Néanmoins, elle facilite considérablement l'opération ; je la crois très utile.

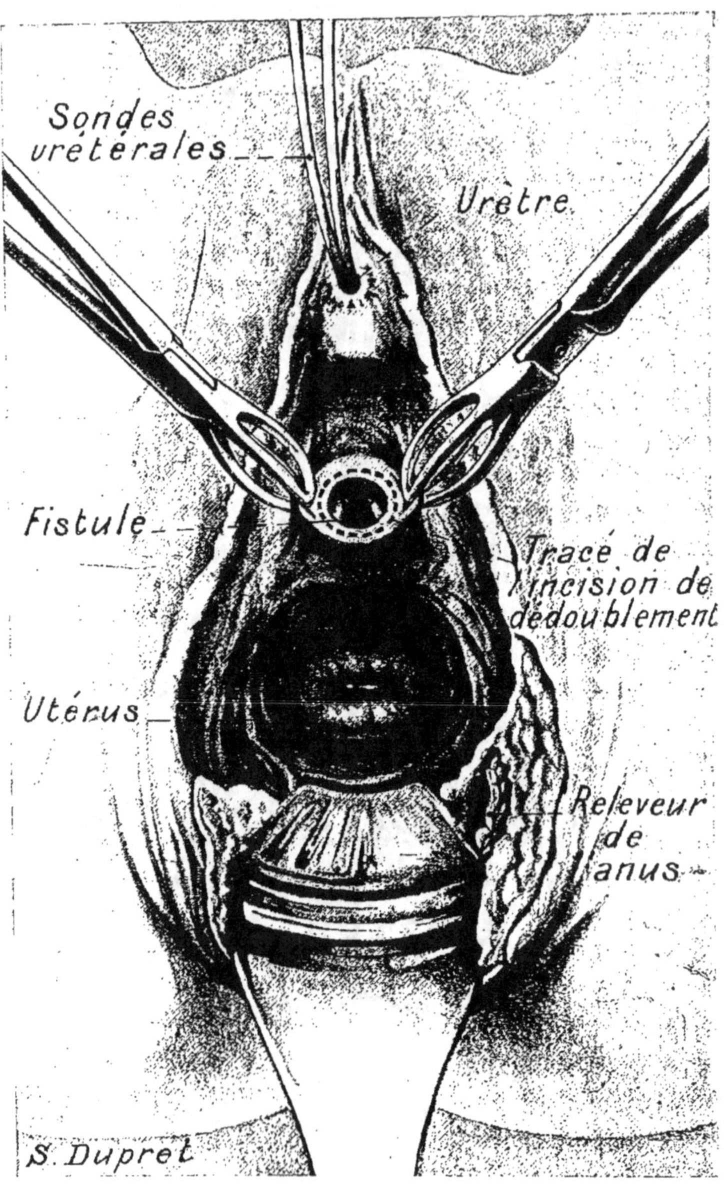

Fig. 65. — FISTULE VÉSICO-VAGINALE.

La muqueuse vaginale est tendue par deux tenailles. Une valve abaisse la paroi postérieure du vagin considérablement élargi par le débridement vulvo-vaginal. L'opérateur intervient sur la vessie avec autant de facilité que s'il s'agissait d'une plaie de la peau. L'incision circulaire au ras de la fistule sera agrandie par deux autres incisions verticales.

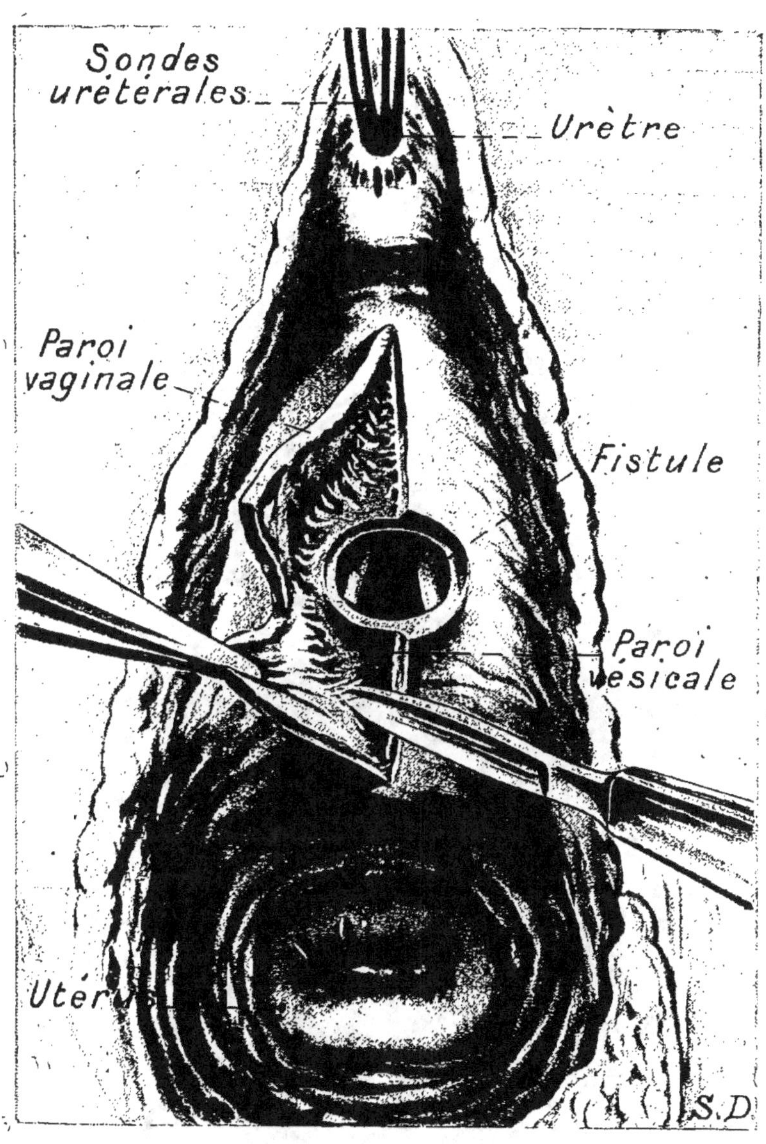

Fig. 66. — FISTULE VÉSICO-VAGINALE.

Sur l'incision circulaire, deux incisions verticales ont été branchées. Le décollement vésico-vaginal sera poussé très loin, sur la ligne médiane, depuis l'urètre jusqu'au péritoine vésical et latéralement jusqu'à la face antérieure de la vessie.

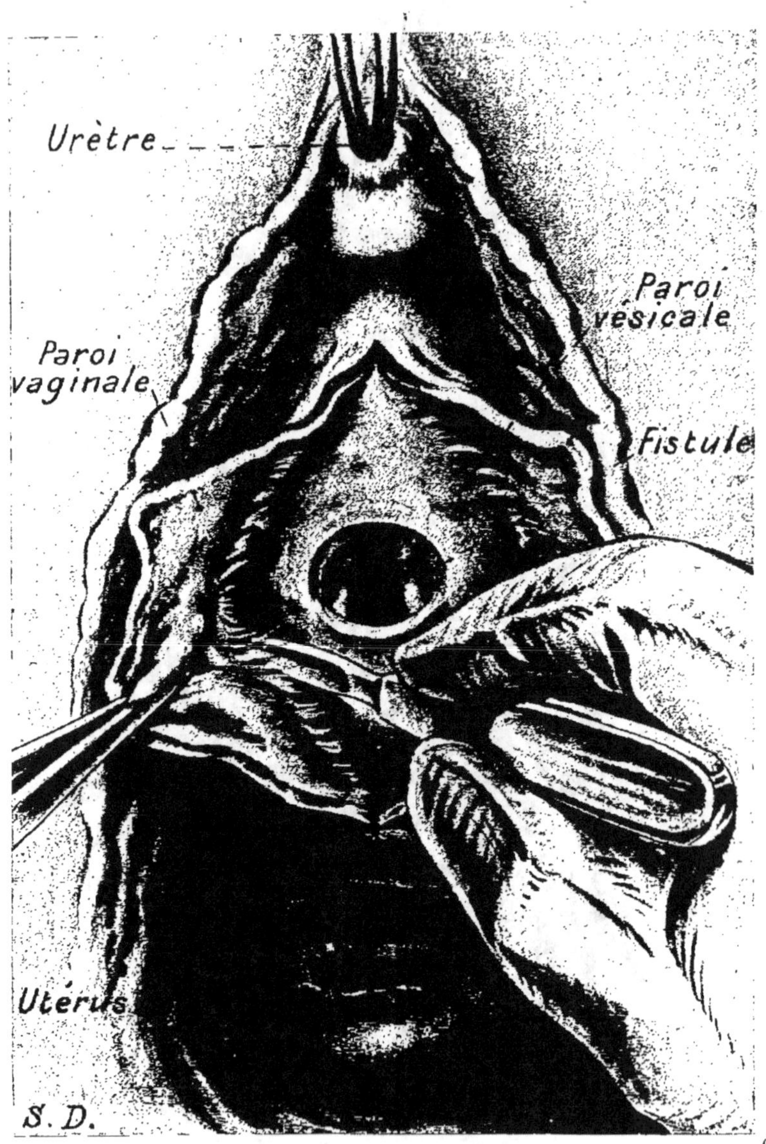

Fig. 67. — Fistule vésico-vaginale.
Continuation du temps précédent.

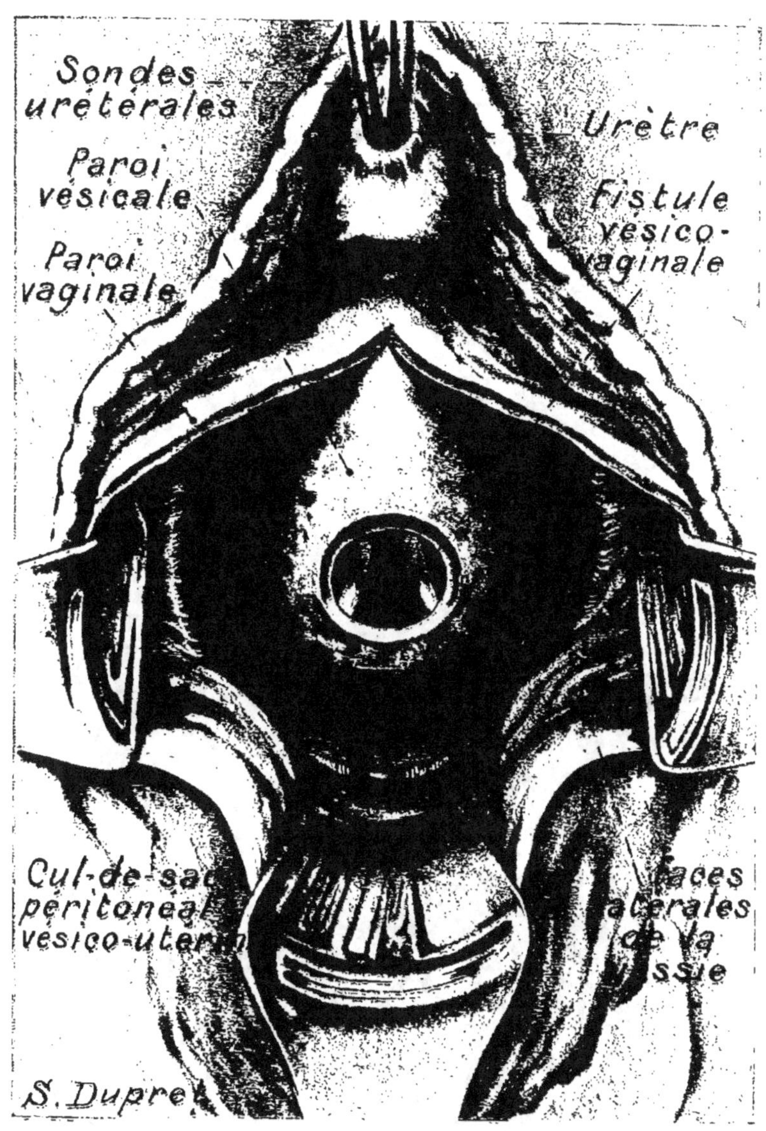

Fig. 68. — FISTULE VÉSICO-VAGINALE.

Cette figure est destinée à montrer l'étendue considérable du décollement vésical, de façon à ce que la vessie offre non seulement une surface cruentée très large, mais surtout à ce que les bords de la fistule rapprochés n'exercent aucune traction sur les fils.

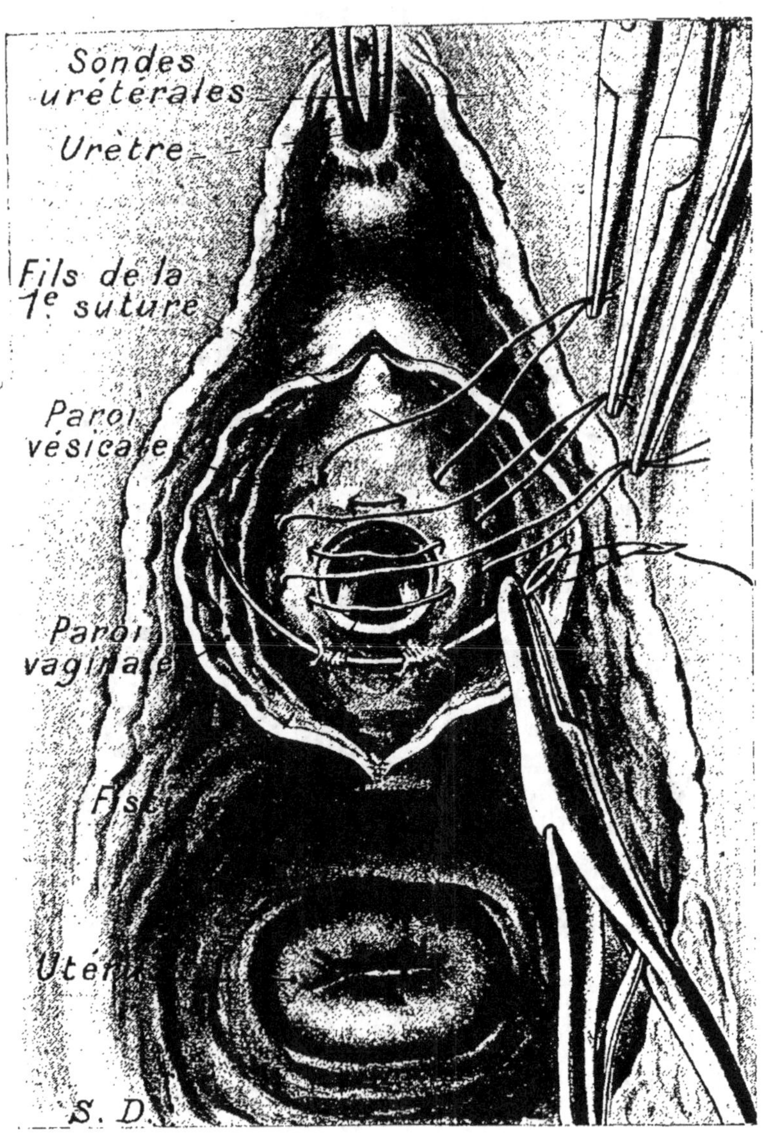

Fig. 69. — Fistule vésico-vaginale.

Suture vésicale au catgut chromé 00 ; les points ne pénètrent pas dans la vessie

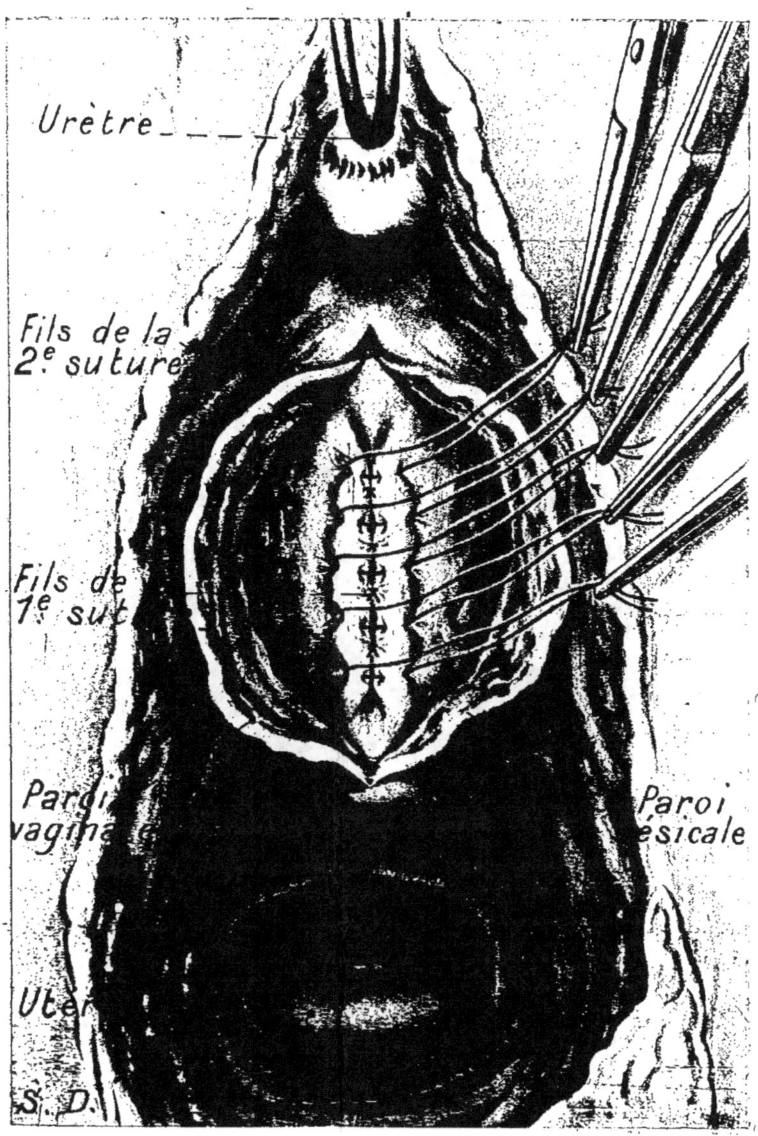

Fig. 70. — FISTULE VÉSICO-VAGINALE.

Deuxième plan de suture vésicale. Chaque fil alterne avec ceux du plan précédent. Ces deux plans de suture adosseront largement les parties cruentées de la vessie, ce qui se fera facilement et sans traction, à cause du vaste décollement.

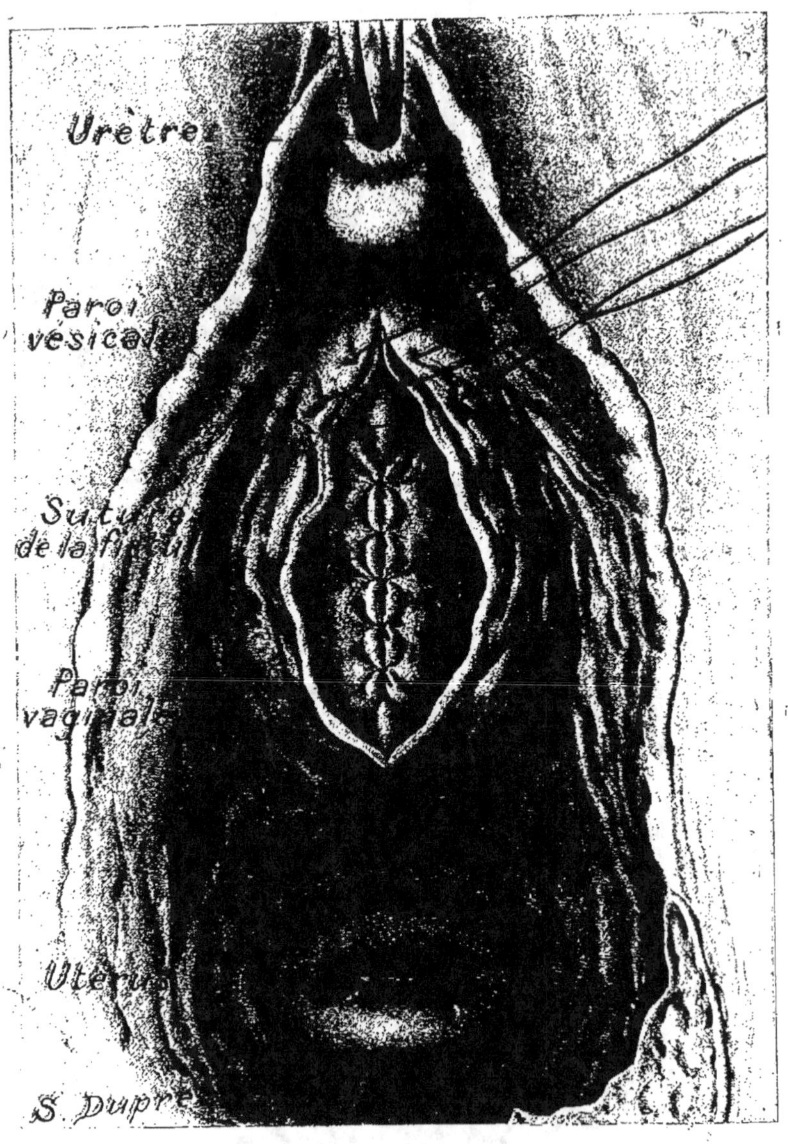

Fig. 71. — Fistule vésico-vaginale.

Restauration incomplète de la paroi vaginale. Il ne faut pas suturer le vagin pour que le suintement sanguin ne forme pas un hématome entre les deux parois vésicale et vaginale-hématome qui désunirait peut-être la suture vésicale. Un ou deux points vaginaux suffi, sent. La plaie de la paroi vaginale reste en partie béante. Le succès dépend avant tout de la réparation de la vessie et du soin avec lequel la suture vésicale a été faite.

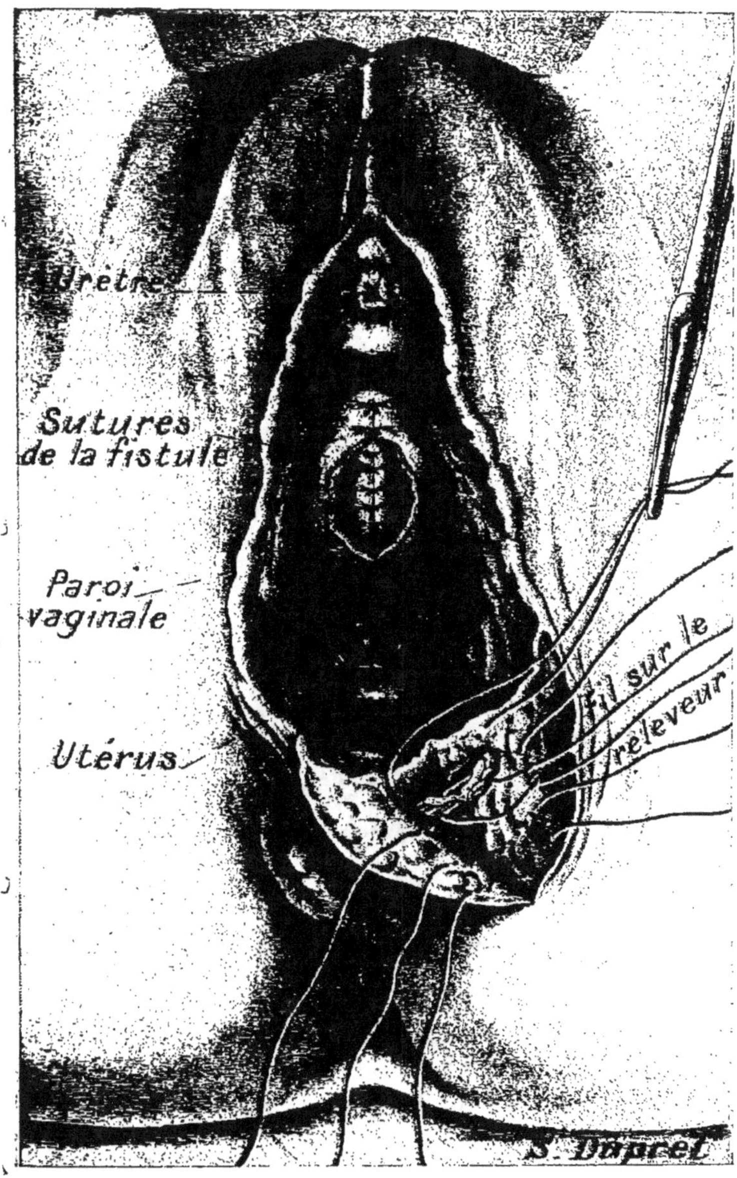

Fig. 72. — FISTULE VÉSICO-VAGINALE.

Réparation de la plaie vulvo-vaginale en deux plans :
a) Plan profond au catgut sur le tissu cellulaire ischio-rectal.
b) Plan superficiel aux crins sur la peau, au catgut sur la muqueuse. La paroi vésicale est incomplètement recouverte par la muqueuse vaginale incomplètement suturée.

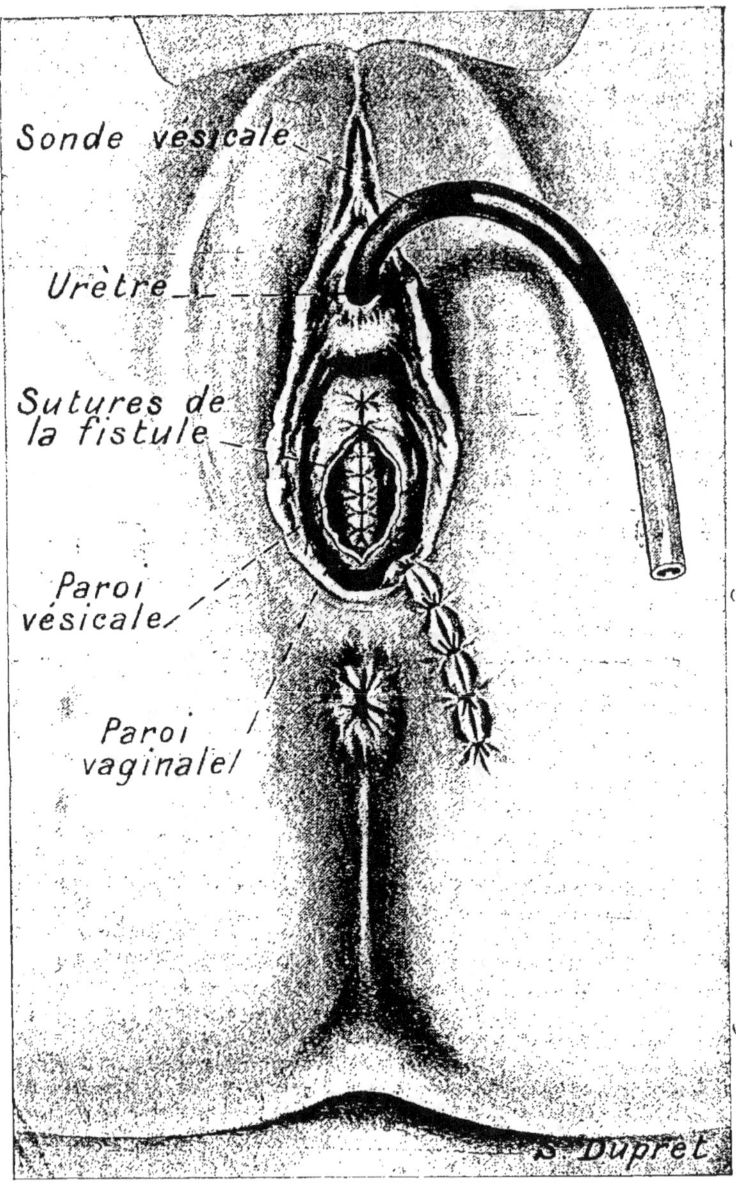

Fig. 73. — Fistule vésico-vaginale.

Suture vulvo-vaginale terminée. Une mèche imprégnée de pommade au callargol sera introduite dans le vagin et sera renouvelée tous les deux jours, ainsi que la sonde. Cette sonde
sera retirée le dixième jour, en même temps que les fils périnéaux.

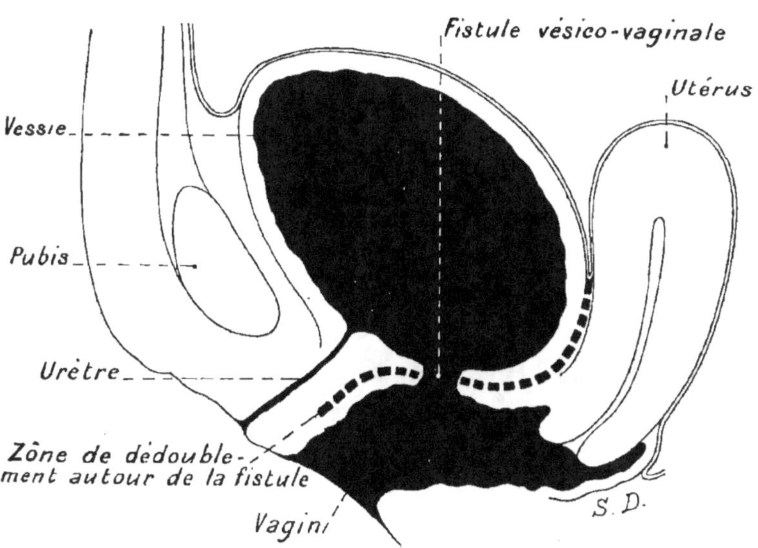

Fig. 74. — FISTULE VÉSICO-VAGINALE.

Schéma montrant l'étendue antéro-postérieure du décollement vésical. Remarquer que ce décollement se prolonge en arrière depuis le péritoine anté-utérin, jusqu'à l'urètre.

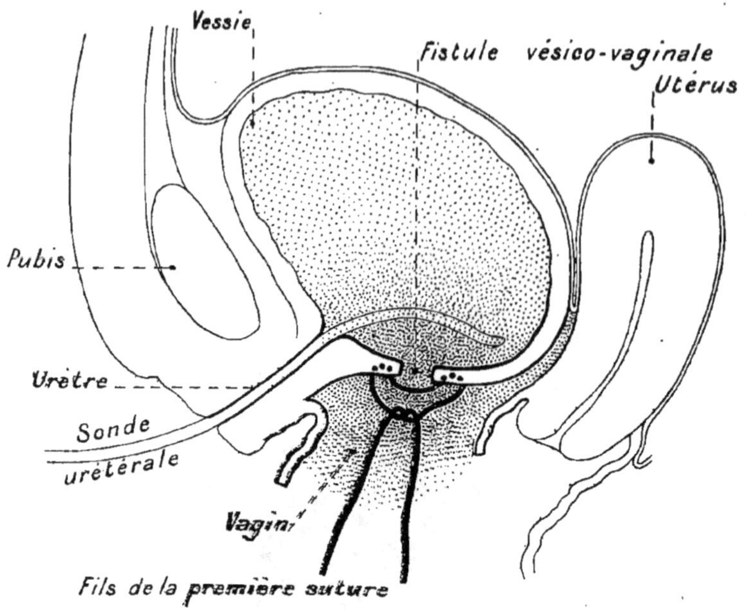

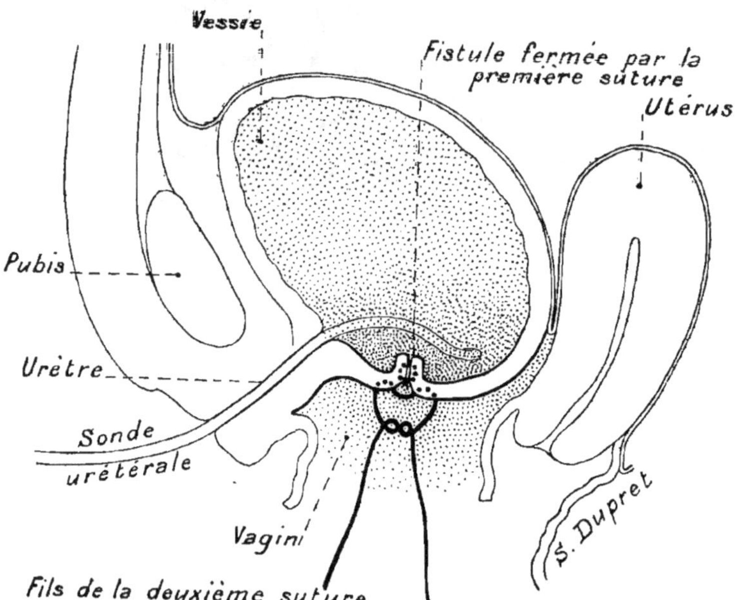

Fig. 75 et 76. — FISTULE VÉSICO-VAGINALE.

Schéma montrant le grand décollement vésical, la façon de placer les sutures et l'utilité des sondes urétérales, quand la fistule avoisine le trigone.

XI

EXCISION D'UN PAPILLOME DE LA VESSIE

Par R. de BUTLER d'ORMOND (d'Amiens),
Professeur suppléant de clinique chirurgicale, chirurgien des hôpitaux.

Toute hématurie nécessite une cystoscopie immédiate. Tout papillome reconnu doit être traité le plus tôt possible, car sa propagation ou sa dégénérescence maligne est fréquente.

Le traitement de choix est la destruction par voie endoscopique par l'électro-coagulation ou l'étincelage en une ou plusieurs séances. Ensuite, il *faut cystoscoper de temps en temps le malade pour dépister les ébauches de récidives et les détruire* immédiatement par l'étincelle de haute fréquence.

Ce traitement suffit dans la majorité des cas. Mais si la tumeur dépasse le volume d'une noix ou si elle est trop près du col, il faut avoir recours à l'extirpation par voie trans-vésicale.

C'est ainsi que nous avons procédé dans le cas présent où la tumeur, voisine du trigone, et sessile, atteignait le volume d'un œuf de poule.

Anesthésie rachidienne ou mieux trans-sacrée ou épidurale, combinée à l'infiltration locale de la paroi hypogastrique [1].

Technique opératoire. — Si la tumeur avoisine l'uretère, il est parfois utile de placer une sonde dans ce canal pour le protéger au cours de l'exérèse. Placer le malade sur le plan incliné. Sonde à demeure et fosse t. Laver copieusement la vessie à l'oxycyanure de mercure, puis la distendre avec de l'eau.

1° *Incision abdominale.* — L'incision sera très longue. Elle ira depuis le pubis jusqu'à deux travers de doigt au-dessous de l'ombilic. La section comprendra la peau, le tissu cellulaire sous-cutané, la ligne blanche. Elle

1. Anesthésie régionale, Victor Pauchet, Sourdat, Labat et Butler d'Ormond, *loc. cit.*, et Anesthésie en chirurgie urinaire, par R. de Butler d'Ormond, chez Doin et Cie, édit., Paris.

séparera les deux muscles grands droits et découvrira le tissu cellulaire pré-vésical. La pointe des ciseaux fermés refoulera le péritoine de bas en haut, en grattant la face antérieure du globe vésical.

2° *Découverte de la vessie.* — Le globe vésical distendu par le liquide apparaîtra clairement quand le péritoine sera refoulé en haut. Passer deux crins de Florence dans la paroi vésicale de chaque côté de la ligne médiane. Ces crins soutiendront la paroi vésicale et repéreront la ligne médiane où portera l'incision. Au moment où le premier fil pénètre dans la vessie, un aide doit évacuer cette dernière, en supprimant le fosset de la sonde, de façon à ce que la plaie opératoire ne soit pas inondée.

3° *Ouverture et exploration de la vessie.* — La vessie est ouverte sur une longueur de 4 ou 5 centimètres. L'écarteur de Legueu est introduit; il expose la cavité vésicale. L'opérateur reconnaît la tumeur, sa forme, la largeur de son point d'implantation, ses rapports avec les uretères, sa nature; il obtient ainsi les notions nécessaires à une bonne extirpation.

4° *Excision.* — Saisir délicatement la tumeur avec une pince à cadre. Ne pas l'écraser, ce qui risquerait de produire des greffes soit sur la surface de section, soit sur la plaie vésicale ou sus-pubienne. Nous en avons observé des exemples. La tumeur est saisie de la main gauche et attirée. Si elle est sessile, le fait de l'attirer forme un pédicule aux dépens de la muqueuse et de la paroi vésicale. Sur cette muqueuse tendue, et à 2 millimètres de la tumeur, la main droite, armée d'un thermo ou d'un couteau à électro-coagulation, coupe la paroi vésicale et avance peu à peu jusqu'à ce que le néoplasme soit enlevé. Le thermo diminue le saignement et les risques d'inoculation. Examiner la surface d'implantation; si un vaisseau donne, le lier.

5° *Suture de la plaie opératoire.* — L'excision de la tumeur laisse une plaie qui comprend la muqueuse seule ou toute la paroi vésicale. Généralement, un ou deux vaisseaux saignent. Pincer et lier. Éviter l'uretère. Quand celui-ci avoisine la tumeur, j'ai dit qu'il est bon de placer préalablement une sonde urétérale qui guide le chirurgien. Pour suturer, ne pas charger sur l'aiguille le fond de la plaie, pour risquer de saisir l'uretère; suturer simplement les bords de la muqueuse et le tissu cellulaire sous-muqueux; cela suffit pour l'hémostase; 2, 3, 4 points de catgut-lent n° 00. Dès que la suture est placée, le suintement cesse. Il fait souvent défaut, d'ailleurs, si on coupe avec le thermo et si on place une ou deux ligatures.

6° *Fermeture partielle de la vessie.* — La cavité vésicale est exsangue, asséchée par une compresse. L'opérateur voit les deux uretères qui éjaculent. La vessie sera fermée en deux plans. Pour le premier plan, du catgut-rapide n° 0, pour le deuxième plan, du catgut-lent n° 0 ou 1. *Ne pas placer de points perforants.* Traverser simplement la tunique musculaire sans toucher à la muqueuse. Ménager sur la plaie vésicale un orifice par lequel on introduira une sonde PEZZER n° 30.

7° *Suture pariétale.* — Trois points catgut-rapide n° 1 saisiront à la fois la couche musculo-aponévrotique des deux droits et la paroi vésicale, de façon à solidariser la vessie et la paroi abdominale. Placer un point au-dessus du pubis et deux points au-dessus de la sonde, dans la partie supérieure de la plaie, à côté du péritoine.

8° *Réunion de la peau aux agrafes.*

SOINS CONSÉCUTIFS. — Il s'écoule, pendant quelques jours, une urine rosée. Si l'urine se teinte en rouge, injecter de l'eau chaude additionnée de quelques gouttes d'adrénaline. Supprimer la sonde au bout de dix jours et placer dans la verge une sonde à demeure. La cicatrisation se produit cinq ou six jours plus tard.

Réexaminer périodiquement le malade ; le cystoscoper deux mois plus tard, observer non seulement la cicatrice opératoire, mais aussi le voisinage où des greffes peuvent se produire. Si une formation nouvelle se révélait, la détruire par le galvano ou l'étincelle de haute fréquence.

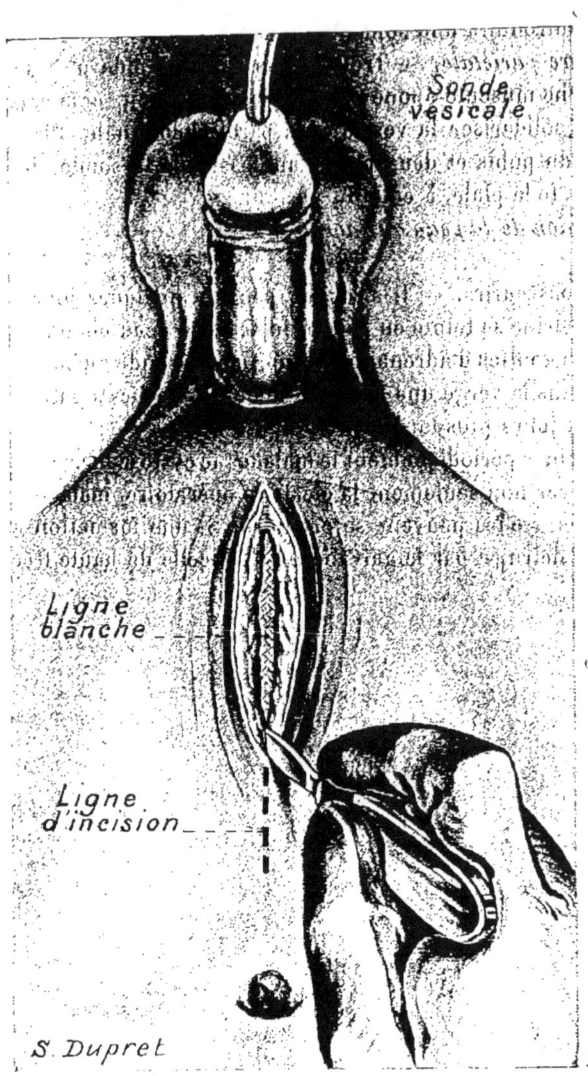

Fig. 77. — Excision d'un papillome de la vessie.

Malade sur le plan incliné. Anesthésie sacrée combinée à l'anesthésie sus-pubienne.
Sonde dans l'urètre. Vessie distendue par un liquide. Incision longue.

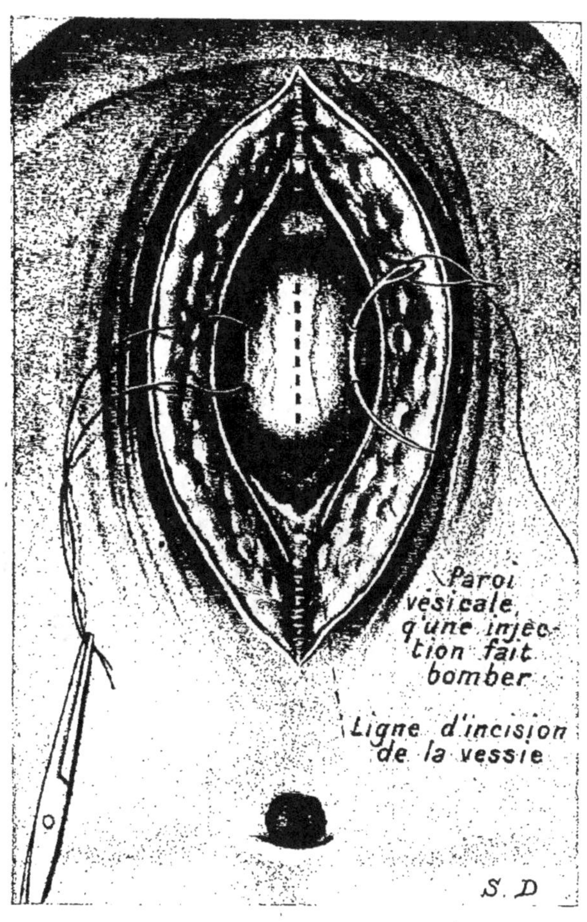

Fig. 78. — Excision d'un papillome de la vessie.
Vessie découverte. Deux crins de Florence suspenseurs la traversent,
de chaque côté de la ligne médiane.

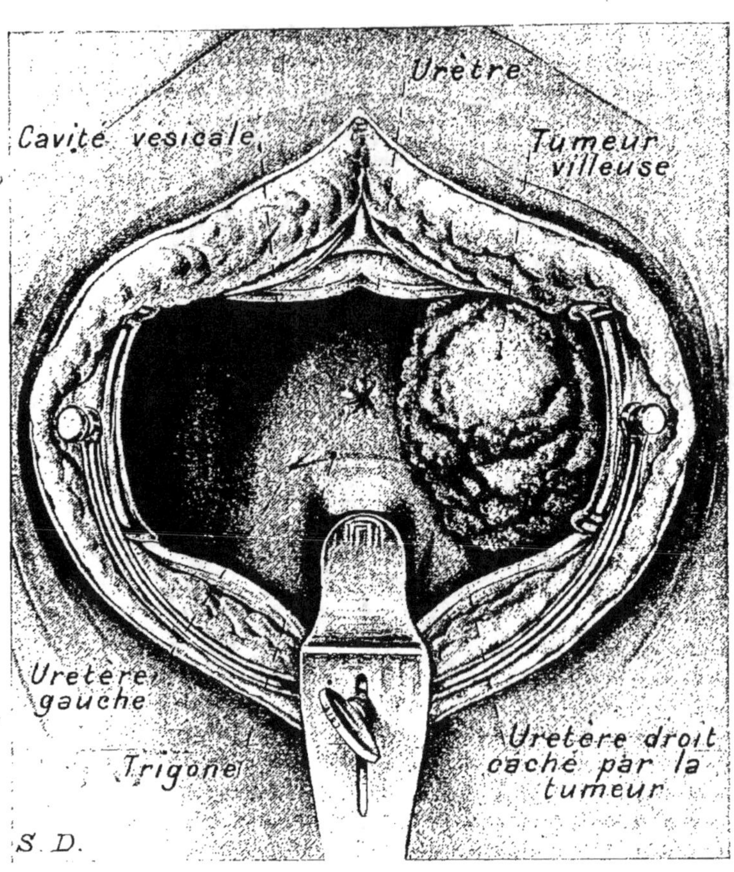

Fig. 79. — Excision d'un papillome de la vessie.

Vessie ouverte, maintenue béante par un écarteur de Legueu. On aperçoit le col de la vessie de l'uretère gauche. L'uretère droit est caché par la tumeur, sans être envahi par elle. Le point d'implantation est large comme le pouce.

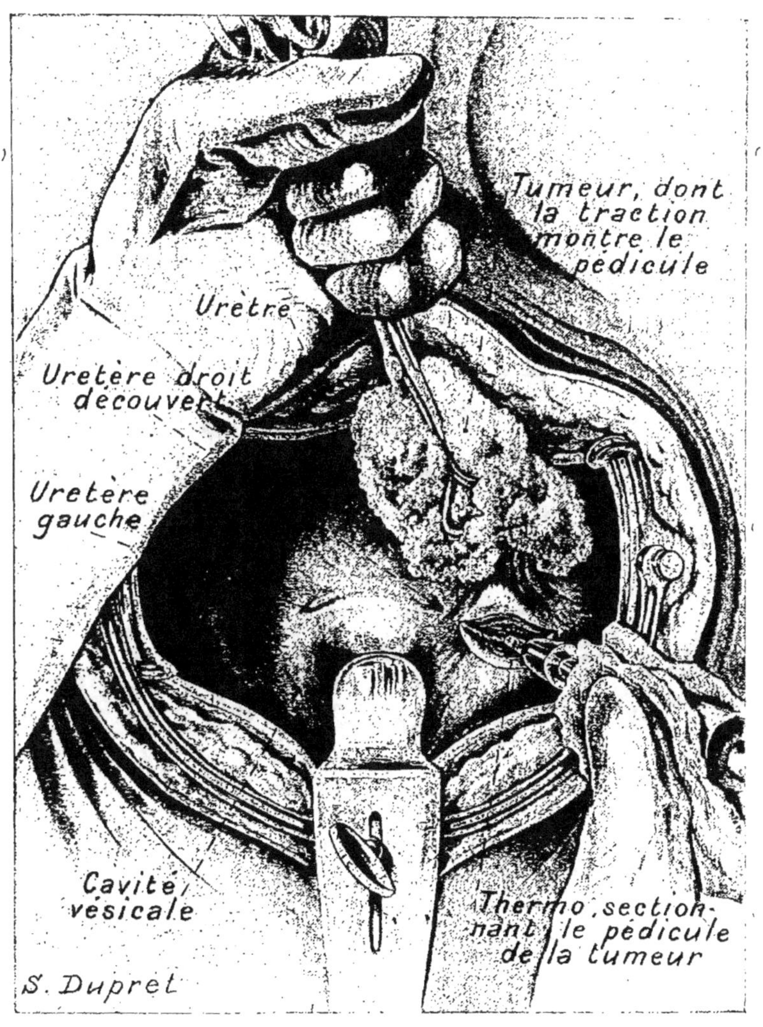

Fig. 80. — Excision d'un papillome de la vessie.

La tumeur est saisie par une pince à cadre ; l'uretère droit devient visible.
La paroi vésicale se laisse attirer et forme un pédicule large. Le pédicule se forme aux
dépens de la paroi vésicale attirée et sectionnée au thermo. La section pénètre jusqu'à la
tunique vésicale externe. Le thermo agit avec précaution pour ne pas léser l'uretère.
Il est préférable de se servir maintenant du couteau à électro-coagulation.

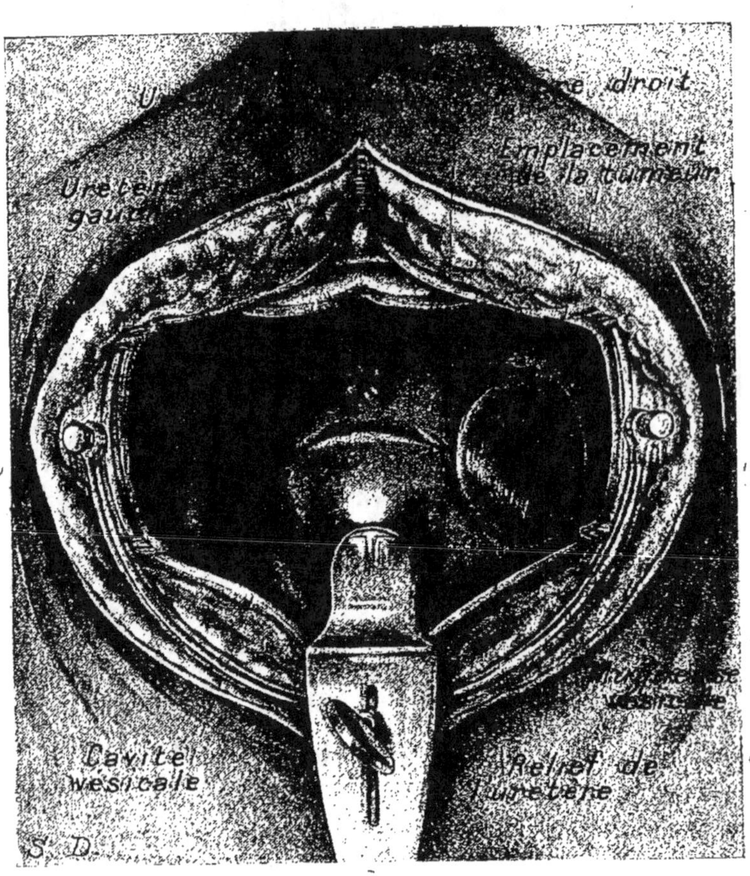

Fig. 81. — Excision d'un papillome de la vessie.

Aspect de la plaie vésicale après l'ablation de la tumeur. L'uretère n'a pas été entamé.
La section a porté à 2 millimètres environ de la tumeur, en tissu sain.

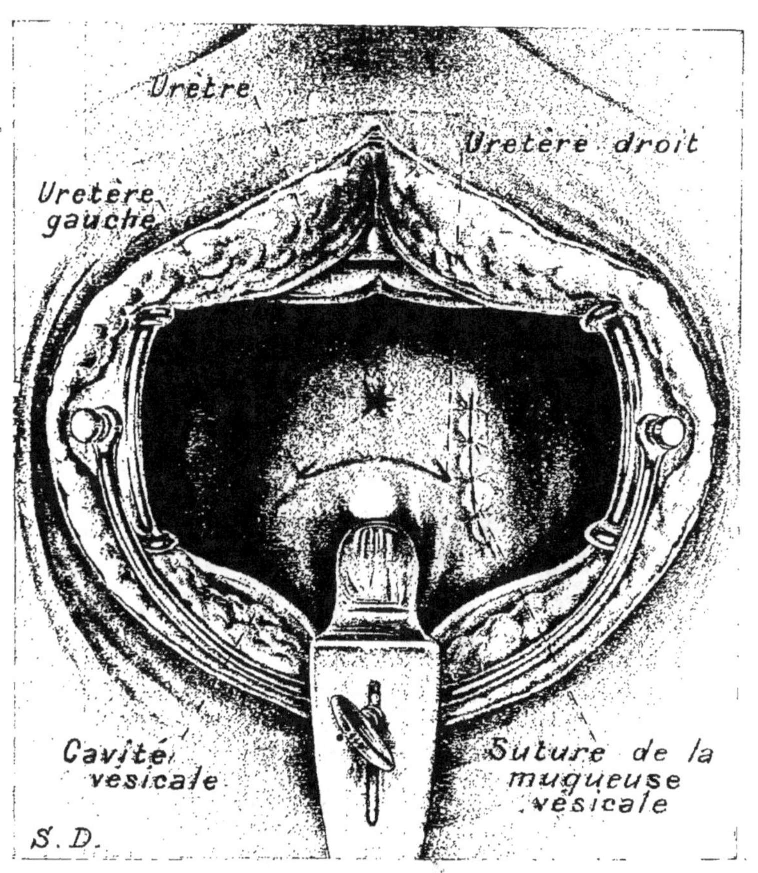

Fig. 82. — EXCISION D'UN PAPILLOME DE LA VESSIE.
Les bords de la plaie sont rapprochés par cinq points de suture au catgut.

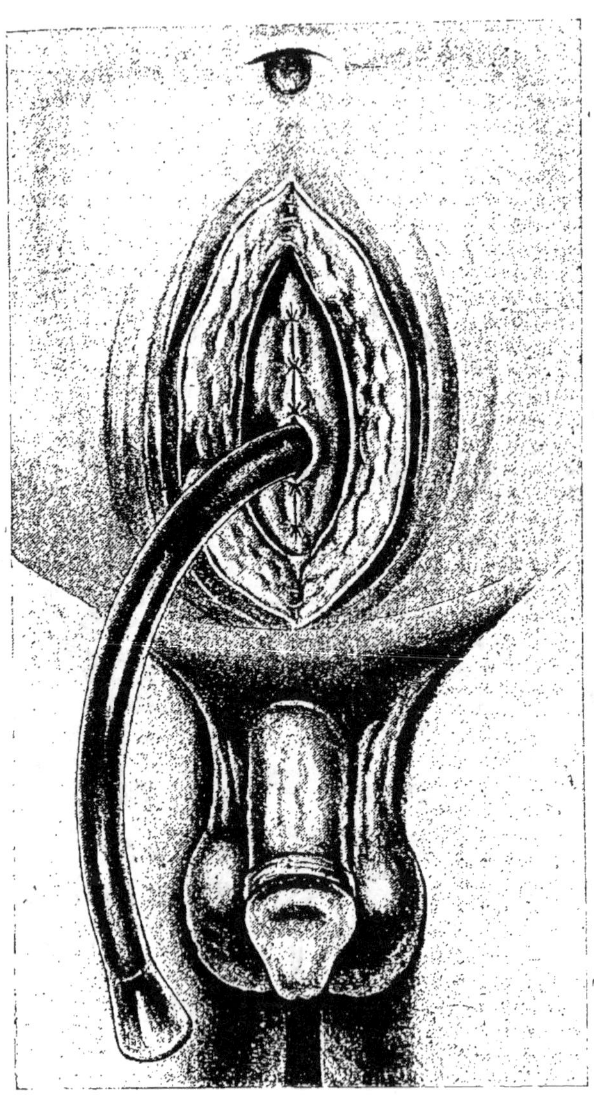

Fig. 83. — Excision d'un papillome de la vessie.

La sonde restera aussi longtemps que l'urine sera colorée de sang ; elle sera remplacée ensuite par une sonde urétrale. La paroi vésicale a été fermée par cinq points de suture au catgut non pénétrants.

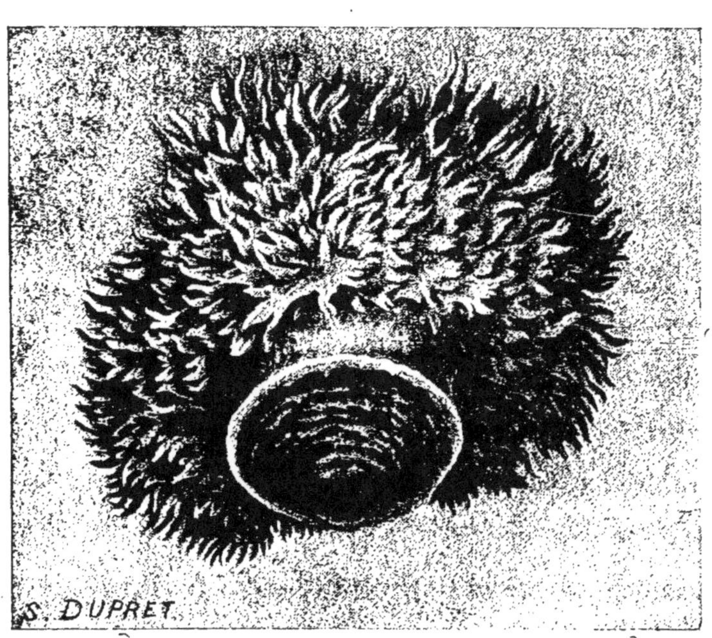

Fig. 84. — EXCISION D'UN PAPILLOME DE LA VESSIE.

Aspect de la tumeur papillomateuse enlevée au thermocautère. La série
de cercles sombres montrent les différentes coupes au thermo appliquées pour l'exérès

XII

TRAITEMENT DU CANCER DU RECTUM

Le cancer du rectum (5 p. 100 des cancers en général) est le plus fréquent des cancers de l'intestin. L'âge moyen est 55 ans.

Le rectum s'étend de la troisième vertèbre sacrée à l'anus ; il comprend trois portions : a) inférieure ou anale ; b) moyenne ou ampullaire ; c) supérieure ou sous-ampullaire. La portion supérieure est intra-péritonéale par sa face antérieure et extra-péritonéale par sa face postérieure.

ANATOMIE. — Le cancer du rectum, suivant son siège et son étendue, sera donc :

a) Ampullaire (2/3 des cas) ;
b) Recto-sigmoïde ou sus-ampullaire (1/3 des cas) ;
c) Anal) assez rares.
d) Total)

ADÉNOPATHIE. — Plusieurs groupes ganglionnaires peuvent être envahis : *inguinaux* (1 ou 2 côtés), *hémorroïdaux moyens, hémorroïdaux supérieurs, adénopathies à distances* (iliaque, lombaire et juxta-aortique).

De toutes ces formes d'adénopathie, la plus fréquente et la plus importante est celle des ganglions hémorroïdaux supérieurs. MONDOR[1] a constaté qu'il existe toujours un groupe adénopathique au niveau de la bifurcation hémorroïdale supérieure, « le véritable hile artériel et lymphatique » de l'organe.

EXTENSION. — Le processus cancéreux s'étend d'abord sous la muqueuse ; s'il siège à l'anus, il peut s'étendre à la peau, au sphincter et aux *fosses ischio-rectales*. Le cancer de l'ampoule et le cancer sus-ampullaire peuvent envahir le *tissu cellulaire du bassin*, le *plexus sacré*,

---

1. Contribution à l'étude du cancer du rectum, par le Prof. agr. Henri MONDOR, chez Vigot, Paris, 1914.

le *vagin*, l'*utérus*, les *trompes*, la *prostate*, les *vésicules* séminales, la *vessie* et le *périnée*.

L'extension aux *releveurs de l'anus* et au *tissu cellulaire des fosses ischio-rectales* peut être assez précoce et se produire même avec un cancer ampullaire et sus-ampullaire ; d'où nécessité de sacrifier systématiquement l'anus si on vise la cure radicale.

La *généralisation* est rare ; elle se fait surtout vers le *foie* et le *péritoine*.

Les *complications infectieuses* : abcès péri-rectaux, phlébites, cystite, pyélonéphrite, peuvent survenir.

Après l'opération périnéale, les *récidives* sont la règle ; elles se produisent surtout dans les ganglions supérieurs, le tissu cellulaire péri-rectal et la tranche des releveurs.

Le cancer anal et le cancer sus-ampullaire sont souvent reconnus tôt, parce qu'ils sont : l'un douloureux et visible, et l'autre sténosant ; mais malheureusement, le cancer ampullaire, beaucoup plus fréquent, n'est ni sténosant, ni douloureux.

Pour que la cure soit radicale, il faut, quel que soit le siège du cancer, sacrifier l'anus, le rectum, le côlon pelvien et le tissu cellulaire ischio-rectal avec les releveurs de l'anus et la peau périnéale.

En principe, cette exérèse est plus complète, plus sûre par la voie abdomino-périnéale. Celle-ci est plus grave que les opérations sacro-périnéales, mais en revanche les récidives sont plus rares, de sorte qu'il faut la considérer comme l'opération de choix. Dans la pratique, toutes les excisions du cancer ampullaire par le périnée, donnent de remarquables survies. Les questions d'âge, de vitalité, d'obésité, de morbidité, doivent influencer le chirurgien qui hésite entre la voie combinée ou le périnée seul.

Indications thérapeutiques. — *A.* Anus contre-nature. — Ce sera un anus abdominal, si possible continent ; il faut, en effet, que ce dernier ne constitue pas pour le malade une infirmité gênante. Cette continence est souvent obtenue en faisant passer l'intestin à travers une boutonnière musculaire du grand droit ou des obliques qui formeront le néo-sphincter. Chez la majorité des malades ainsi opérés, les garde-robes sont régulières et volontaires. Il faut quelques mois pour les éduquer.

L'anus « engainé » de Lambret est certainement le procédé de continence le plus sûr. Nous le décrirons ultérieurement.

Il peut être fait d'ailleurs secondairement chez les opérés guéris qui jouissent d'une bonne santé et sont gênés par un anus incontinent. Les indications de l'anus contre-nature sont les suivantes :

a) *Anus préparatoire à l'exérèse*. Il arrête ou prévient l'occlusion subaiguë (rare) ou chronique, ou tout au moins la stase stercorale.

b) *Infection, suppuration, suintement*.

c) *Douleurs* (rectite).

d) *Hémorragies*.

Cette dérivation temporaire permet une désinfection locale et laisse le temps de faire une vaccination locale et générale. Nous nous trouvons bien de l'emploi du Propidon, appliqué suivant la résistance du sujet, en 3, 4 ou 5 injections, plus ou moins espacées, suivant les réactions du sujet.

Après l'anus artificiel, l'exérèse se fera à une époque qui correspondra à l'impression que donnera l'état général, à la suite de la dérivation.

Où l'anus artificiel se placera-t-il? — A gauche, dans la fosse iliaque, en un point plus ou moins rapproché de la ligne médiane. Placez-le très haut si vous voulez conserver le sphincter anal (KRASKÉ).

Si le cas est nettement inopérable (rare), placer un anus définitif sans exploration intra-abdominale. L'anse sigmoïde sera amenée au dehors et fixée sur un pont de peau (malade maigre), ou sur une baguette de verre (malade obèse). L'intestin distendu sera troué le lendemain de l'intervention, à l'aide d'une pointe de feu, pour le passage des gaz ; il sera sectionné en totalité dix jours plus tard.

Si le cas paraît opérable, il faut systématiquement faire une laparotomie médiane, explorer le foie, les ganglions et le péritoine, pour voir s'il existe des métastases. Profiter de cette laparotomie pour palper le rectum et la sigmoïde, à travers les plans du périnée. Rechercher les connexions de la tumeur, avec le péritoine et les organes pelviens.

S'il existe des métastases ganglionnaires, et surtout péritonéales ou hépatiques, ne rien faire, à moins que le cancer ne soit sténosant. S'il n'est point sténosant, en effet, l'urgence de l'anus n'existe pas. Refermer le ventre sans rien faire, car peut-être le malade mourra-t-il de ses métastases avant que l'anus ne soit nécessaire.

Si l'opérateur ne découvre pas de métastases hépatiques, ni péritonéales, mais seulement des masses ganglionnaires, il pourra pratiquer l'anus, car peut-être les ganglions sont-ils inflammatoires ; le cas peut devenir opérable trois mois plus tard. Alors, le chirurgien est autorisé à faire un anus contre-nature pour soulager le malade s'il y a des phénomènes de rectite ou de stase stercorale.

En principe, sur un cas inopérable, il fait avoir la main forcée pour faire un anus contre-nature. Je dis inopérable pour les raisons précédentes, car je ne considère ni l'adhérence, ni l'immobilité comme véritables inopérabilités. Les phénomènes inflammatoires, en effet, peuvent régresser sous l'influence de l'anus. Le malade devient alors opérable, En dehors de métastases, l'inopérabilité tient, neuf fois sur dix, à la timidité du technicien.

S'il n'existe pas de métastases, si le sujet donne l'impression d'un cas opérable seulement dans l'avenir, se décider à l'exérèse en deux temps ; couper la sigmoïde, en travers, couper largement le méso. Fixer le bout inférieur, ou rectal, au-dessus du pubis, sur la ligne médiane ; fixer le bout supérieur à une boutonnière iliaque gauche. Ce dernier anus sera définitif. L'anus sus-pubien sera supprimé si l'opérateur fait secondairement l'amputation abdomino-périnéale. Il sera laissé si cette extirpation est faite par le périnée.

En principe, si l'opération doit nettement se faire par la voie périnéale élargie, l'anus sera fait complètement par la voie iliaque.

A. RADIUMTHÉRAPIE. — Ne vous servez jamais de radium pour un cancer recto-sigmoïde. Ne l'employez que si la lésion ne dépasse pas l'ampoule ; il ne convient qu'aux cancers anaux ou ampullaires. Servez-vous toujours des *aiguilles* radifères ; ne vous contentez pas de mettre un tube dans l'axe ano-rectal (Fasc. IX). Le radium ne sera jamais choisi pour le goût du médecin, du chirurgien, ni du malade. Il ne faudra l'employer que s'il y a contre-indication à l'exérèse, par suite d'une des raisons suivantes : déficience vitale du malade, obésité, sénilité, tares, diabète, azotémie, etc...

B. RADIOTHÉRAPIE. — Ne jamais l'employer pour le cancer ampullaire ou anal, qui ressortissent à la thérapeutique par les aiguilles radifères. Il ne convient qu'au cancer recto-sigmoïde inopérable, mais comment saurez-vous qu'un cancer recto-sigmoïde est inopérable ? En faisant faire une laparotomie exploratrice par un chirurgien très entraîné à la chirurgie du gros intestin ; car à moins qu'il ne donne réellement l'impression de cachexie, à moins que le malade soit taré (azotémie, diabète, myocardite), vous ne pouvez pas affirmer, par le toucher seul ou par le rectoscope, que le malade est inopérable. *Il faut faire toujours la laparotomie exploratrice.* Alors, 9 fois sur 10, vous constaterez, s'il n'y a pas de métastases, que le cancer est opérable ; les adhérences, 9 fois sur 10, ne sont pas une contre-indication. Faites alors, si vous voulez, un anus artificiel, et la radiothérapie profonde ; mais ne comptez pas sur de bons résultats.

Quand un cancer rectal est-il inopérable? — Cela dépend du malade et du chirurgien.

Le malade est inopérable s'il donne l'impression de déficience, s'il est obèse, vieux, taré, cardiaque, diabétique, azotémique. Dans ces derniers cas, ne faites rien; attendez que le sujet fasse de l'occlusion, car peut-être déciderez-vous de lui faire une colostomie ; peut-être mourra-t-il de sa maladie générale ou de métastases. Ces cas sont exceptionnels.

Le plus souvent, le cancer est inopérable du fait du chirurgien qui n'ose pas l'opérer, sous prétexte qu'il est trop étendu, trop adhérent. Les 2/3 des cancers du rectum que j'enlève ont été déclarés inopérables par des collègues, et parmi ces malades, soi-disant inopérables, j'ai encore 75 p. 100 de guérisons opératoires. Les résultats éloignés sont fort intéressants, mais je n'ai pas classé à part les malades dits inopérables et guéris opératoirement, pour pouvoir donner une statistique sérieuse, ce que je me propose de faire ultérieurement.

TRAITEMENT CHIRURGICAL

Cure radicale suivie d'anus abdominal définitif. — Quand, après l'exérèse périnéale ou abdominale, l'opérateur établit la continuité du côlon avec l'anus normal, par abaissement périnéal du côlon, l'anus est souvent incontinent ou cicatriciel ; de plus, les récidives dans les tissus péri-rectaux ou péri-anaux sont fréquentes, même si le cancer est limité à la partie supérieure de l'ampoule. La *cure radicale* nécessite l'exérèse de tous les tissus péri-anaux et du sphincter.

Certes, nous avons en ce moment des opérés avec une survie de huit à dix-huit ans avec conservation de l'anus et qui jouissent du contrôle anal sans récidive ; ce résultat est exceptionnel : il s'agissait de cancers sus-ampullaires. La création de l'anus abdominal s'impose dans tous les cas où la portion ampullaire (et à plus forte raison la portion anale) est prise. La conservation du sphincter anal aggrave d'ailleurs une opération déjà grave par elle-même. Nous y avons renoncé.

Cure radicale suivie de conservation du sphincter anal. — Notre expérience est défavorable aux anus sacrés et périnéaux qui ne sont point entourés du sphincter anal conservé, et cela malgré les « trucs » conseillés et éprouvés par nous (torsion, boutonnière trans-fessière, coudure sacrée) pour assurer la continence. Aucun de ces anus ne vaut un anus abdominal, parce qu'ils sont moins continents. Ils constituent une infirmité plus pénible que l'anus abdominal qui, lorsqu'il est intra-musculaire, demi-tordu et éduqué, constitue une infirmité très acceptable. Les cas où la question de la conservation du sphincter anal peut se poser raisonnablement sont les néoplasmes rectaux haut situés, dans la portion sus-ampullaire, recto-sigmoïde ; dans la portion ampullaire, il faut sacrifier l'anus et le sphincter.

D'ailleurs, même dans les cas favorables à la conservation sphinctérienne, on peut se fier à cette formule pratiquement vraie : *le fait de vouloir conserver le sphincter anal accroît les chances de mortalité opératoire et multiplie les chances de récidives.*

Nous publierons dans des fascicules ultérieurs l'amputation du rectum avec conservation du sphincter telle que je l'ai pratiquée jadis et surtout vue pratiquer (janvier 1929) à Vienne, par Hochnegg.

Exérèse périnéale ou abdomino-périnéale. — L'exérèse « abdomino-périnéale », pour donner des résultats immédiats favorables, doit être exécutée sans à-coups, sur des sujets résistants ; c'est l'opération de choix. Si le sujet est taré (obèse, diabétique, azotémique), s'il a plus de 60 ans, s'il *donne mauvaise impression*, si la vessie ou l'utérus sont adhérents, s'il y a possibilité d'ouverture vésicale, urétrale, de déchirure du néo, il faut, sans hésiter, faire l'opération large, mais par la voie basse (méthode périnéo-sacrée).

Sans doute, par cette méthode basse exécutée en deux temps, les chances de récidives sont plus grandes, mais mieux vaut que les malades risquent 10 p. 100 de mort opératoire avec une survie de deux ou trois années seulement, que de payer une survie possible de cinq à dix ans avec trop de risques immédiats.

Sur quatre malades qui consultent le chirurgien, nous considérons qu'il y en a *un* inopérable (anus abdominal et radium, ou radiothérapie), trois opérables en deux temps par le périnée ou la voie sacrée, et *un* opérable en un temps par voie abdomino-périnéale.

TECHNIQUE DE L'EXTIRPATION ABDOMINO-PÉRINÉALE EN UN TEMPS

La technique que nous décrivons et que nous pratiquons est celle que nous avons vu jadis appliquer par Miles (de Londres) au Cancer's Hospital.

L'opération comprend deux temps, en une séance :
1° *Un temps abdominal ;*
2° *Un temps périnéal.*

Temps abdominal. — L'*anesthésie* rachidienne[1] analgésie le périnée, l'abdomen et le bassin, provoque le relâchement complet de la paroi abdo-

1. Pauchet, Sourdat, Labat et R. de Butler d'Ormond. Anesthésie régionale, 4e édit., Doin et Cie, édit.

minale et la rétraction de l'intestin, ce qui facilite l'opération. Elle shock
moins que le narcose.

Position de Trendelenburg.

1° *Incision iliaque*. — Elle sera destinée à l'anus définitif qui devra
être aussi continent que possible. C'est l'incision pour l'appendicite à
froid (soit celle de Mac Burney, soit celle de Jalaguier-Walther). Elle
comprend la section de la peau, de l'aponévrose, la *dissociation* des fibres
musculaires (soit du petit oblique et transverse, soit du grand droit) et
l'ouverture du péritoine. Une compresse est momentanément introduite
dans l'ouverture. Si le malade guérit de l'opération et si, plus tard, l'anus
est atteint d'incontinence ou de prolapsus, on pourra lui refaire un anus
continent.

2° *Incision médiane*. — Depuis le pubis jusqu'à l'ombilic.

3° *Exploration de l'abdomen*. — Le malade est-il opérable? L'opérateur explore les ganglions du méso-côlon sigmoïde et des groupes lom-
baires. Il recherche s'il existe des métastases dans le Douglas, un semis
cancéreux à la surface du péritoine. Inutile d'explorer le foie, car s'il est
envahi, il y a en même temps des lésions péritonéales visibles. Si l'en-
vahissement ganglionnaire atteint la région lombaire, si les ganglions
sont gros et nombreux, rien à faire ; si la vessie (homme) est adhérente,
si l'utérus est envahi, se contenter d'une périnéo-sacrée large en deux
temps ou d'un simple anus iliaque avec radium.

4° *Libération et section du côlon iliaque*. — L'anse iliaque est généralement accolée à la fosse iliaque par un méso court renforcé par une
bande d'adhérences (Lane) commune aux constipés et aux ptosiques. Il
faut sectionner. Placer une valve vaginale sur la lèvre gauche de l'incision abdominale. Couper le tractus blanchâtre de la bande de Lane sur
la face externe du méso-côlon ; dès que la libération colique est amorcée,
elle est poursuivie sur une longueur de 10 centimètres environ. Application de la valve sus-pubienne. Refouler l'intestin vers l'abdomen supérieur. Si l'iléon se refuse à quitter le bassin à cause de la tension du
ventre ou de l'entéroptose, il faut le laisser dehors et l'envelopper de
compresses imbibées de sérum chaud. Cette éviscération peut être rendue
nécessaire, mais elle fait courir plus de risques à l'opéré, prédispose au
shock et « éprouve » l'intestin. Le côlon pelvien est amené dans la plaie.
Repérer les vaisseaux sigmoïdes, reconnaître la mésentérique et ses trois
branches sigmoïdes ; il faut sectionner le côlon entre la 1re et la 2e artères
sigmoïdes ; le bout proximal doit, en effet, conserver son irrigation ; c'est
lui qui formera l'anus iliaque. Le côlon gauche a été mobilisé dans la
fosse iliaque et dans la fosse lombaire ; il faut que, *sans traction*, le bout
colique supérieur sorte aisément du ventre. Si ce bout colique est serré

par les bords de la plaie iliaque ou si le méso-côlon est tendu, il peut se sphacéler ; d'où rétrécissement cicatriciel de l'anus artificiel. Voici comment se fait la section : lier l'intestin en deux points distants de 3 centimètres et couper au thermo-cautère entre deux ligatures passées au ras du côlon écrasé et au niveau de l'insertion mésentérique ou, mieux : couper l'intestin au thermo entre les deux mâchoires du petit écraseur à 3 pièces, de Thierry DE MARTEL.

5° *Section du méso-côlon. Désinsertion du méso-côlon sur une longueur de 2 centimètres au niveau de chaque bout colique.* — Suture en bourse des deux bouts coliques, qui sont enfouis. Le méso-côlon est sectionné alors jusqu'à la symphyse sacro-iliaque gauche. Trois ou quatre ligatures vasculaires sont posées sur le méso.

6° *Application de l'anus iliaque.* — Le bout supérieur du côlon, étranglé par une ligature ou par une pièce de l'écraseur à trois branches, est amené dans la boutonnière iliaque ; l'intestin fait hernie hors du ventre, sur une longueur de 5 à 6 centimètres, sans qu'il soit tiré par le méso, ni étranglé par l'incision. Le tordre de 150 ou 180°, le fixer à la peau par deux points de suture. La ligature ou l'écraseur seront enlevés à la fin de l'opération.

7° *Ligature de l'artère mésentérique inférieure.* — Des deux extrémités coliques fermées, l'une est fixée hors du ventre par le trou iliaque, l'autre flotte dans le bassin avec l'anse pelvienne et le rectum.

Le bord externe du méso-côlon a été incisé jusqu'à la symphyse sacro-iliaque gauche, c'est-à-dire jusqu'à l'insertion pariétale de ce méso. L'incision découvre l'uretère gauche au point où celui-ci croise l'artère iliaque. Là, l'uretère est parallèle aux vaisseaux mésentériques inférieurs et tout près d'eux. Il sera chargé temporairement sur une anse de fil jusqu'à la fin de la libération des organes pelviens, pour ne pas risquer d'être lié avec les vaisseaux. Lier l'artère mésentérique inférieure, immédiatement au-dessous de l'émission de la première sigmoïde. Si par hasard la seconde sigmoïde émerge d'un tronc commun avec la première, la ligature est placée au-dessous du tronc commun à ces deux branches ; la seconde branche sigmoïde sera liée alors séparément. Le méso est coupé au ras de la ligature, de sorte que le segment recto-colique ne tient plus que par son méso-pelvien.

8° *Libération des deux uretères.* — Elle se fait au cours des temps précédents ; il faut voir les deux uretères, les charger sur une anse de fil et s'en servir au cours de l'opération comme guide facile à consulter sans cesse.

9° *Libération du côlon pelvien.* — L'opération, avec des ciseaux longs et coudés, sectionne les deux feuillets séreux du méso-côlon à 2 centi-

mètres de l'intestin même. Je dis à 2 centimètres au moins et non près
de l'intestin, car plus près de celui-ci se trouvent des vaisseaux lymphatiques qui peuvent être infectés ; c'est en dehors d'eux qu'il faut couper.
Quand cette incision est faite des deux côtés, l'opérateur évide la concavité
du sacrum. Pour cela, il prend un tampon monté sur un clamp et le
plonge dans la concavité du sacrum ; il frotte la face antérieure de cet os,
ainsi que des parties latérales du bassin, de façon à en isoler complètement la masse recto-colique qu'il refoule en dedans, pour laisser adhérents à ce segment tout le tissu cellulaire du bassin, les vaisseaux lymphatiques et les ganglions pelviens.

Pendant ce décollement, faire attention de ne pas déchirer les veines
sacrées moyennes sur la ligne médiane. Le décollement pré-sacré devra
descendre jusqu'à l'articulation sacro-coccygienne.

1° *Libération antérieure du rectum.* — Incision péritonéale du Douglas. Cette section séreuse est la continuation des deux incisions méso-coliques qui se réunissent en arrière de la vessie, chez l'homme, en arrière
du vagin, chez la femme. Employer des ciseaux coudés. Récliner la
vessie avec une longue valve vaginale ou saisir l'utérus avec l'hystérolabe
de DARTIGUES. Faire attention, à ce moment, de ne léser ni les uretères
(qui quittent la paroi pelvienne pour se diriger vers la vessie), ni la vessie,
ni les vésicules séminales. La dissection de la paroi antérieure du rectum
se fera tantôt avec les ciseaux fermés ou ouverts, tantôt avec un tampon
monté sur une pince, non pas avec le bistouri ni les ciseaux pointus qui
risquent de léser la vessie, le rectum ou les vésicules. Ce temps a pour
résultat de séparer du rectum la vessie et les vésicules séminales, jusqu'au bord supérieur de la prostate ; c'est peut-être le temps le plus
délicat de l'opération. Procéder méthodiquement, prudemment, lentement,
et sans cesse sous le contrôle de la vue. Il n'est pas utile d'introduire la
main dans le bassin pour cette libération, la manœuvre serait plus brutale et aveugle.

11° *Libération latérale du rectum.* — Commencer à gauche, puis à
droite. Quand l'opérateur travaille à gauche, l'uretère gauche ne sera
jamais perdu de vue, car il chemine tout près du rectum. Sur le côté
droit, l'uretère est plus loin et court peu de risques ; d'ailleurs, il passe
souvent inaperçu. Sectionner avec soin les ailerons du rectum (MILES). On
nomme ainsi les deux lames conjonctives verticales, tendues obliquement
entre les parois pelviennes, le rectum et la vessie ; ces lames contiennent
les hémorroïdales moyennes ; elles font partie du fascia recto-vésical et
s'étendent depuis les faces latérales du rectum obliquement en avant et
en dehors, vers la base de la vessie. Les ailerons ont environ 4 centimètres de hauteur et descendent jusqu'au releveur anal ; ils sont très

résistants et doivent être coupés complètement jusqu'aux releveurs de l'anus, sur lesquels ils s'appuient du côté du périnée. Il faut, encore une fois, faire attention à l'uretère gauche au moment où on coupe l'aileron gauche. Dans l'épaisseur de ces deux ailerons, il y a l'artère hémorroïdale moyenne qui peut être coupée sans danger d'hémorragie.

12° *Cloisonnement du bassin.* — Le rectum libéré sur ses quatre faces, en avant jusqu'au bord supérieur de la prostate, ou au milieu de la paroi postérieure vaginale, en arrière jusqu'à l'articulation sacro-coccygienne, latéralement jusqu'aux releveurs de l'anus, ne tient plus que par sa portion anale. Le bout colique flottant va être « tassé » au fond du bassin, et sur lui le chirurgien va suturer le péritoine pelvien. Souvent la sigmoïde doit être réséquée par la suite ; si elle risque d'occuper trop de place sous le péritoine abdomino-pelvien suturé pour faire le cloisonnement. Grâce aux deux lambeaux du méso-côlon dont les portions latérales ont été en partie ménagées, grâce au *lambeau vésical libéré*, il y a eu suffisamment d'étoffe pour reconstituer au-dessus du bassin le dôme péritonéal. S'il n'y a pas assez d'étoffe, l'opérateur pourrait mobiliser les lambeaux latéraux du bassin, en faisant attention à l'uretère ; il pourrait, en avant, chez la femme, soit enlever l'utérus et emprunter le péritoine vésical comme chez l'homme, soit dédoubler le ligament large, de façon à lui emprunter son feuillet péritonéal qui, ramené derrière, jusqu'au promontoire, serait suturé au moignon de la mésentérique, ainsi qu'au débris du méso-côlon. Ces bords péritonéaux sont reliés par un surjet au catgut simple 0 pour constituer la clôture inter-abdomino-pelvienne. Si cette cloison ne paraît pas étanche, si une perte de substance existe au niveau de la suture, si le péritoine paraît trop mince, il faut remplacer le péritoine cloison par des lames de caoutchouc, sortant au-dessus du pubis.

13° *Fermeture du ventre.* — Toilette du péritoine avec du filtrat ou quelques tampons salés, puis fermeture de la plaie abdominale en un plan métallique. Pansement occlusif à l'emplâtre, à cause de l'anus artificiel. Le temps abdominal dure de trente à quarante minutes.

14° *Drainage abdominal.* — Si le péritoine pelvien est mince et risque de se couper pendant les jours qui suivent, faire un drainage *Mécao* sus-pubien, qui prendra point d'appui sur le Mécao pelvien inférieur, lequel sera placé par en bas. Si le péritoine est solide, bien nourri, le fermer ; le Mécao pelvi périnéal suffira ; le ventre sera fermé en totalité (3 fois sur 4).

TEMPS PÉRINÉAL. — Ce temps peut être exécuté en moins de cinq minutes. Le temps abdominal ne comprend, comme hémostase, que la ligature de la mésentérique inférieure ; le temps périnéal comprend l'hémostase de deux branches de la honteuse interne.

Suturer l'anus en bourse avec un crin et tracer l'incision. La section de la peau est indiquée en pointillé sur les figures.

L'opération basse se décompose de la façon suivante :

a) *Décollement antérieur*. — Pour la femme, c'est le décollement vaginc-rectal, le premier temps d'une périnéorraphie. Pour l'homme, c'est le décollement recto-urétral, le premier temps d'une prostatectomie péri-néale. Par conséquent, l'incision transversale bis-ischiatique de la peau, puis séparation chez l'homme du bulbe, de l'urètre et de la prostate ; chez la femme, de la partie inférieure du vagin.

b) *Évidement des creux ischio-rectaux*. — La peau, coupée à 2 ou 3 centimètres autour de l'anus, est disséquée en dehors sur une étendue de 2 ou 3 centimètres, suivant le niveau du cancer. L'opérateur gagne la partie externe du creux ischio-rectal et laisse vers le rectum la graisse ischio-rectale sur toute la hauteur du périnée, de façon qu'elle reste accolée au segment ano-rectal. Des deux côtés, la manœuvre est la même.

c) *Découverte facultative de l'articulation sacro-coccygienne*. — Le coccyx est libéré de ses attaches latérales musculaires, saisi avec un davier et séparé d'un coup de cisaille. Toutefois, moins l'opérateur réséquera de sacrum et de coccyx, surtout chez la femme, meilleur sera le pronostic. La pointe du ciseau fermé, introduit immédiatement, en avant du sacrum, découvre la concavité sacrée déjà évidée ; là se trouve le rectum « tassé » à la fin du temps abdominal.

d) *Désinsertion externe des releveurs de l'anus*. — La section se fera au ras du bassin. L'opérateur reconnaît les deux lames musculaires. Il saisit chacune d'elles entre deux doigts et les *désinsère* de la branche ischio-pubienne, à droite et à gauche. Après cette désinsertion, le rectum se laisse amener.

HÉMOSTASE ET PANSEMENT. — Deux branches de la honteuse interne donnent un peu de sang. Ligature au catgut. Suturer la peau. Drainer avec 2 drains ou une lame de caoutchouc.

Si des matières fécales ont coulé (très rare) dans le champ opératoire, si le rectum s'est déchiré (très rare), injecter sous la peau, à titre pré-ventif, du sérum de WEINBERG et tamponner le bassin avec des mèches de gaze imbibée de sérum polyvalent de LECLAINCHE et VALLÉE ou d'en-térochin LECLERC.

TAMPONNEMENT PELVIEN MÉCAO. — Le malade garde le lit pendant vingt jours. La cicatrisation complète demande deux mois. Enlever les mèches le dixième jour et les lames de caoutchouc le quinzième jour.

Pronostic. — Si le pronostic éloigné est bon, si la survie est importante, la mortalité immédiate, pour les interventions en un temps, est toutefois élevée : 25 p. 100 chez l'homme, 15 p. 100 chez la femme. Elle est moindre si faite en deux temps, moindre encore par le périnée seul (8 à 9 p. 100).

Sur dix morts opératoires, on constate une immédiate et neuf tardives (du huitième au quinzième jour) par hémorragie secondaire, occlusion intestinale et surtout cellulite sous-péritonéale.

Je ne sélectionne pas les malades ; j'interviens jusqu'aux extrêmes limites de l'opérabilité, mais je soigne leurs préparatifs et leurs suites.

TECHNIQUE DE L'EXTIRPATION PÉRINÉO-SACRÉE

Je me trouvais à la *Royal Society of Medicine* de Londres avec mon collègue Thierry DE MARTEL, et nous avons voulu profiter de notre séjour dans la capitale anglaise pour voir les deux chirurgiens qui pratiquent le plus l'extirpation du rectum par la voie basse : Sir GORDON-WATSON et LOCKHART-MUMMERY. Tous deux, aimablement, nous avaient réservé, l'un deux cas et l'autre un cas, pour nous montrer une technique intéressante, *analogue à celle que je suivais depuis 1920* et que les dessins de DUPRET rapportent depuis la première publication de cet ouvrage ; ces collègues sont les deux apôtres de cette voie et sont connus de tous comme des techniciens remarquables.

Au lieu de donner, sur leurs opérations, des indications générales, je décrirai simplement ce que j'ai vu.

OPÉRATION DE GORDON-WATSON

1° *Rachi-anesthésie.*

2° *Position.* — Le malade, couché dans une position oblique, ventro-latérale de SIMS ; cuisse supérieure fléchie ; cuisse inférieure étendue ; région sacrée exposée. Cette position est commode. Je trouve la position ventrale de DEPAGE un peu meilleure, parce qu'elle donne moins de sang.

3° *Champs opératoires* verdâtres pour ne pas fatiguer les yeux. Sonde urétrale à demeure pour indiquer au chirurgien la présence constante de l'urètre.

4° *Fermeture de l'anus,* avec un point de suture, faufilé en bourse. Point intéressant : avant de commencer l'opération, un aide prend un œuf de porcelaine — comme ceux que nous voyons dans les basses-cours pour indiquer aux poules le nid où elles doivent pondre. — L'œuf est introduit dans l'anus du malade, ceci afin d'être perçu et de révéler la présence de l'ampoule rectale à tout moment.

5° *Incision de la peau.* — Grand losange, tracé au bistouri. La section cutanée commence au-dessus de la base du coccyx et se termine au milieu du péritoine, à deux travers de doigt en avant de l'anus. Le losange comprend la peau et le coccyx.

6° *Libération des lèvres cutanées.* — Un aide, armé de deux tenailles de LANE, maintient les bords de la peau, cette peau est libérée de façon à permettre d'enlever le plus possible la graisse des fosses ischio-rectales.

7° *Découverte et ablation du coccyx.* — L'opérateur recherche l'articulation sacro-coccygienne, mais n'insiste pas s'il ne tombe pas immédiatement dans l'interligne. Il saisit un maillet et un ciseau, et coupe le sacrum, immédiatement au-dessus de la base du coccyx; il pénètre dans l'espace pré-sacré, décolle légèrement la face postérieure du rectum, par un coup de tampon, sans insister de ce côté.

8° *Découverte et section des releveurs.* — L'hémostase de la graisse péri-rectale a été faite. Avec le bistouri, l'opérateur découvre les deux releveurs; quand il pense en avoir découvert un, une compresse montée sur une pince le découvre complètement; pas d'hémostase nouvelle; il tamponne avec une compresse et se porte à la recherche du releveur opposé. Pendant qu'il libère ce dernier, l'hémostase se fait par la compresse qui tamponne l'autre releveur. Les deux releveurs sont alors coupés, chacun à leur tour, à leur insertion pelvienne.

9° *Libération de l'espace recto-urétral.* — Le segment rectal se trouve plus mobile. Il faut maintenant séparer l'ampoule rectale d'avec l'urètre. Le rectum est facile à repérer grâce à l'œuf que le chirurgien empaume constamment. Il recherche alors l'urètre et en fait la libération antérieure qui le sépare d'avec l'ampoule rectale. L'œuf intra-rectal et la sonde intra-urétrale lui sont utiles. Il découvre ensuite la prostate, les vésicules séminales et ouvre le péritoine.

10° *Ouverture du péritoine.*

11° *Recherche de l'artère mésentérique* inférieure. — Pour exécuter ce temps, il faut beaucoup de jour. L'opérateur recherche l'artère mésentérique inférieure; il coupe avec des ciseaux la graisse; la manœuvre est exécutée avec prudence; l'artère mésentérique gicle, elle est pincée; ce temps se passe très haut, dans la profondeur, car le cancer est haut placé. Cette ligature profonde est pénible; l'opérateur s'en tire habilement parce qu'il est très expérimenté. Un projecteur éclaire le promontoire. L'opération se termine.

12° *Traitement du bout sigmoïdien.* — Écrasement de l'intestin avec un écraseur, à 7 ou 8 centimètres de la tumeur; une ligature est posée, puis enfouie en bourse.

13° *Fermeture du péritoine*, très soignée; il faut, avant tout, éviter la hernie étranglée de l'intestin, hernie qui peut être mortelle. Ce temps opératoire, auquel nombre de chirurgiens n'attachent pas beaucoup d'importance, jouit pourtant d'une grande utilité. Il faut chercher un péritoine bien gras, bien saignant, et non pas une mince et transparente membrane qui va céder au bout de trois, quatre jours. Cette suture intestinale au moignon est faite avec beaucoup de soin:

J'ai demandé à GORDON-WATSON s'il avait quelquefois un lâchage de cette suture; il m'a répondu affirmativement. — Ce lâchage m'a valu personnellement deux cas de cellulite péri-colique avec mort. — Ce lâchage se produit, m'a-t-il dit, environ 2 ou 3 fois sur 10. Personnellement, je l'ai observé dans la même proportion.

14° *Pansement intra-pelvien*. — GORDON-WATSON place un ballon qu'il distend avec de l'eau. Le ballon remplit toute la cavité pelvienne, sans comprimer les parois. Il arrive simplement à leur contact. Il maintient le dôme pelvien et empêche le péritoine de céder sous l'influence de la pression intestinale, accident qu'il faut éviter avant tout. Combien de temps laissez-vous ce ballon? demandai-je. Théoriquement, trois ou quatre jours; pratiquement à peu près une semaine. D'ailleurs, il est facile de le retirer tous les jours, si on veut, de le tremper dans un liquide antiseptique et de le remettre en place. L'assistant le regonfle de nouveau. C'est progressivement qu'on dégonfle le ballon.

15° *La sonde*. — La sonde urétrale reste en place cinq jours.

16° *Suites opératoires*. — Le malade commence à se lever le quinzième jour. Il quitte l'hôpital quatre ou six semaines après l'opération.

La mortalité varie de 7 à 8 p. 100.

OPÉRATION DE LOCKHART-MUMMERY

Notre collègue nous permet d'assister à une opération qu'il fait à sa maison de santé. En Angleterre, les opérations privées se font le matin et les opérations de l'hôpital l'après-midi.

Il s'agit d'un CANCER RECTO-SIGMOÏDE, donc haut situé, chez un sujet de 75 ans, plutôt gras. Opération qui promet, par conséquent, d'être difficile. Mais peu importe, étant donnée l'habileté du chirurgien.

1° *Anesthésie générale* : protoxyde d'azote, éther, oxygène.

2° *Sonde à demeure* dans l'urètre.

3° *Position du malade*. — La même que celle employée par GORDON-WATSON. Th. DE MARTEL me fait remarquer l'avantage qu'il y a dans un pays à ce que tous les chirurgiens « standardisent » les opérations ; autrement dit, se mettent d'accord pour reconnaître les qualités de tel procédé plutôt que de tel autre et l'adoptent d'une façon à peu près universelle. C'est un grand avantage pour l'opération même, pour les malades et pour le chirurgien. C'est encore une manifestation dans la solidarité et la bonne entente dans l'intérêt des patients.

4° *Grande incision losangique* commençant presque au milieu du sacrum, et se terminant très en avant, de façon à exciser un large losange de peau.

5° *Fermeture de l'anus.* — Celle-ci est faite avec soin. Le chirurgien lui-même prend une aiguille toute enfilée dans la main, longue aiguille de 4 ou 5 centimètres, en prenant soin de ne pas faufiler, mais de mettre simplement deux points, ainsi que je le fais moi-même ; l'aiguille est entièrement sous-cutanée ; par-dessus ce premier point, un second point est placé ; il ne faut, à aucun prix, que le moindre suintement se fasse par l'anus.

6° *Excision de la peau.* — Toute la graisse des fosses ischio-rectales est excisée.

7° *Section du sacrum.* — LOCKHART-MUMMERY ne se contente pas d'enlever le coccyx ; comme il prévoit qu'il aura besoin de jour, il libère les muscles fessiers de chaque côté du sacrum et sectionne ce dernier à 2 ou 3 centimètres au-dessus de l'articulation du coccyx ; il a ainsi un jour très large. C'est d'autant plus nécessaire que ce malade est déjà âgé, gros, et au bassin étroit. Il faut donc que l'opérateur « se fasse du jour ». Ce dernier, au cours de l'opération, va être forcé d'agrandir le champ visuel, en faisant sauter l'extrémité inférieure du sacrum. Dès qu'il a sectionné le sacrum et pour empêcher le tissu spongieux de s'infecter, il bouche ses aréoles ; dans ce but, il se sert du ciseau à froid et frotte, avec la poignée de l'instrument, le tissu spongieux de façon à faire, l'hémostase et à l'oblitérer. Un seul aide suffit pendant toute l'opération.

Pas d'anus contre-nature préalable. Il est heureux, pour l'opéré, d'éviter ce temps opératoire pénible ; mais je crois plus bénin d'avoir recours à cet anus préalable.

8° *Découverte de l'espèce pré-sacré.* — La concavité du sacrum est libérée à l'aide des doigts et d'un tampon monté sur une pince. Section des releveurs de l'anus. C'est un point exécuté avec beaucoup de brio et une grande efficacité. L'opérateur ne cherche pas à découvrir les releveurs de l'anus. Il les sectionne ainsi : après avoir libéré d'un coup de tampon, le rectum, dans sa partie postérieure, sur ses faces latérales et le plus haut possible, il introduit l'index gauche très loin, sur les releveurs, en soulevant leur face supérieure et en les refoulant vers soi, avec la graisse qui les double sur leur face inférieure. Autrement dit, il refoule avec l'index gauche, les releveurs de haut en bas, en les ramenant vers soi. Il les charge sur cet index, puis à l'aide des ciseaux tenus de la main droite, il les sectionne ainsi d'arrière en avant, jusqu'à l'espace recto-urétral et des deux côtés. C'est une très bonne manœuvre; elle se fait du même mouvement; tandis que la main gauche saisit l'ampoule rectale et les releveurs coupés, la main droite sectionne, sous le contrôle de la vue, le périnée et sépare l'urètre d'avec la face antérieure du rectum. Toute cette manœuvre est faite avec l'index gauche et des ciseaux, aussi bien la section des releveurs que la séparation recto-urétrale.

9° *Séparation recto-urétrale*. — Elle suit immédiatement la section des releveurs et se complète par le même mouvement, sous le contrôle de la vue, avec des ciseaux.

10° *Découverte de la prostate et des vésicules séminales*. — C'est encore la suite du même mouvement que le précédent, celui qui sépare l'urètre du rectum; les ciseaux isolent la prostate d'avec le rectum; les vésicules séminales et la vessie sont ainsi découvertes en même temps.

11° *Ouverture du péritoine*. — Le rectum est toujours tenu de la main gauche, tandis que la main droite ouvre, avec les ciseaux, le cul-de-sac de Douglas, le plus loin possible.

L'opérateur agit alors sur les côtes, puis sur les faces postérieures et ischio-rectales. La libération de toute la graisse péri-rectale avec les ganglions, les mésos, se trouve ainsi faite en un temps, en une manœuvre; cette libération est poussée très loin, jusqu'au détroit supérieur du bassin; l'œil aperçoit le promontoire.

12° *Recherche du pédicule mésentérique*. — C'est un des temps les plus délicats de l'opération. Comme l'opérateur manque de jour, il sectionne encore une partie du sacrum; le jour est alors considérable et grâce au projecteur l'éclairage est parfait. Après avoir libéré le rectum et toute la graisse qui l'entoure, l'opérateur recherche l'artère mésentérique, de la façon suivante : il saisit de la main gauche, le plus haut possible, le dit pédicule vasculo-graisseux; dans la graisse se trouvent les ganglions péri-rectaux; puis avec précaution, en surveillant bien chaque mouvement, les ciseaux tenus de la main droite sectionnent la graisse, doucement, prudemment; un vaisseau apparaît; il gicle; l'opérateur le saisit; il coupe ainsi jusqu'à l'intestin lui-même; alors, tantôt coupant la mésentère, tantôt coupant le péritoine, il amène un très long segment recto-sigmoïde au dehors. Comme il n'y a pas d'anus préalablement fait, il n'est pas gêné par en haut et peut attirer un long segment du gros intestin s'il le veut. Je lui dis même en plaisantant[1] qu'il « pourrait faire par là une colectomie totale ».

13° *Section de l'intestin.* — LOCKHART-MUMMERY n'écrase pas l'intestin, mais il a recours à une manœuvre qui vaut l'écrasement; il saisit de la main gauche le segment intestinal qui pend, puis sectionne simplement la séreuse et la musculeuse circulairement; dans la gouttière de cette incision circulaire, il place une pince, puis coupe l'intestin au thermocautère. La pince qui retient le bout intestinal supérieur ne prend que la muqueuse; cela revient donc à peu près au même que si on l'avait écrasé. Immédiatement au ras de la pince, il plaque une ligature au fil, puis il l'invagine sous une bourse.

14° *Fermeture du péritoine.* — Celle-ci est intéressante : au lieu de laisser pendre le moignon dans le bassin et suturer le péritoine à quelques centimètres au-dessus, comme le moignon est court et gras, LOCKHART-MUMMERY se sert du péritoine visible et gras, et le suture aux franges graisseuses du moignon colique, de sorte qu'il a, grâce à cette graisse, un point d'appui étendu, solide et vivant. Cette suture inspire plus de confiance pour la réunion que le péritoine aminci qui lâche sous la moindre pression de l'intestin. Ce cloisonnement du bassin, cette fermeture du péritoine pelvien qui va isoler la cavité du pelvis évidé, offre une résistance précaire, et il faut tout essayer pour qu'elle soit solide devant la pesée intestinale. La solidarisation de la fermeture du péritoine avec l'extrémité du moignon est faite avec beaucoup de soin et donne toute sécurité : j'insiste particulièrement sur ce point.

Le projecteur nous montre un bassin « sec », grâce à une hémostase bien faite, et à un péritoine bien fermé.

15° *Pansement intra-pelvien :* rien. La peau est suturée par quelques points en U qui affrontent bien sans être serrés. Un seul drain-cigarette (gutta-percha roulée) est mis dans le bassin et fixé par un crin. Pourquoi pas de drain tubulaire? Parce qu'à travers le drain les efforts de vomissements et de toux après l'opération, produisent l'aspiration du sang extérieur et amènent les germes dans la cavité pelvienne. Le drain-cigarette laisse suinter le sang et sert de soupape pour l'empêcher d'être aspiré vers la plaie intérieure.

16° *Application d'un anus iliaque.* — Sans aucun aide.

Le malade est mis sur le dos après application d'un bon pansement par derrière. A travers le muscle grand droit, l'opérateur amène le côlon sigmoïde restant; il le charge sur une baguette de verre, dont les extrémités sont introduites dans un drain. Sous chaque drain qui engaine le bout de verre, est plissée une compresse; l'intestin est ouvert immédiatement en croix avec le bistouri.

Pas de shock apparent. L'opération a duré une heure et quart, sans perte de temps, et donne l'impression de sécurité. LOCKHART-MUMMERY est très adroit de ses mains; ses manœuvres sont sobres, méthodiques; d'ailleurs, il nous a montré, la veille, dans son salon une réduction de moteur qu'il a exécutée lui-même, à ses moments perdus; c'est un très joli travail de bijouterie qui nécessite une grande habileté manuelle.

Je demande à Lockhart-Mummery quelle est sa statistique de mortalité; il accuse 6 à 7 p. 100; c'est à peu près celle de Gordon-Watson.

(Voir également les figures de l'article Cancer du rectum dans le fascicule II de cet ouvrage.)

Dans le fascicule XVII, le lecteur trouvera l'exérèse par voie sacrée telle que je l'ai vue pratiquée en janvier 1929 par Hochnegg (Vienne).

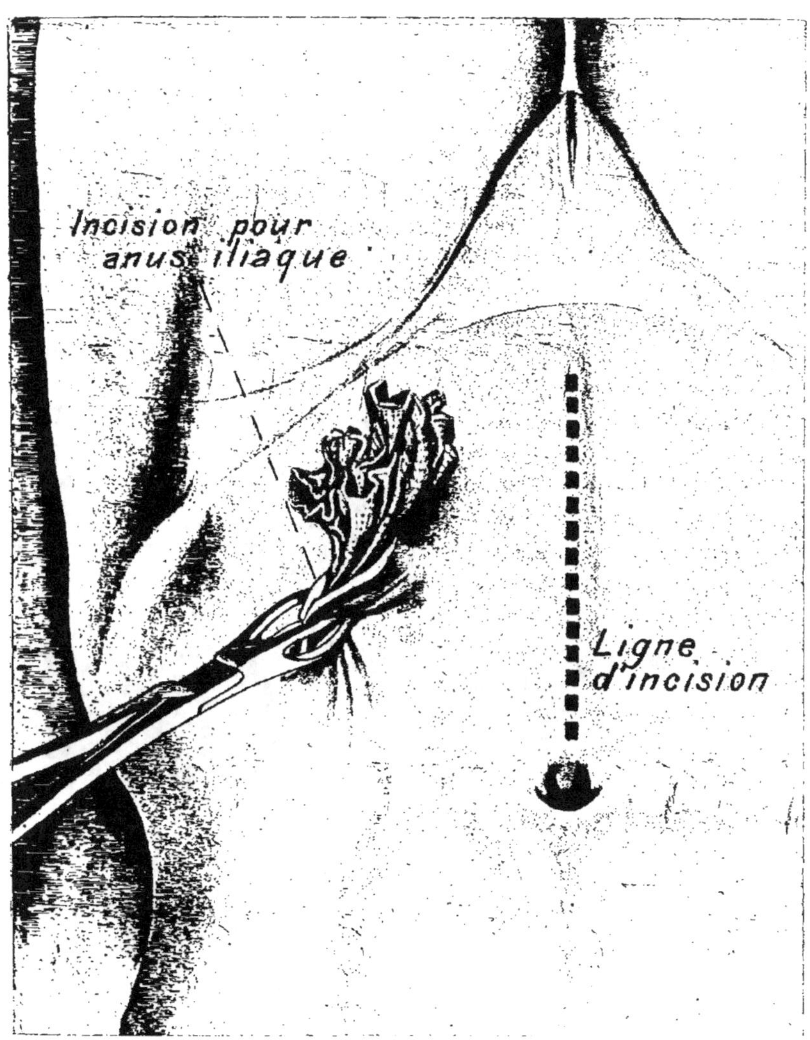

Fig. 85. — Cancer du rectum chez la femme (portion ampullaire).
Extirpation abdomino-périnéale.

Création d'un anus iliaque. L'opérateur a fait une petite boutonnière à gauche. Incision de
la peau, du tissu cellulaire, du tendon du grand oblique ; dissociation du petit oblique et
du transverse ou du grand droit. Le péritoine a été ouvert ; une mèche est introduite.
Une tenaille fixe la peau et la compresse. Cette incision est destinée au bout supérieur du
côlon sectionné.

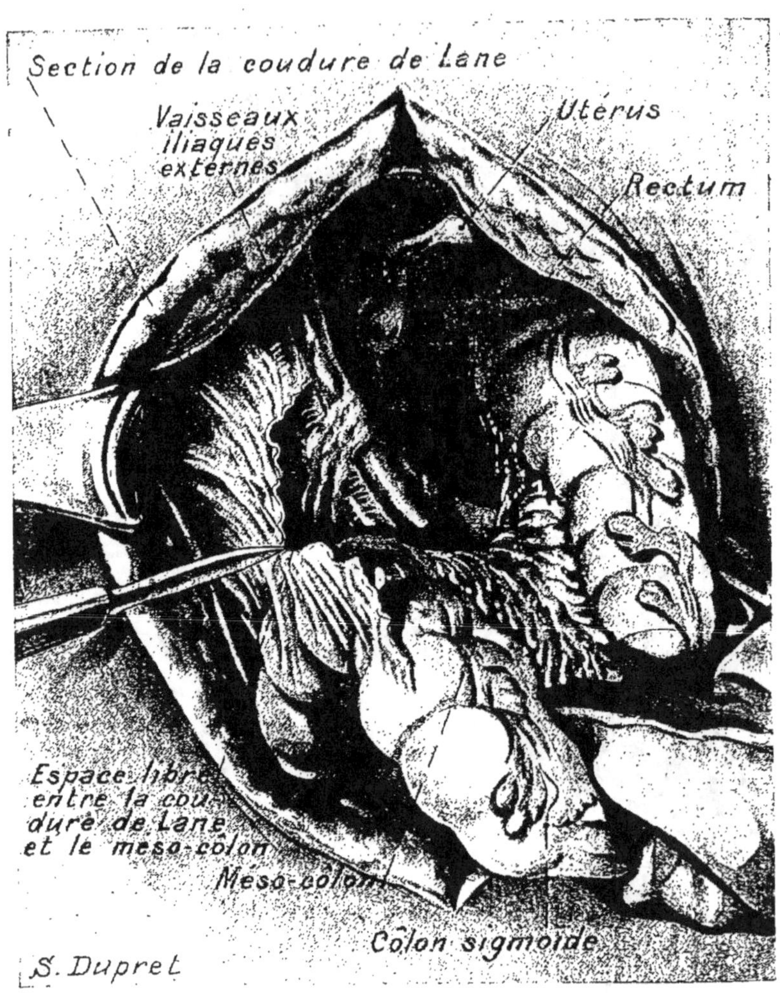

Fig. 86. — Cancer du rectum chez la femme (portion ampullaire).
Extirpation abdomino-périnéale.

L'opérateur constate la bande iliaque de Lane. Elle unit le côlon iléo-sigmoïde aux parois
pelviennes. Cette bande est tout à fait indépendante du méso-côlon iliaque et surajoutée à
lui; elle provoque une coudure; il faut la sectionner pour bien mobiliser le côlon sigmoïde et la fin du côlon descendant.

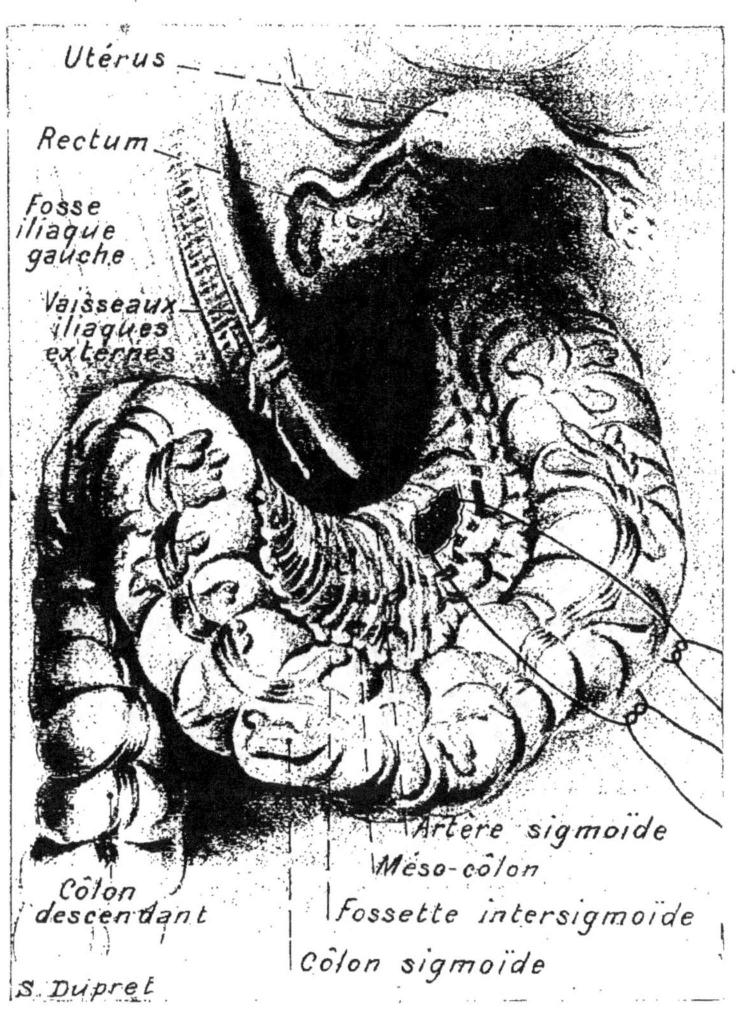

Fig. 87. — CANCER DU RECTUM CHEZ LA FEMME (portion ampullaire).
EXTIRPATION ABDOMINO-PÉRINÉALE.

L'angle côlo-sigmoïde a été mobilisé, l'opérateur ouvre l'espace méso-sigmoïde entre la première et la deuxième artère sigmoïde. Deux fils passés à 1 centimètre l'un de l'autre vont nouer le côlon. L'application de l'écraseur de Th. DE MARTEL est préférable.

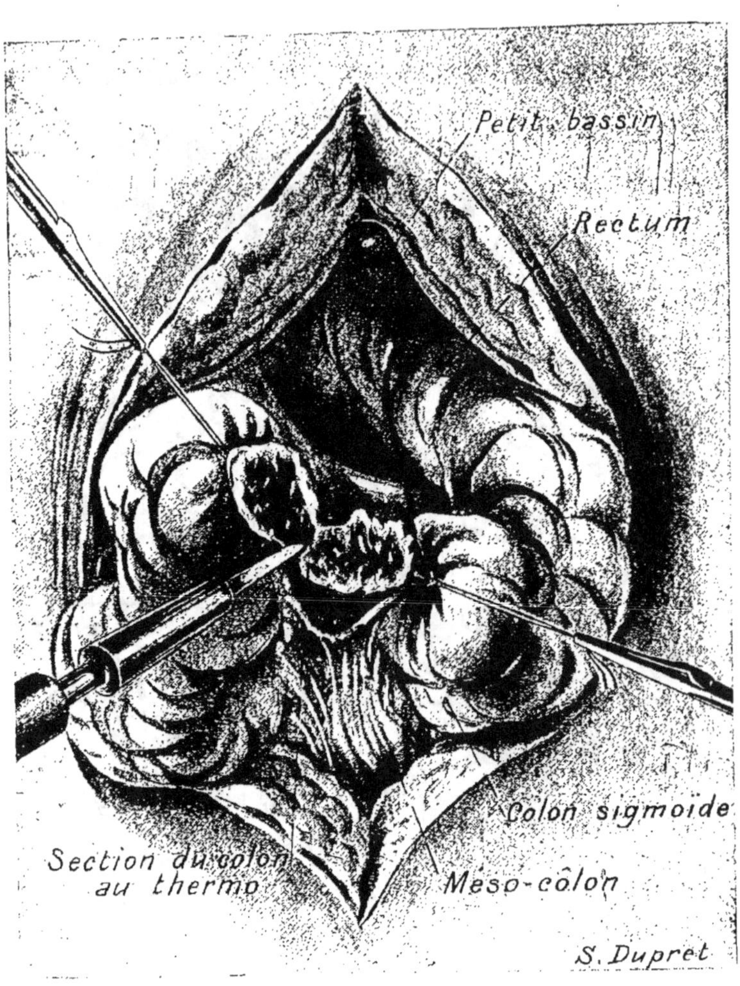

Fig. 88. — Cancer du rectum chez la femme (portion ampullaire). Extirpation abdomino-périnéale.

Section du côlon au thermo. Bien cautériser les deux moignons, de façon à ne pas infecter les plaies péritonéale et pariétale.

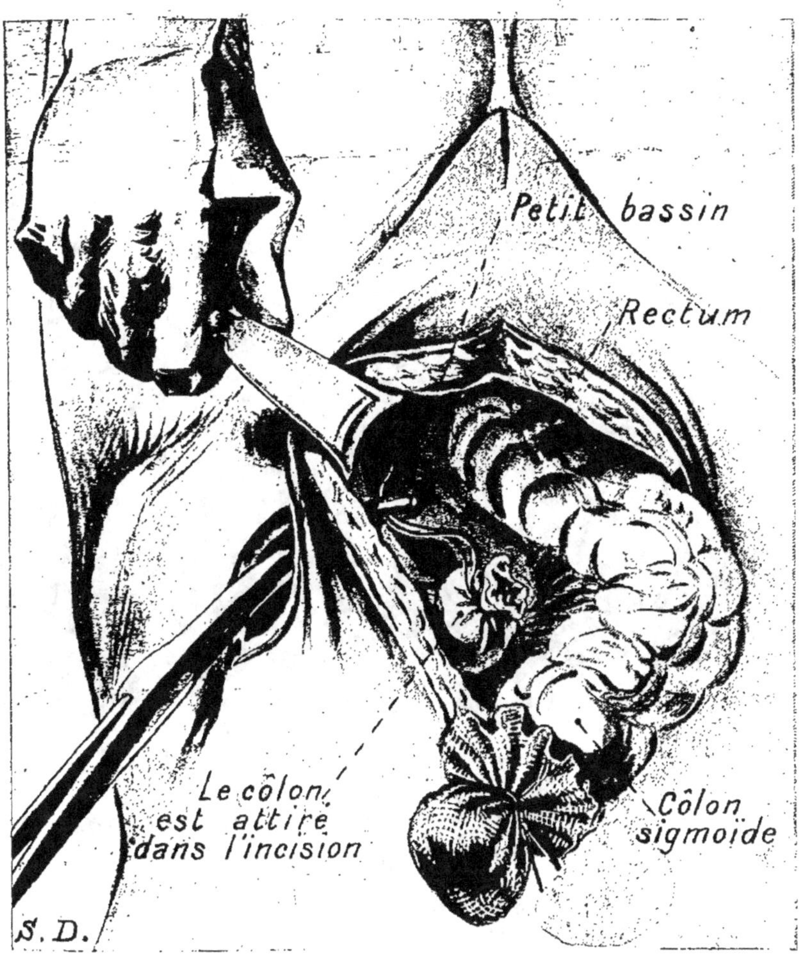

Fig. 89. — CANCER DU RECTUM CHEZ LA FEMME (portion ampullaire).
EXTIRPATION ABDOMINO-PÉRINÉALE.

Un clamp attire le bout de l'intestin pour le fixer à la paroi.
Le moignon du bout inférieur est encapuchonné dans un fragment de gaze.

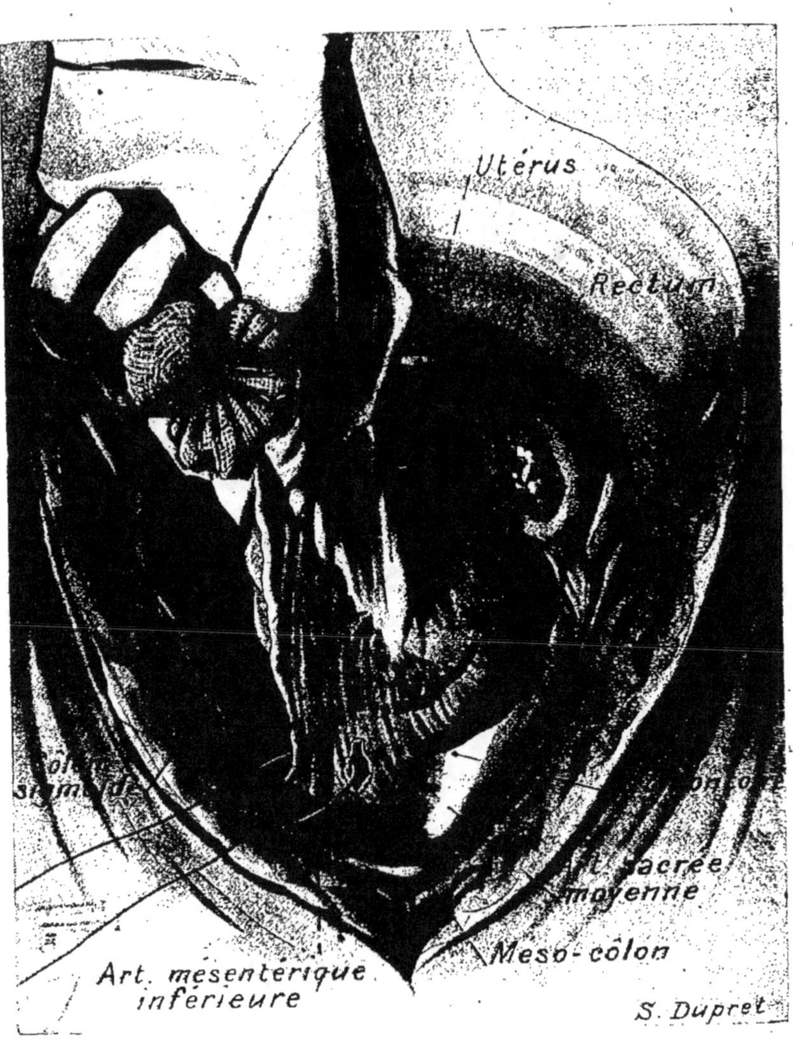

Fig. 90. — Cancer du rectum chez la femme (portion ampullaire).
Extirpation abdomino-périnéale.

Ligature de l'hémorroïdale supérieure. Le pointillé correspond à la section du feuillet droit du méso-côlon sigmoïde, section qui descend jusqu'au cul-de-sac de Douglas et qui est tracée à 2 centimètres au moins de l'intestin. La même section se fera sur le méso du côté gauche.

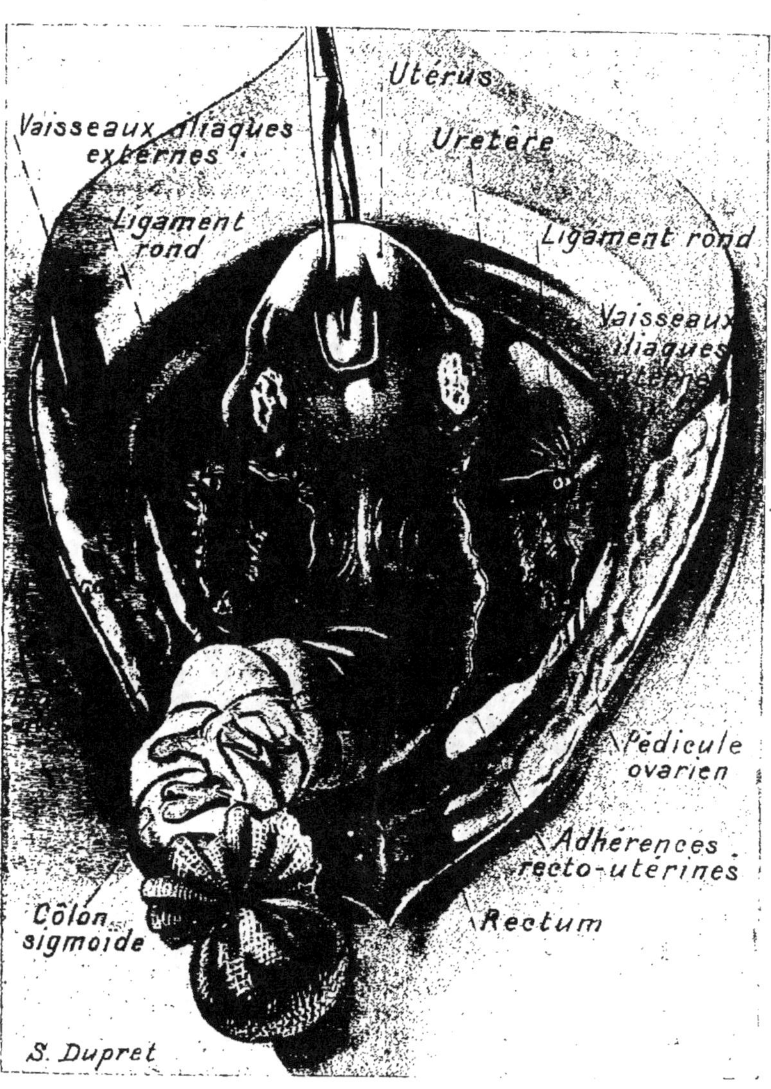

Fig. 91. — Cancer du rectum chez la femme (portion ampullaire).
Extirpation abdomino-périnéale.

L'isthme de l'utérus et la partie supérieure du vagin sont adhérents au rectum, il faut donc supprimer l'appareil génital, pour éviter la déchirure de l'intestin pendant la libération. Section des vaisseaux utéro-ovariens et du ligament rond. Entre les brèches péritonéales qui résultent des sections ligamenteuses, l'opérateur va décoller les organes pelviens et les libérer, il ne laissera aucune trace de tissu cellulaire adhérent aux parois du bassin.

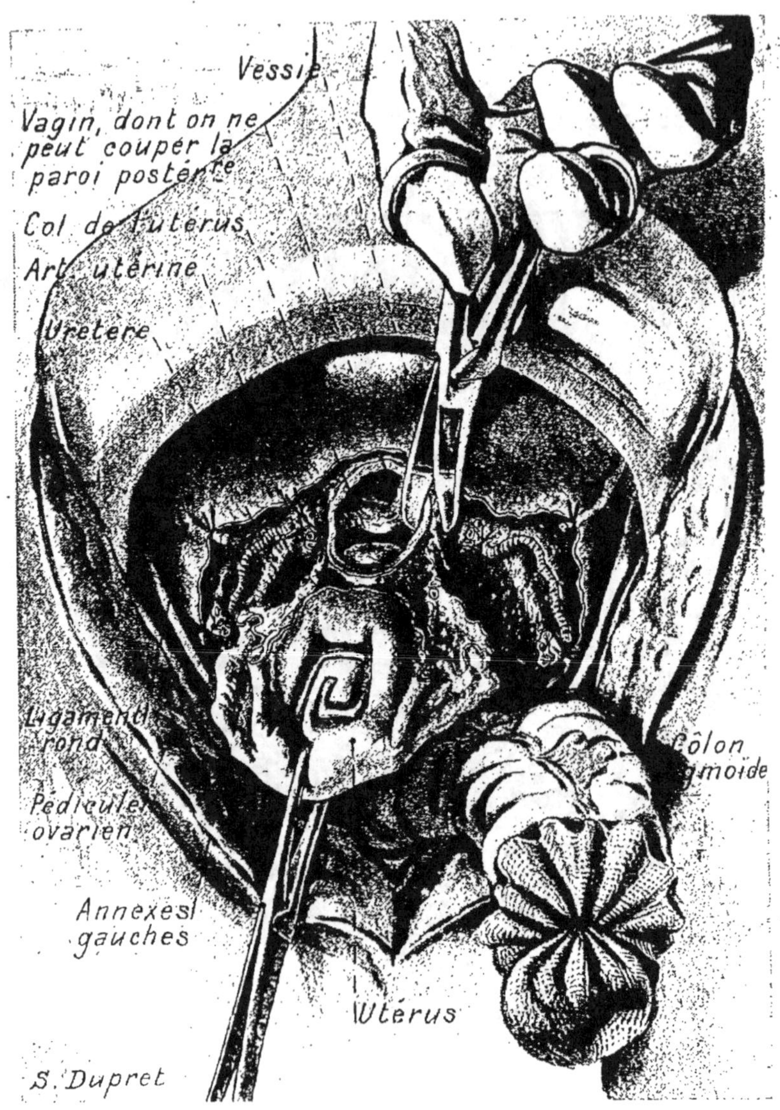

Fig. 92. — CANCER DU RECTUM CHEZ LA FEMME (portion ampullaire).
EXTIRPATION ABDOMINO-PÉRINÉALE.

Désinsertion antérieure du vagin. Le rectum est fixé par une adhérence au vagin. En sectionnant circulairement le vagin, la masse constituée par le rectum cancéreux, le côlon sigmoïde et l'utérus, sera aisément attirée, ce qui facilitera l'évidement pelvien.

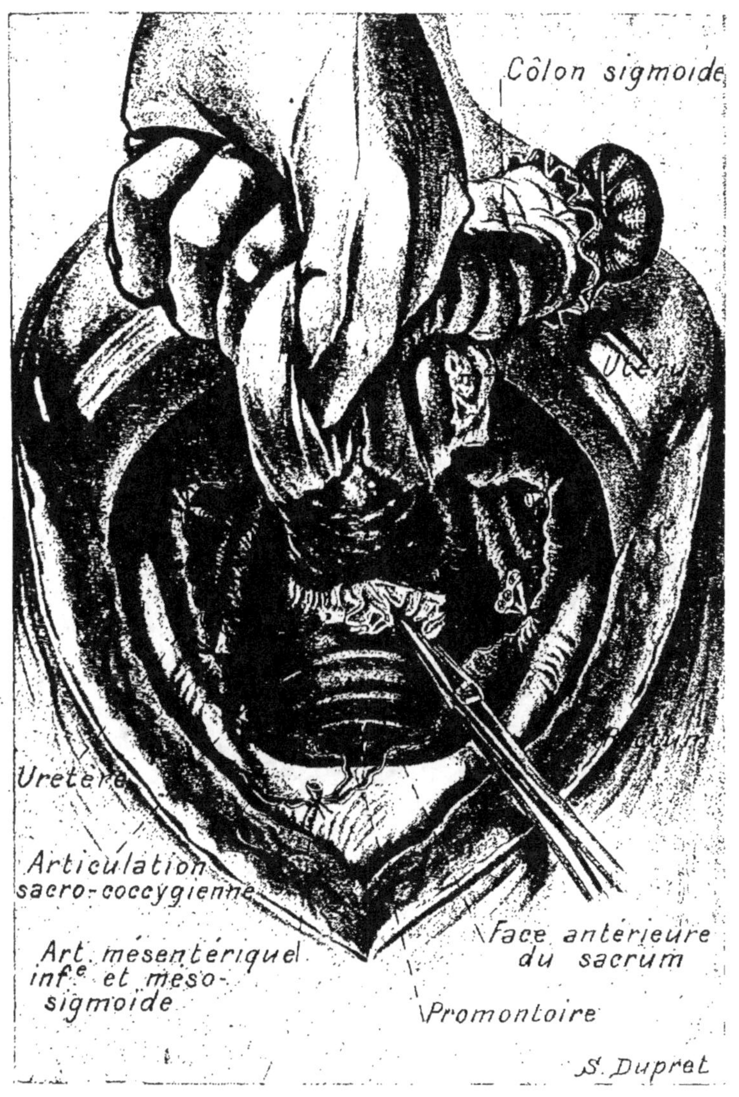

Fig. 93. — CANCER DU RECTUM CHEZ LA FEMME (portion ampullaire).
EXTIRPATION ABDOMINO-PÉRINÉALE.

Évidement de la concavité du sacrum. L'opérateur tient dans la main la masse des tissus
qui vont disparaître : rectum, utérus et surtout le tissu cellulaire péri-rectal, vaisseaux et
ganglions. Toutes les parois pelviennes doivent être soigneusement nettoyées de tout le
tissu cellulo-ganglionnaire qui doit être supprimé avec le rectum. On voit la manœuvre :
une pince tient un tampon de gaze, ce qui refoule les tissus vers le rectum et évide le bassin
L'opérateur n'a pu inciser circulairement le vagin, car le cul-de-sac postérieur tenait au
rectum, il a donc abandonné la deuxième moitié de l'incision et décidé d'enlever la paroi
vaginale postérieure avec le rectum au moment du temps périnéal.

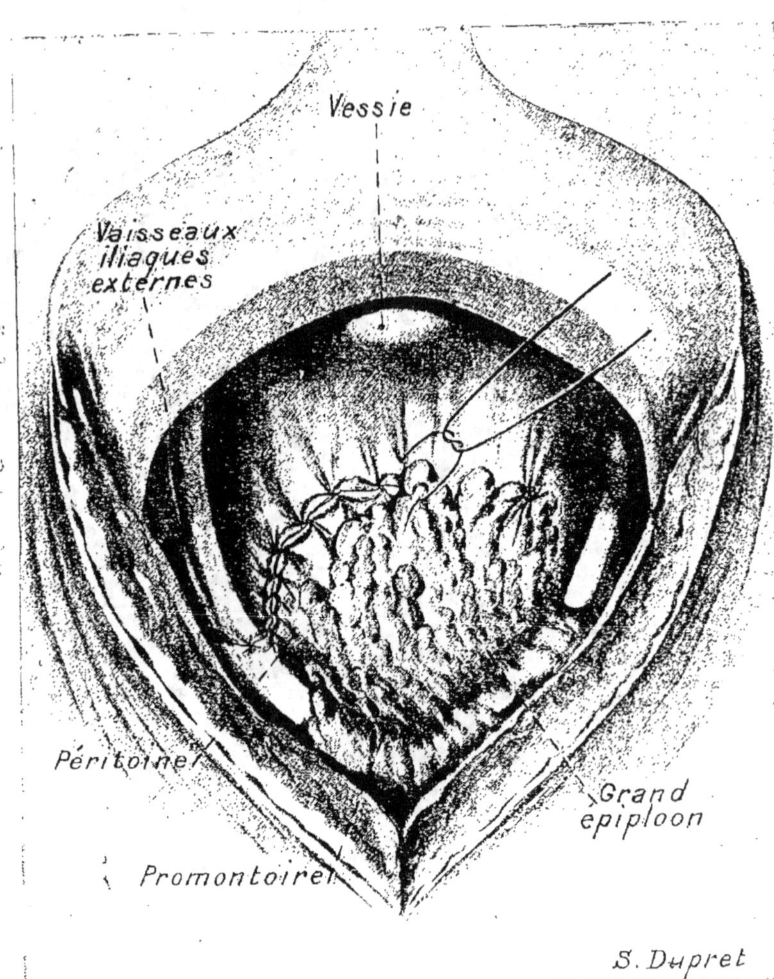

Fig. 94. — CANCER DU RECTUM CHEZ LA FEMME (portion ampullaire).
EXTIRPATION ABDOMINO-PÉRINÉALE.

Cloisonnement du bassin. Lorsque la libération recto-utérine est terminée et que le bassin est complètement évidé, l'utérus et le rectum sont abondonnés au fond du bassin ; le péritoine abdomino-pelvien est ramené pour former le cloisonnement. Ici, le péritoine pelvien trop tendu laisse craindre quelques déchirures au niveau du surjet péritonéal. Alors, l'opérateur amène le bord du grand épiploon et le fixe à la suture péritonéale pour la consolider.

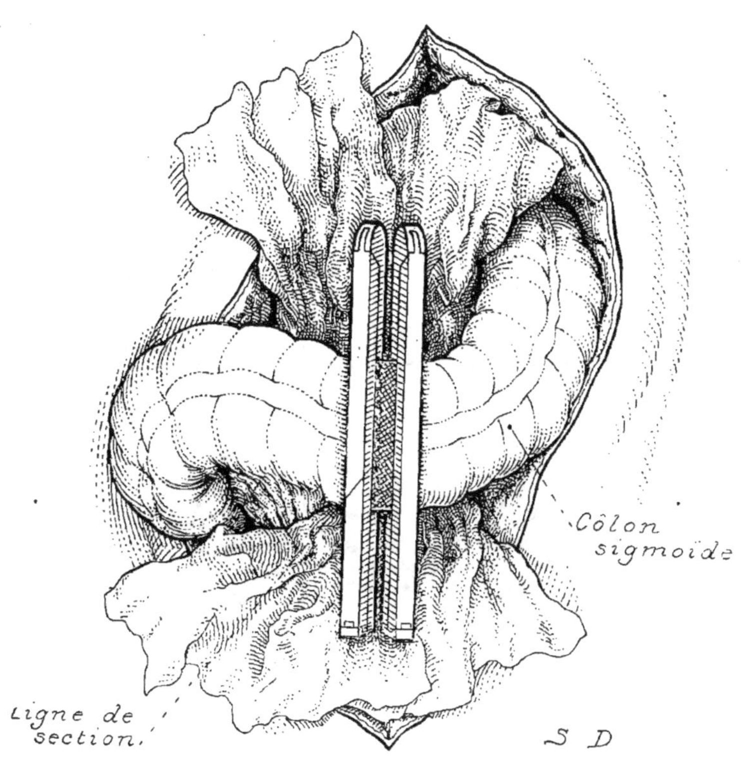

Fig. 95. — Cancer du rectum chez la femme (portion ampullaire).
Extirpation abdomino-périnéale.

Au lieu de ligatures, on peut employer l'écraseur de Th. de Martel (procédé meilleur), Voici, dans ce cas, l'aspect du champ opératoire. La mâchoire moyenne de l'écraseur a été enlevée ; sur la partie laminée, un pointillé indique où portera la section au thermo-cautère. Les deux tranches sont aseptiques et sont d'un maniement plus facile que les deux moignons ligaturés et recouverts du tampon de gaze.

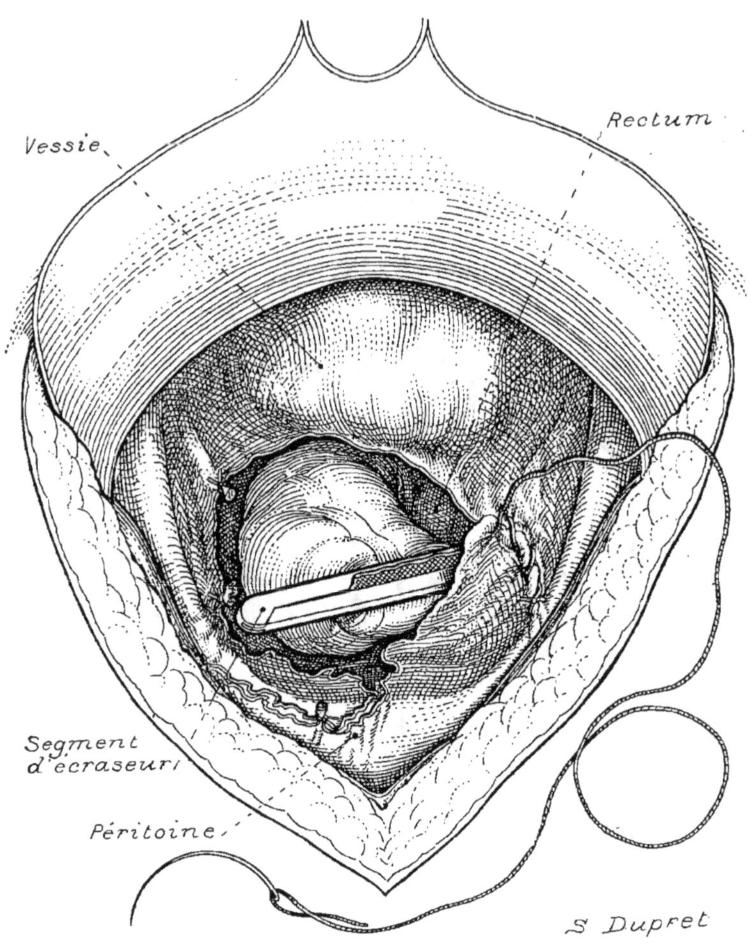

Fig. 96. — Cáncer du rectum chez la femme (portion ampullaire).
Amputation abdomino-périnéale.

Aspect du champ opératoire quand on emploie l'écraseur de Th. de Martel, au lieu des ligatures et d'un manchon de gaze. Le bout terminal du côlon muni d'une des deux branches de l'écraseur est enfoui sous un surjet péritonéal et sera enlevé au moment du temps périnéal.

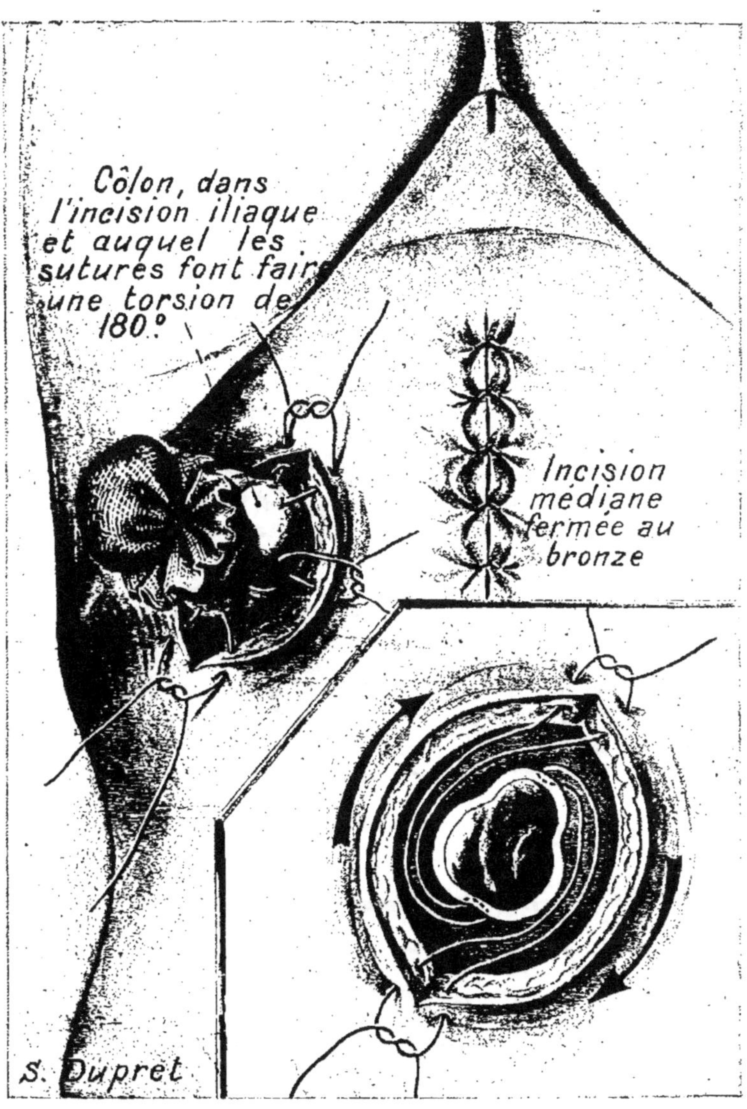

Fig. 97. — CANCER DU RECTUM CHEZ LA FEMME (portion ampullaire).
EXTIRPATION ABDOMINO-PÉRINÉALE.

Anus contre-nature. Le bout terminal du côlon est fixé à la paroi abdominale. Quatre points de suture. Torsion de 180° que doit subir l'anse intestinale dans la boutonnière musculaire pour assurer la continence.

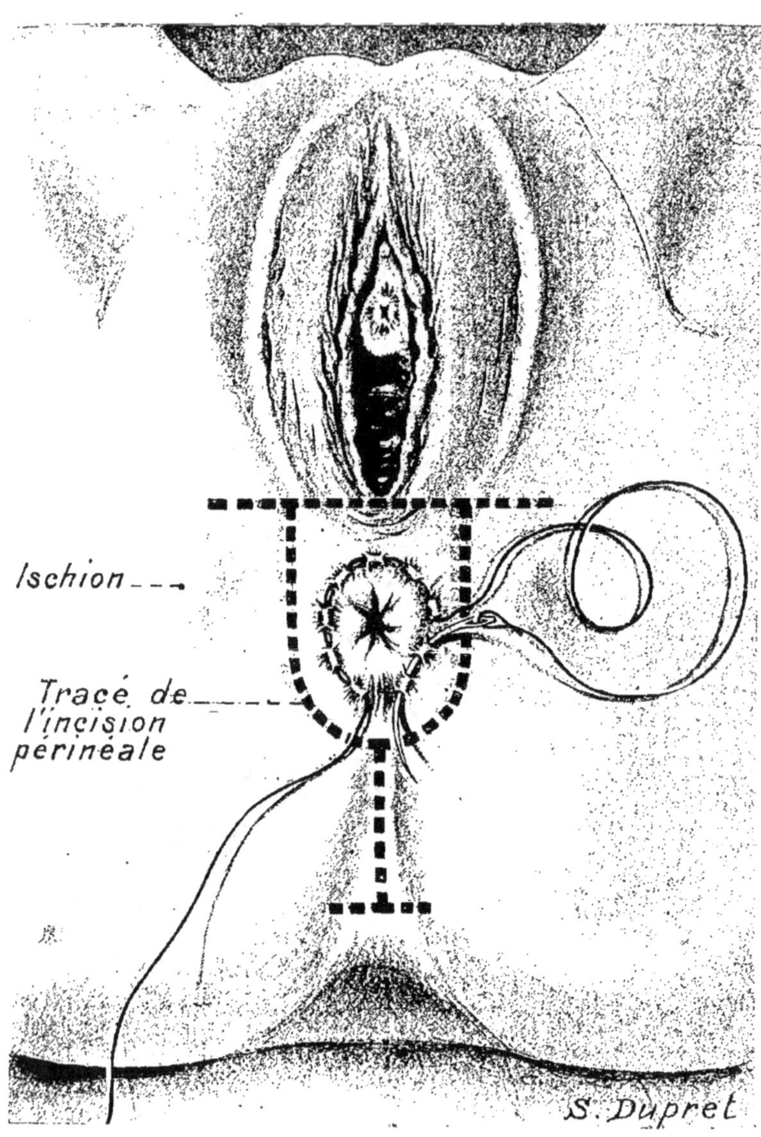

Fig. 98. — Cancer du rectum chez la femme (portion ampullaire).
Extirpation abdomino-périnéale. — *Temps périnéal*.
Incision cutanée en forme de « coupe ».

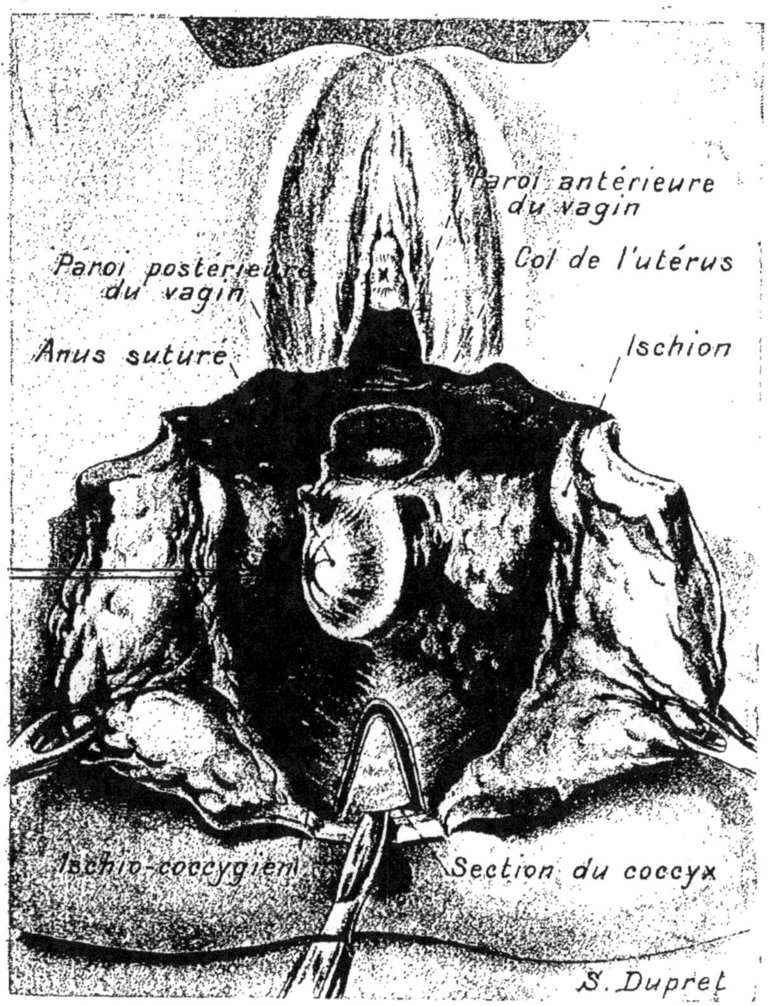

Fig. 99. — Cancer du rectum chez la femme (portion ampullaire).
Extirpation abdomino-périnéale. — *Temps périnéal.*

Anus fermé par une bourse. Libération des bords cutanés, pour évider la totalité des tissus du périnée et des fosses ischio-rectales. Il est mieux de ne pas couper le coccyx et surtout de ne pas réséquer le sacrum. Moins on touche au squelette, mieux la plaie guérit.

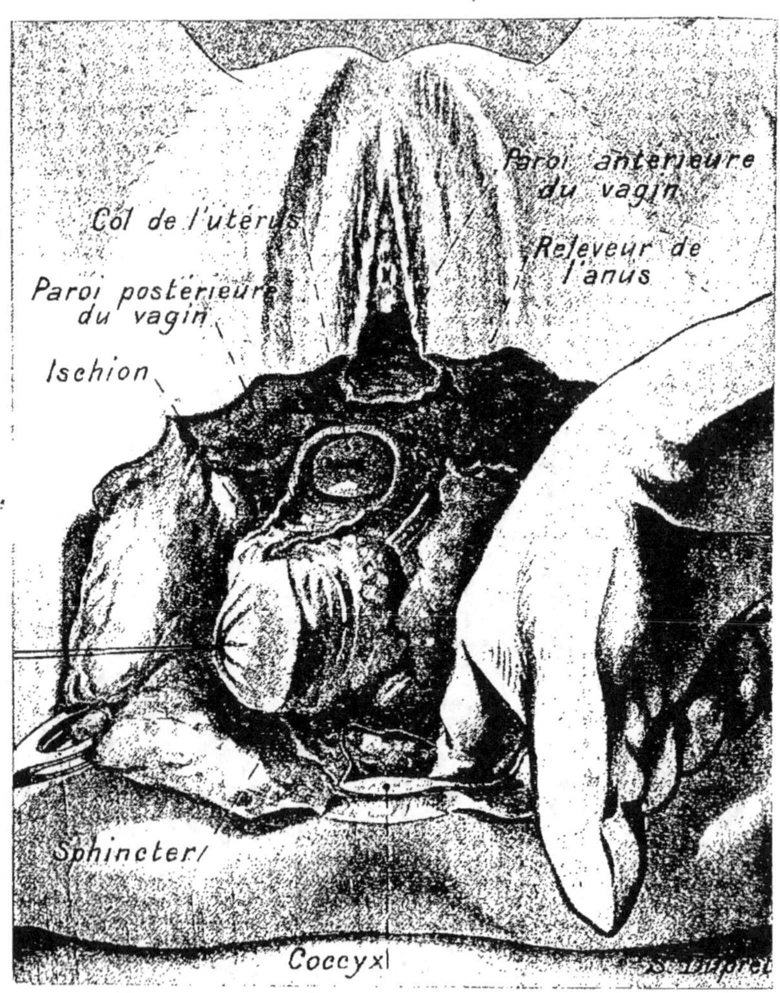

Fig. 100. — Cancer du rectum chez la femme (portion ampullaire).
Extirpation abdomino-périnéale. — *Temps périnéal.*

Évidement de la partie inférieure du petit bassin. *Tous les tissus périnéo-pelviens doivent rester adhérents au rectum et à la partie du vagin sacrifiée.* Le doigt suit la concavité du sacrum à sa partie inférieure et sur les parois pelviennes latérales. La paroi postérieure du vagin, ici adhérente au néoplasme, va disparaître avec le rectum.

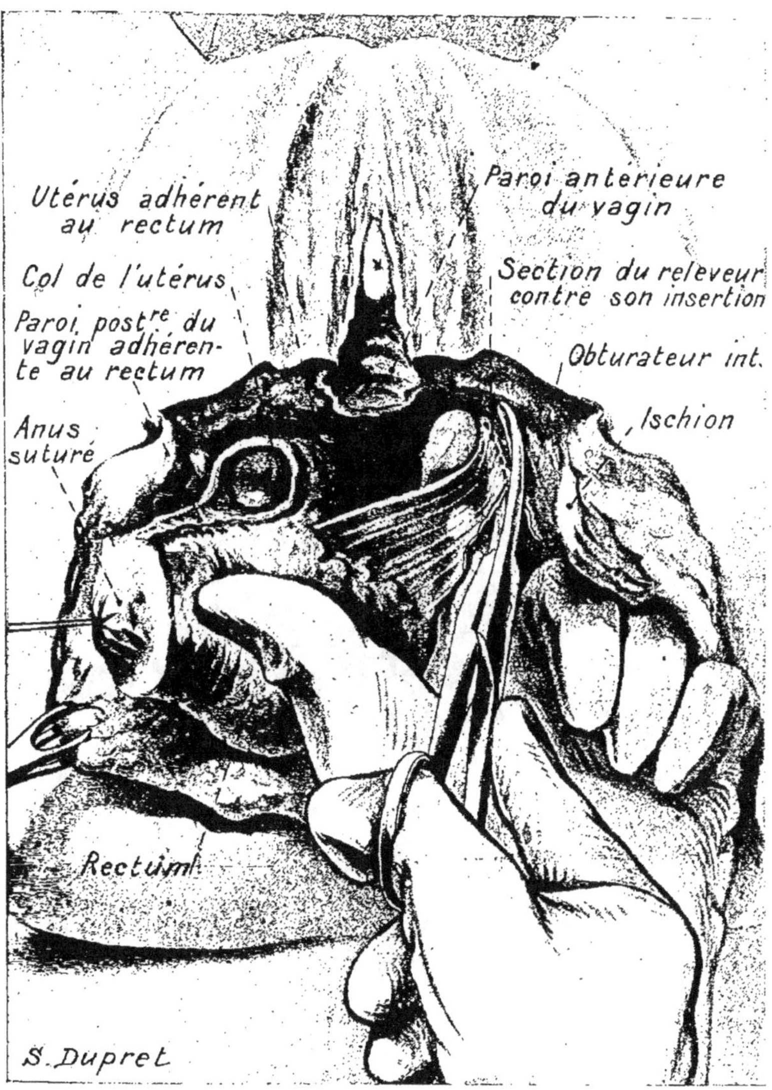

Fig. 101. — CANCER DU RECTUM CHEZ LA FEMME (portion ampullaire).
EXTIRPATION ABDOMINO-PÉRINÉALE. — *Temps périnéal.*

Section des releveurs. Les releveurs sont désinsérés au ras de leurs attaches pelviennes,
car la récidive se fait parfois dans leurs tissus.

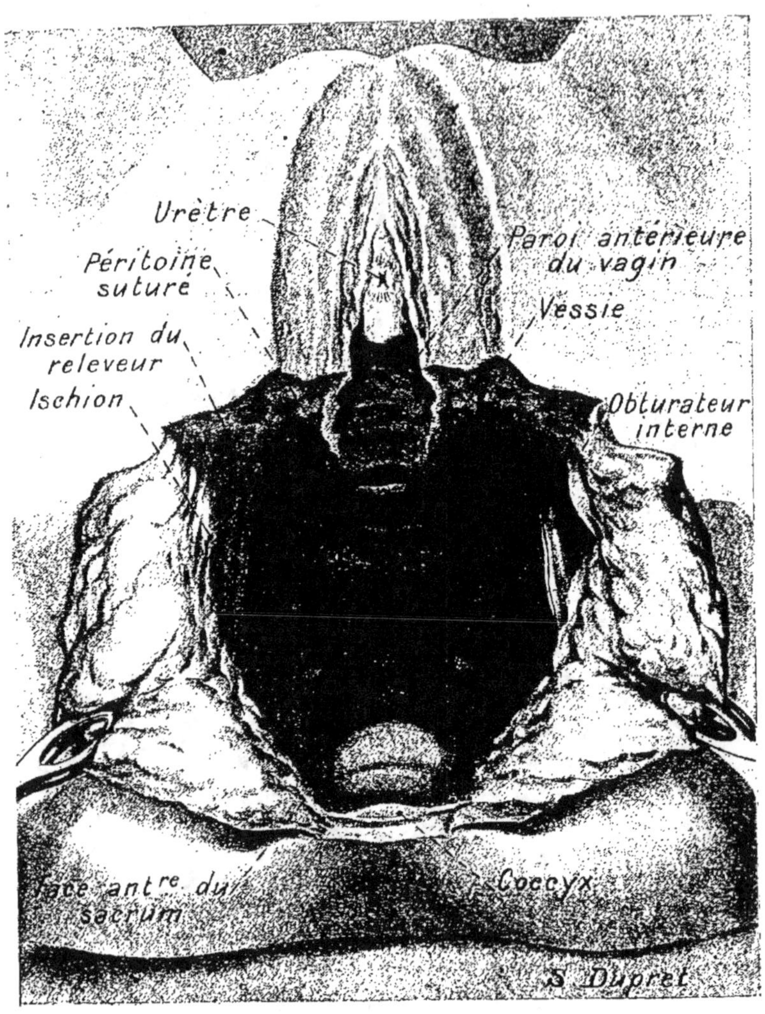

Fig. 102. — Cancer du rectum chez la femme (portion ampullaire).
Extirpation abdomino-périnéale. — *Temps périnéal.*

L'évidement est terminé. La plaie est limitée en avant par la paroi antérieure du vagin, la paroi postérieure ayant disparu. Au fond, la suture du péritoine abdominal. Sur le côté, insertion des releveurs qui ont été détachés. En arrière, le sacrum et le coccyx. Le bassin et le périnée sont totalement évidés et réduits aux parois musculo-osseuses.

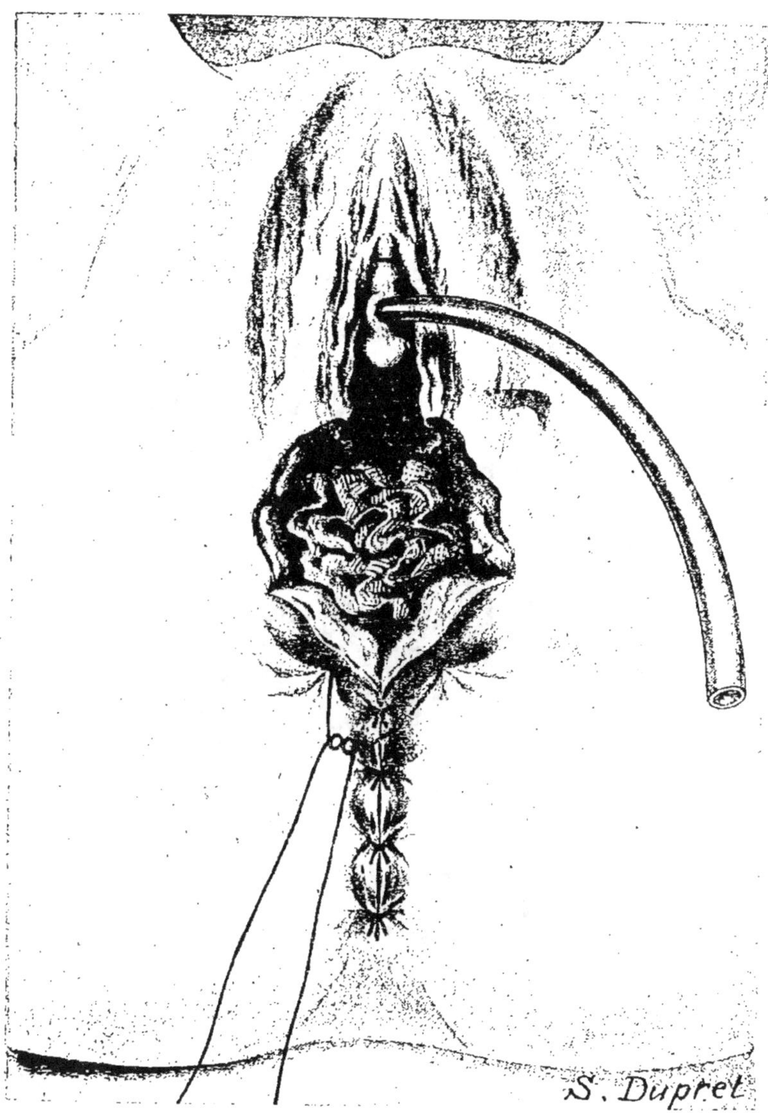

Fig. 103. — Cancer du rectum chez la femme (portion ampullaire).
Extirpation abdomino-périnéale. — *Temps périnéal.*
Sonde à demeure. Tamponnement du vagin fermé incomplètement.

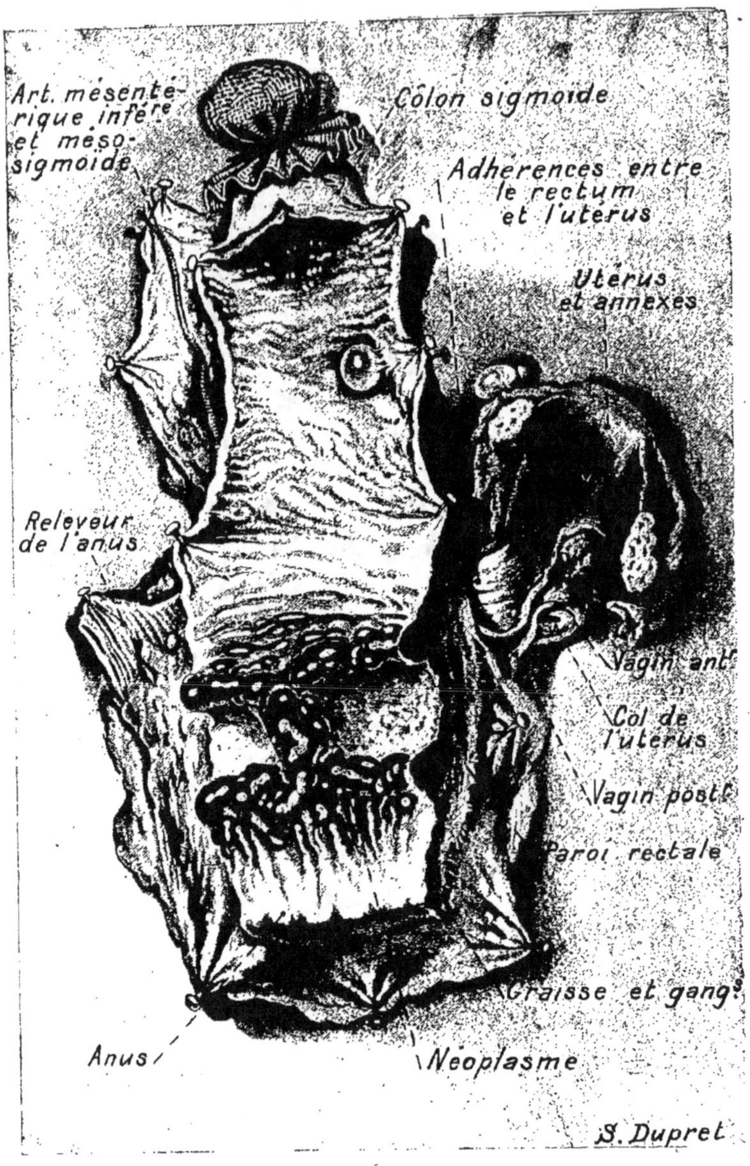

Fig. 104. — Cancer du rectum chez la femme (portion ampullaire).
Extirpation abdomino-périnéale.

Pièce anatomique résultant de l'extirpation abdominale du rectum et de l'utérus qui a servi de modèle à cette opération. Remarquer les releveurs enlevés en totalité ; tout le tissu ganglio cellulaire pelvien a été enlevé avec le rectum et l'utérus.

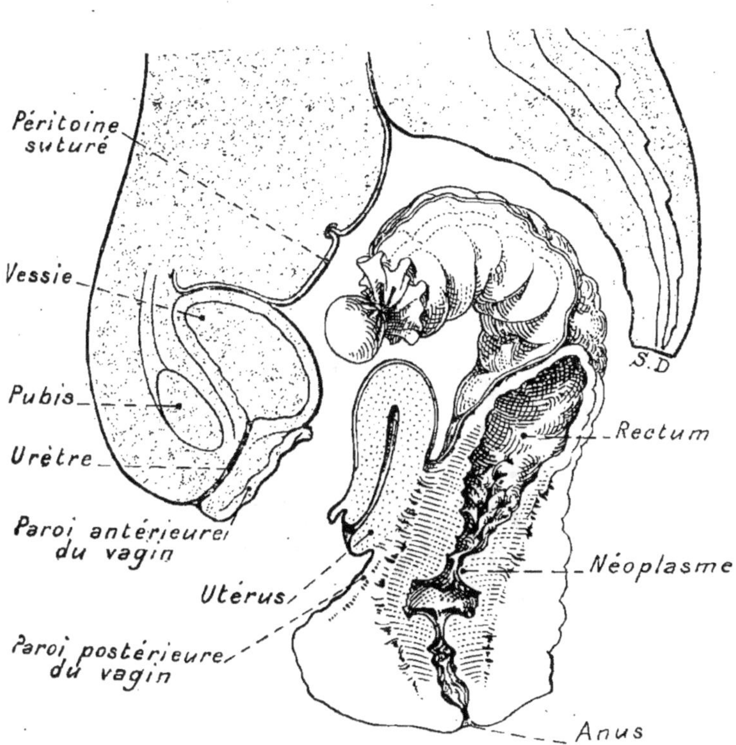

Fig. 105. — Cancer du rectum chez la femme (portion ampullaire). Extirpation abdomino-périnéale.

Ce qui doit être enlevé au cours d'une opération de cancer de l'ampoule rectale, adhérant même légèrement au vagin et à l'utérus (*vue latérale*).

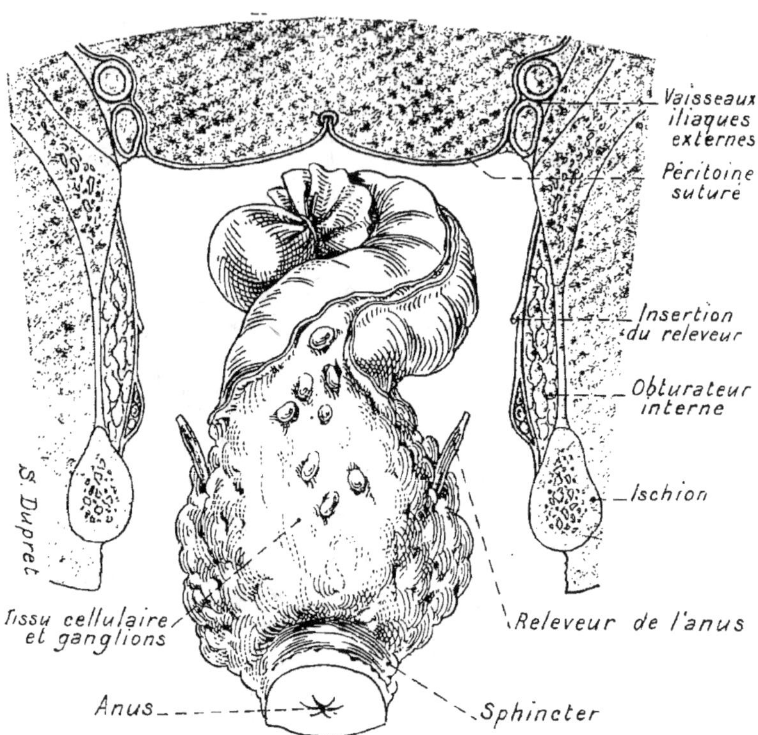

Fig. 106. — CANCER DU RECTUM CHEZ LA FEMME (portion ampullaire).
EXTIRPATION ABDOMINO-PÉRINÉALE.

Tout ce qui doit être enlevé au cours d'une opération de cancer de l'ampoule rectale,
adhérant même légèrement au vagin et à l'utérus (*vue postérieure*).

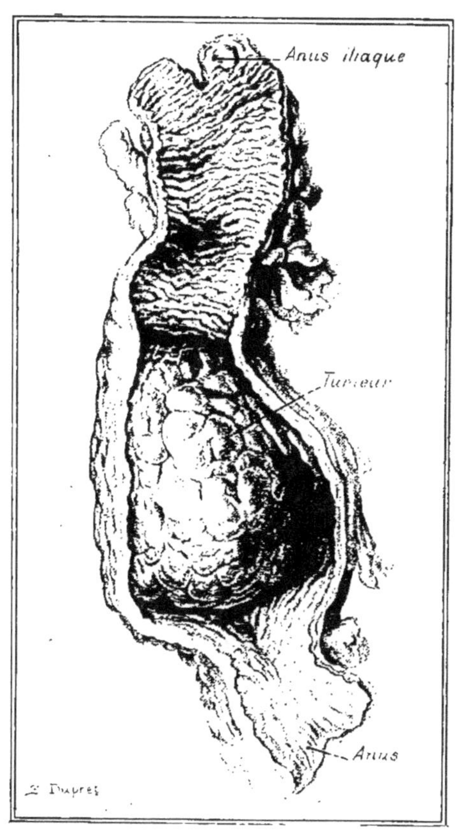

Fig. 107. — Cancer du rectum. Pièce opératoire (1929).

Voir également les figures du chapitre, Cancer du rectum, dans le fascicule II de cet ouvrage.

XIII

MALADIE DE LANE

SON TRAITEMENT

La maladie de Lane est une variété de la maladie de Glénard. La maladie de Franz Glénard est la viscéroptose : la maladie de Lane est la viscéroptose accompagnée de stase et d'infection intestinale chronique (S. I. C.). Ces deux maladies ne sont pas superposables, mais la seconde dérive de la première. Glénard a admirablement décrit cet état pathologique et organisé le traitement orthopédique et médical qui lui convient.

Parmi les ptosiques ou leurs descendants, il en est chez lesquels le transit intestinal se ralentit. Ce ralentissement produit des troubles mécaniques, digestifs, toxiques, trophiques, sub-infectieux, qui constituent le syndrome d'Arbuthnot Lane. Notre collègue anglais a mis sur pied l'étude clinique de la septico-stercorémie chronique et son traitement chirurgical ; il a montré qu'en réduisant la durée du transit, on voyait disparaître ou s'atténuer les accidents. J'appellerais volontiers la stase intestinale chronique (S. I. C.) la **grande maladie**, car c'est d'elle que découle la moitié de la pathologie.

Sir Arbuthnot Lane a ramené les cas de S. I. C. à deux types :

a) Les « ventres forts », c'est-à-dire les sujets encore vigoureux, à la paroi abdominale solide, chez lesquels les malaises sont causés par des brides, des coudures intestinales. Ces malades se plaignent de troubles mécaniques, dyspepsie, douleurs gastriques ou intestinales, qui font poser le diagnostic d'entérite, ulcère d'estomac, appendicite, etc...

b) Les « ventres faibles », qui n'offrent aucune mesure de réaction, chez lesquels l'intestin tombe, sans que l'on trouve de l'angulation au niveau des brides et des ligaments péritonéaux ; le tube digestif a un aspect « atrophique » ; il n'est dévié par aucune coudure, suspendu par aucune bride ; le retard est dû à l'atonie, à la toxi-infection, à l'atrophie viscérale.

Aux premiers, la section des brides peut rendre de grands services ;

aux seconds convient un court-circuit ou une colectomie, partielle ou totale.

A. Lane a poursuivi l'œuvre de Glénard dans le sens chirurgical et vers un but déterminé : la lutte contre la stercorémie. D'ailleurs, cette étude n'est pas encore au point ; quel problème est jamais résolu ?...

Franz Glénard a décrit la gastro-coloptose. Sir Arbuthnot Lane a montré les conséquences de la S.I.C. et de la toxi-infection qui l'acccompagnent souvent. Rendons à leur génie l'hommage qui lui est dû.

La constipation peut avoir pour siège le *côlon gauche* ou le *côlon droit*.

La première (dyschésie), banale, terminale, composée de matières sèches, peu septiques, a pour siège le segment recto-sigmoïdien de l'intestin ; c'est un état d'une extrême fréquence, dont les malades s'accommodent trop bien.

La constipation droite, proximale, faite de matières liquides, occupe le côlon ascendant ; elle s'accompagne de troubles d'intoxication et sub-infection, point de départ de malaises et finalement de maladies générales ; cette dernière constipation correspond à la maladie de Lane (stase intestinale chronique (S.I.C.).

Les deux variétés peuvent coïncider : c'est la constipation « *bi-polaire* ». La S.I.C. est extrêmement fréquente, mais le plus souvent ignorée.

La constipation terminale, habituelle, est presque toujours, par blocage, par vis à tergo et par infection, le point de départ de la constipation cæcale (stase intestinale chronique). Ne pas croire que toute constipation banale (dyschésie) doive nécessairement, au cours de la vie du même sujet, aboutir à la constipation cæcale (maladie de Lane). Non ; il faut, pour que la constipation passe du rectum au segment iléo-cæcal, une longue période de vie, parfois plusieurs générations.

La dyschésie (constipation terminale) est le point de départ habituel et très éloigné du syndrome de Lane ; l'accumulation fécale habituelle, dans le rectum, produit, à la longue, un retard dans l'évacuation du côlon descendant, du côlon transverse, puis du cæcum et de l'iléon terminal, et il amène l'inflammation chronique locale du segment rempli par les fèces.

L'alourdissement du gros intestin provoque d'ailleurs des réactions défensives et infectieuses au niveau des ligaments péritonéaux qui soutiennent le côlon ; il en résulte des brides, dont la rétraction comprime ou coude l'intestin, diminue sa lumière, augmentant ainsi le retard du transit intestinal. Ces brides occupent les points suivants : angle recto-sigmoïde, angle côlo-sigmoïde, angle splénique, angle hépatique, terminaison du grêle, angle duodéno-jéjunal.

Le péritoine de tous les malades ne réagit pas de la même façon et n'a pas la même tendance à faire des brides et des coudures. Il en est, dont le pouvoir réactionnel est faible, qui ne produisent ni bride, ni coudure. Pourtant, chez eux, le retard du transit peut aboutir rapidement à la stercorémie et à l'infection avec stase cæcale, rien que par la paresse, l'atonie, l'atrophie des tuniques intestinales. C'est ce qui explique la division adoptée par LANE en *ventres faibles* et *ventres forts*. Les ventres faibles font de la stase intestinale chronique, organique par atonie, sans coudure et sans brides, avec prédominance des phénomènes septico-toxiques ; les ventres forts présentent surtout des troubles *mécaniques* : dyspepsie, douleurs abdominales, signes d'entérocolite, de fausse appendicite, faux ulcus gastrique, avec peu de stercorémie.

La dyschésie, ou constipation banale, peut être le point de départ de cette maladie fréquente et grave qu'est la maladie de Lane ; il est donc utile d'en rechercher sa cause.

Pourquoi tant d'êtres humains, notamment de femmes, ne vident-ils pas régulièrement et complètement leur segment recto-sigmoïde ?

a) *La dyschésie peut être due à une anomalie congénitale.* — Chez l'embryon, le cul-de-sac de l'intestin terminal s'abouche à la fossette anale ; si la fusion n'est pas complète, il en résulte un diaphragme, une bride, un croissant, une valvule qui gêne la défécation. Il n'en faut pas plus pour créer la dyschésie, puis la distension de la sigmoïde. Chaque fois qu'un sujet présentera de la stase et même un méga-côlon congénital, commencer par faire le toucher rectal ; parfois une simple dilatation de l'anus ou une section de bride suffira pour le guérir.

b) *Dyschésie et spasme rectal.* — Sous l'influence d'une rectite, d'hémorroïdes, d'oxyures, il peut se produire du spasme (sphincter, releveurs) ; d'où constipation chronique.

Les vers intestinaux jouent d'ailleurs dans l'infection intestinale un rôle tellement important, qu'il faut toujours les rechercher et les traiter (LEO).

c) *La cause habituelle de la dyschésie est la mauvaise éducation du sujet.* — Le jour où le bébé est « réglé » par la nourrice, il s'entraîne à faire de la dyschésie ; l'enfant devrait aller à la garde-robe comme bon lui semble, c'est-à-dire trois fois par jour environ. Dès que la nourrice veut réduire la défécation à une selle par jour, la dyschésie commence. Elle se continue le jour où l'enfant est bousculé par sa mère avant de partir à l'école ; la mère prend soin de lui faire absorber — trop rapidement — son déjeuner, mais ne prend pas soin de lui faire vider l'intestin, ce qui eût été plus important. En pension, la jeune fille redoute d'entrer aux lavatories nauséabonds ou rares. En un mot, toute cause qui crée l'habitude de retenir le besoin de défécation fait perdre ce besoin ; ainsi·

commence la dyschésie. A cette époque initiale, le malade peut encore
guérir, sans jamais connaître lui-même, ni transmettre à ses descendants,
l'état stercorémique ou maladie de Lane. Il lui suffit parfois d'absorber de
l'huile de paraffine ou se servir du cône rééducateur de DRAPIER pour
récupérer le réflexe rectal et obtenir des selles bi-quotidiennes ; c'est,
en effet, une erreur de croire que la selle uniquotidienne soit physiologique. « Le sauvage va trois fois à la garde-robe par jour ; il bénéficie
« du réflexe post-prandial parce qu'il n'est gêné par aucune convention
« sociale et peut s'accroupir au milieu des bois. » (A. LANE.)

EFFETS DE LA STASE INTESTINALE SUR LES DIFFÉRENTS APPAREILS
ET LES DIVERSES FONCTIONS

a) *Troubles hépatiques*. — Les produits de la digestion, les microbes
et toxines qui les accompagnent sont résorbés dans l'intestin grêle, le
cæcum et le côlon droit. Par l'intermédiaire de la veine-porte, ils passent
dans le foie qui joue vis-à-vis d'eux un rôle modificateur, purificateur,
antitoxique, antiseptique ; un certain nombre de microbes et de toxines
sont détruits ou transformés en des substances inoffensives. Ils sont éliminés ou détruits par les organes excréteurs : reins, poumons, peau, thyroïde ; le surmenage de ces organes aboutit à l'irritation, à l'inflammation,
à la destruction des éléments glandulaires et à l'insuffisance de leur
fonction. C'est ainsi qu'une partie des colibacilles éliminés par la bile
infectent les voies biliaires (cholécystites catarrhale ou calculeuse) ; les
calculs sont dus, d'une part à la *cholestérinémie*, d'autre part à l'infection et à la *précipitation des sels biliaires* qui s'agglomèrent autour des
cellules épithéliales desquamées. L'infection des cellules conjonctives
autour des canalicules, provoque la production du tissu embryonnaire
qui peut se transformer en tissu fibreux et expliquer, en dehors de l'al-
coolisme et du paludisme, le début d'une cirrhose biliaire d'origine
stercorémique.

b) *Troubles thyroïdiens*. — La thyroïde, comme le foie, transforme
en partie les toxines venues de l'intestin. Si elle est surmenée, irritée,
enflammée par la stercorémie chronique, ses sécrétions se trouvent
exagérées ou ralenties (hyperthyroïdisme ou hypothyroïdisme).

c) *Troubles des surrénales, de l'hypophyse, etc.* — Ces systèmes glandulaires agissent sur l'intestin ; les toxines intestinales, de leur côté, exercent une action sur les tissus de ces organes dont la fonction se trouve
ainsi excitée ou rendue insuffisante par la stercorémie chronique. La *peau
est pigmentée* au niveau des plis de flexion des membres, autour de la
base du cou, des paupières, au périnée, etc...

d) *Modifications des seins.* — La stercorémie chronique peut produire de la **mammite** chronique et la maladie kystique des mamelles qui *favorisent la production du cancer.* Personnellement, j'ai remarqué *que la plupart des femmes atteintes de mammite chronique ou d'adénome, présentaient de la S. I. C.* Il est bon de faire radioscoper le tube digestif des femmes qui se plaignent de névralgies mammaires ou de mammite.

« La mammite est le baromètre de l'auto-intoxication intestinale » (LANE). L'induration commence dans le sein gauche, à la partie supérieure et extérieure ; elle s'étend progressivement à la totalité d'un organe, puis envahit celui du côté opposé. La dégénérescence kystique des seins ou le cancer peuvent survenir plus tard. Souvent la malade ne soupçonne pas l'état dégénératif de ses mamelles, il faut le rechercher. Après l'opération, ou le traitement intestinal efficace, la glande reprend sa forme et sa souplesse.

e) *Troubles du pancréas.* — La pancréatite chronique est fréquente au cours de la S. I. C. C'est pour cette raison qu'elle coïncide très souvent avec les lésions biliaires : angiocholite, cholécystite, simple ou calculeuse ; cette *pancréatite chronique*, facile à reconnaître au cours des opérations sur le tube digestif, peut aboutir au *cancer du pancréas.* Il est vraisemblable que l'épithélioma de la tête du pancréas a généralement été précédé par une période de pancréatite.

f) *Dyspepsie.* — Les coudures de l'intestin troublent le péristaltisme du transit digestif, et font poser une foule de diagnostics faux : gastralgie, cholécystite, ulcus gastrique, appendicite, etc.

g) *Auto-intoxication et sub-infection.* — La résorption des toxines dans le segment iléo-colique du flanc droit produit des troubles d'auto-intoxication et d'insuffisance poly-glandulaire, que l'on attribuait jadis à l' « arthritisme » et qui déterminent les névralgies, la migraine, l'hépatisme, le rhumatisme, l'éclampsie puerpérale, le diabète, etc.

h) *Amaigrissement.* — Les stasiques se plaignent de dépression, d'anémie, de fatigue constante, de découragement, de paresse, de frilosité. La première conséquence de l'auto-intoxication est la disparition de la graisse au niveau des seins et autour des viscères. Cet état amène une apparence de *sénilité précoce* et accentue la ptose.

i) *Constipation.* — La rareté des selles est la règle ; les trois quarts des stasiques ne vont à la selle qu'avec des lavements et laxatifs (nuisibles) ; nombre d'entre eux ont des alternatives de constipation et de diarrhée ; enfin, certains vont à la selle tous les jours, mais évacuent leur trop-plein rectal et conservent un résidu, véritable rétention fécale incomplète, analogue à la rétention urinaire chronique du prostatique.

La constipation est plus accentuée chez la femme, car la perte de la graisse pelvienne amène la rétro-déviation utérine. Quand la malade fait effort pour évacuer le rectum, elle refoule le fond de l'utérus congestionné vers le sacrum. Par « cercle vicieux », la constipation provoque la rétro-déviation, et la rétro-déviation produit la constipation.

j) *Viscéroptose*. — La disparition de la graisse abdominale amène la chute de tous les viscères : estomac, côlon, rein, foie, utérus. La viscéroptose amène souvent la S. I. C., et la S. I. C. amène la viscéroptose ; c'est l'état pathologique le plus difficile à corriger ; c'est lui qui est cause des guérisons incomplètes et fréquentes après les opérations.

k) *Troubles de la peau*. — L'amaigrissement est une cause de laideur, de fatigue, *de vieillesse précoce*. La perte de la graisse et des muscles entraîne l'apparition des rides, la saillie des os, la chute des seins. La peau durcit, raidit, s'amincit, *se pigmente* dans les zones de pression ou de friction, au niveau des paupières. Le cou prend une couleur brun-chocolat. La peau du ventre et celle des cuisses prennent une teinte foncée. La sueur des aisselles et des plis génito-cruraux dégage une odeur forte. Le prurit et bon nombre de dermatoses s'observent souvent.

La S. I. C. « salit » le teint, enlaidit les formes et les contours. Les cheveux tombent, les poils se développent sur les joues, le menton et la face postérieure des avant-bras.

l) *Anorexie. Agénésie*. — Sir Arbuthnot Lane dit que chaque sujet oppose à la toxine intestinale une résistance différente et que cette différence est révélée par la couleur des cheveux : plus la chevelure est foncée, moindre est le pouvoir de résistance à l'auto-intoxication et plus nets sont les troubles qui en sont la conséquence. Les roux sont les plus résistants (surtout le roux vénitien). Les bruns, les plus éprouvés. L'inappétence sexuelle accompagne l'inappétence alimentaire et disparaît très vite chez la femme après l'opération. Toutefois, chez deux de nos colectomisés masculins, l'agénésie a persisté après l'opération.

m) *Troubles circulatoires*. — Les toxines agissent sur le myocarde, les vaso-moteurs, les glandes cutanées, etc... Les hématies sont détruites, d'où cyanose. Ces troubles de la circulation déterminent le refroidissement des extrémités. Le nez, les oreilles, les mains, les pieds, la peau deltoïdienne sont froids. La peau du dos et de la partie supérieure de l'avant-bras est épaissie, infiltrée, œdémateuse ; sa couleur est cyanotique, parfois couverte d'acné.

Cet état peut, chez la jeune fille, rendre le port de la manche courte impossible. La peau de l'avant-bras est moite, les doigts bleus et cyanotiques, les engelures fréquentes. Le sujet se plaint d'avoir froid aux genoux, même quand la température ambiante est douce. Ces personnes aiment le temps chaud et les hautes altitudes ; elles se trouvent mal du séjour au bord de la mer et des saisons froides. Dans certains cas, on peut constater tous les symptômes de la *maladie de Maurice Raynaud* à tous ses degrés.

n) *Atrophie musculaire*. — Le système musculaire dégénère, les muscles volontaires s'amollissent et le sujet recherche les positions de repos. Dans le jeune âge, les muscles atrophiés produisent les déformations : *scoliose, pieds plats, genu valgum*. La paroi abdominale est molle et soutient mal les viscères, d'où *gastro-coloptose* précoce.

o) *Dysménorrhée*. — L'utérus s'abaisse, il tombe en arrière ou se plie en avant, les ovaires s'atrophient ou deviennent *scléro-kystiques*, d'où troubles menstruels. L'hystérectomie, jadis souvent faite à tort chez ces malades, accentuait les troubles toxiques et les malaises. *L'ovariotomie pour ovaires kystiques est non seulement inutile mais nuisible*. Que d'opérations gynécologiques suivies d'insuccès dans ces conditions !...

p) *Insuffisance cardio-rénale*. — Les reins sont plus ou moins insuffisants, l'épithélium rénal s'altère, par suite de l'élimination prolongée des toxines intestinales ; suivant les cas, il y a hypotension (chez la femme) ou hypertension (chez l'homme). La radioscopie du thorax montre souvent des déformations du cœur et de l'aorte. Si le sujet est syphilitique, les chances d'altération des vaisseaux thoraciques sont encore accrues. L'opération intestinale (libération, court-circuit ou colectomie) ramène la pression sanguine au voisinage de la normale.

q) *Insuffisance respiratoire*. — La respiration est courte, soit par action directe sur les muscles respiratoires, soit par suite des troubles cardio-vasculaires. Les sujets ont la poitrine étroite, la figure mince et respirent par la bouche. L'insuffisance nasale est fréquente. Nombre de ces malades subissent des opérations nasopharyngées. La spirométrie montre que la capacité respiratoire est diminuée. La spiroscopie doit d'ailleurs être conseillée à tous ces malades, qu'ils soient traités médicalement ou chirurgicalement, si on veut voir le sujet se développer. L'application d'un appareil dilatateur du palais est indiquée chez les jeunes sujets, après le curage des adénoïdes.

r) *Troubles nerveux*. — L'influence déprimante de la stercorémie sur le système nerveux est très marquée. Le sujet est aboulique, déprimé, neurasthénique. Il ne peut travailler ni physiquement, ni mentalement. Du fait de la stercorémie, il y a donc chez le sujet une perte mentale, matérielle et sociale importante. Celui-ci éprouve des céphalées, tantôt tolérables et vagues, tantôt violentes et insupportables ; ces céphalées s'accompagnent parfois de vomissements, au point de simuler une tumeur cérébrale. La migraine est fréquente. L'insomnie et les cauchemars sont la règle ; le sommeil n'est pas réparateur. Le malade se sent fatigué au réveil. Il somnole et dort pendant toute la journée. Au contraire, énervé le soir, il s'endort difficilement. Si on lui ordonne le repos, la position horizontale, le massage et la suralimentation, si on favorise l'évacuation de l'intestin par l'huile minérale, il peut engraisser. Mais s'il reprend la station verticale, et ses occupations, l'amaigrissement se reproduit. On observe souvent des névralgies du trijumeau ou du sciatique, des douleurs rhumatismales.

s) *Arthropathies*. — Les articulations réagissent à la toxi-infection entérogène sous forme de rhumatisme déformant, rhumatisme de Poncet, ou tuberculose ostéo-articulaire.

t) *Troubles infectieux*. — La résorption des microbes prédispose aux maladies infectieuses, provoque une sub-infection chronique (température 37°8) ; gingivite, coli-bacillurie, pyélonéphrite gravidique, mammite. Enfin, localement, cette résorption amène des accidents d'irritation ou d'infection : entéro-colite, appendicite, diverticulite, angiocolite, cholécystite, colite ulcéreuse, ulcus gastrique ou duodénal, etc. L'infection de l'organisme est précoce et est due à la résorption des microbes déglutis avec les aliments, microbes qui, normalement, s'éliminent par les selles. L'infection débute par la muqueuse du naso-pharynx, sous forme de végétations adénoïdes, d'hypertrophie amygdalienne. Les ganglions du cou sont d'abord infectés par des microbes banaux et plus tard, s'il y a déchéance physiologique, par le bacille tuberculeux. La muqueuse buccale s'enflamme ; on observe de la *gingivite* avec chute des dents (pyorrée). Les infections digestives sont fréquentes, depuis l'appendicite, la cholécystite, l'angiocholite, la pancréatite jusqu'au cancer. Les bacilles peuvent passer de l'intestin dans les urines (*colibacillurie*). Pendant la grossesse, elle peut être le point de départ d'une *pyélonéphrite gravidique*.

La grossesse peut, en relevant l'intestin, corriger les coudures, de sorte qu'une stasique gravide peut récupérer la santé pendant la grossesse, mais généralement les troubles se reproduisent dès qu'elle a accouché. « On pourrait peut-être conseiller la grossesse aux jeunes filles qui souffrent de ptose, mais l'état social actuel ne permet pas toujours d'appliquer ce traitement » (Lane).

La tuberculose intestinale peut s'observer ; elle débute par la terminaison de l'iléon, immédiatement au-dessus de la coudure de Lane ; elle peut s'étendre au péritoine, au mésentère, au segment iléo-cæcal. L'infection bacillaire part de la fin de l'iléon où les bacilles stagnent, parce que mal drainée ; cette infection bacillaire peut passer directement dans l'organisme et atteindre le médiastin, le poumon, les os, les articulations, les surrénales (maladie d'Addison).

DIAGNOSTIC

Nombre de médecins ignorent la S. I. C. parce que, pendant leurs études, ils ne l'ont pas observée à l'hôpital. Dans les services hospitaliers, le médecin considère ces malades comme des sujets non intéressants, car ce sont des chroniques, des geignards, sans gros symptômes morbides. On n'accepte pas d'hospitaliser un malade pour une constipation chronique, des migraines ou des troubles digestifs tolérables. On le traite de neurasthénique, migraineux, dyspeptique, et on le renvoie à ses misères. Les malades « intéressants » des hôpitaux sont les sujets gravement atteints, ceux auxquels on ne peut plus rien faire au point de vue « thérapeutique médicale ». « Vouloir apprendre la S. I. C. sur une table d'au-« topsie, c'est vouloir étudier l'architecture d'une époque d'après les ruines, « alors que l'incendie a détruit l'édifice » (ARBUTHNOT LANE). Les chroniques qui meurent dans nos hôpitaux, sont des tuberculeux, des cancéreux, des artério-scléreux, des addisoniens, glycosuriques, brightiques, dont le mal initial a pu être la maladie de Lane, mais qui, au moment où on les observe, présentent *les dernières lésions qui ont causé la mort, tandis que celles de la maladie originelle passent inaperçues.*

Les stasiques sont pourtant très nombreux. Il suffit de penser à eux pour les découvrir, parmi les « chroniques » qui peuplent les cabinets médicaux et les diverses stations thermales, qu'ils choisissent suivant le trouble prédominant. Les *gastrologues* les soignent pour ulcus ou entérite. Les *gynécologues*, pour salpingite, ovaire kystique, rétroversion, aménorrhée, dysménorrhée, stérilité, hémorragie, frigidité. Les *urologues*, pour rein mobile, bactériurie, pyélonéphrite gravidique. Les *orthopédistes*, pour scoliose ou pied plat. Les *bandagistes* essaient sur eux tous les modèles de sangles, de ceintures et de pelotes. Les *dentistes* les soignent pour pyorrhée alvéolo-dentaire et corrigent leurs déformations dentaires (avec raison). Les *laryngologistes* leur enlèvent les amygdales, les adénoïdes, les cornets, la cloison nasale, mesures justifiées par l'insuffisance nasale, respiratoire, et par les infections chroniques de l'arrière-gorge. Les *dermatologistes* les traitent pour prurit, acné, hypertrychose, calvitie précoce, engelures, sueur malodorante. Les spécialistes *opothérapiques*, pour insuffisances thyroïdienne, surrénale, ovarienne, hypophysaire, etc... Les *neurologues* sont consultés pour céphalées, insomnie, irritabilité, dépression, et concluent à neurasthénie, hystérie, etc... Les *vaccinothérapeutes* les soignent pour la bactériurie ou la furonculose.

Nous suivons ces malades chez le *radiologue* qui les examine pour lésion gastrique et omet parfois de faire l'examen du transit intestinal complet.

Nous retrouvons ces malades dans les stations thermales : à *Vichy*, ils soignent leur hépatisme ou leur estomac ; à *Luxeuil*, leurs troubles utéro-ovariens ; à *Châtelguyon*, à *Plombières*, la constipation ou l'entérite ; à *Bourbon-l'Archambault*, à *Aix*, leurs arthralgies, leurs rhumatismes ; à *Uriage*, leurs affections cutanées ; à *Divonne*, ils se font doucher, masser ; à *Évian*, à *Vittel*, ils soignent leur insuffisance rénale ; à *La Bourboule*, au *Mont-Dore*, leur insuffisance respiratoire ou leur adénite trachéo-bronchique. En *Suisse*, ils pullulent dans les maisons de régime, où ils cherchent à engraisser.

Leur histoire pathologique enfin s'agrémente de quelques *opérations chirurgicales* : hystéropexie, hystérectomie, mammectomie, ovariotomie, isophénalisation des glandes sexuelles (très bon), gastro-entérostomie et surtout appendicectomie. Ces traitements ne sont suivis d'aucune amélioration.

Le poison stercorémique touchant tous les organes, il est naturel que, suivant que tel système est plus touché que tel autre, la malade consulte un spécialiste plutôt qu'un autre.

Pour que le diagnostic de la S. I. C. soit posé, il suffit d'y penser. Chez tout malade qui présente des phénomènes d'auto-intoxication, un état subfébrile, des troubles d'insuffisance glandulaire ; chez tous les sujets catalogués arthritiques, dyspeptiques, anémiques, nerveux, neurasthéniques ; chez ceux où on relève des céphalées, des migraines, des troubles digestifs et de la constipation ; chez nombre de tuberculeux pulmonaires ou articulaires ; chez nombre de brightiques, de glycosuriques, basedowiens, il faut systématiquement avoir recours à la radioscopie intestinale, de même qu'il faut penser aux *vers intestinaux* et faire l'examen microscopique des selles.

Ce que le radiographe doit communiquer au chirurgien et au médecin a propos d'un gastro-entéropathe. — 99 fois sur 100, les renseignements fournis par le radiographe, quelque compétent qu'il soit, sont inutiles ou insuffisants. Cette lacune de l'examen radiographique ne tient pas au radiographe lui-même, mais à l'insuffisance des renseignements qui lui sont demandés par le médecin traitant. Il faut que le radiographe fournisse les renseignements suivants :

a) Comment fonctionne l'estomac. Modifications de son image. Durée de son évacuation.

b) Quel est le diamètre du duodénum, son mode d'évacuation, ses déformations constatées en série ? Mode d'évacuation qui est en rapport avec l'angulation duodéno-jéjunale et la stase iléale.

c) Comment se remplit et se vide l'iléon terminal ? Cet iléon terminal

est-il dilaté, coudé, épaissi? Est-il rempli par une grosse masse opaque
et rapidement, ou au contraire par une image opaque normale?

La masse barytée qui séjourne dans l'iléon reste-t-elle 3, 6, 12, 18 heures?

d) Quel est l'état du cæco-côlon? Le cæcum est-il distendu, mobile,
abaissé, déformé? A quelle heure se remplit-il? Est-il vidé au bout de
18, 24, 36, 48 heures? Est-il maculé de taches claires correspondant à
des sécrétions muqueuses exagérées?

e) État du côlon transverse. Quelle est sa forme? Quel est son degré
d'abaissement? Atteint-il le pubis, le fond du bassin? Quel est le degré
d'angulation des coudes hépatique et splénique? En cas d'angulation aiguë
les segments qui forment ces angles sont-ils isolables ou non? Autrement
dit, y a-t-il symphyse en canon de fusil des branches droite et gauche du
côlon transverse avec le côlon ascendant et descendant?

f) Quel est l'état de la sigmoïde? Est-elle allongée, dilatée, déformée?
Y a-t-il des diverticules? Y a-t-il méga-côlon? Dolicho-côlon?

g) Quel est l'aspect du cæco-côlon dans sa totalité? *Est-il complètement vidé en 48 heures?* Y a-t-il des points spécialement dilatés, allon-
gés, barytés, décolorés ou rétrécis?

Le radiographe doit donner un lavement opaque et un repas baryté.
Les deux modes d'exploration sont nécessaires.

Pour être complet, l'examen devra s'accompagner d'une *radiographie*
du côté droit, indiquant la présence des calculs du rein, de l'uretère et,
si possible, de la vésicule (rarement visibles). L'examen du *thorax* indiquant l'état des ganglions médiastinaux, l'existence ou l'absence d'ectasie
ou de déformations aortiques, le degré de clarté des poumons.

Le radiographe devra recommander au malade de ne prendre *ni purgatif, ni laxatif, et surtout pas d'huile minérale pendant dix jours avant
l'examen.* D'un autre côté, un lavement évacuateur pris la veille (eau
et extrait glycériné de bile) est indispensable.

Étant donné que ces examens sont longs et coûteux, il n'est peut-être
pas toujours possible au radiographe de les exécuter; toutefois, il est
indispensable qu'il donne au chirurgien les renseignements suivants :

a) Quel est l'état de l'estomac?

b) La fin de l'iléon se remplit-elle en masse, et combien de temps
après la prise du repas baryté se vide-t-elle?

c) En combien de temps le cæco-côlon est-il vide?

d) En combien de temps le gros intestin est-il évacué en totalité?

PRONOSTIC

Que deviennent les stasiques non traités?

La S. I. C. *diminue l'individu* et réduit son potentiel de 20 à 80 p. 100;

c'est un frein permanent à son activité physique, intellectuelle et morale. Elle raccourcit la vie, prédispose à la vieillesse précoce, à l'artério-sclérose, au brightisme, à l'éclampsie, au diabète, et surtout au cancer et à la tuberculose.

TRAITEMENT

Traitement médical. — Avant d'opérer un stasique, le médecin commencera par examiner l'anus, le rectum ; il pourra découvrir de ce côté soit une *bride* congénitale, des *hémorroïdes*, une inflammation rectale dont la guérison, suivie de rééducation, amènerait le retour des fonctions intestinales. Si cet examen est négatif, le médecin devra rechercher les *vers intestinaux*. Si cette recherche est négative, il ordonnera d'abord un traitement médical qui comprendra l'hygiène alimentaire, le régime végétarien, le massage et la gymnastique abdominale, respiratoire, la spiroscopie, la reptation, la spondylothérapie (LEBON, AUBOURG), une cure à Châtelguyon, Plombières ou Vichy. En tout cas, il prescrira l'absorption de *bile* et surtout de *paraffine ;* l'huile minérale sera prise par cuillerée à soupe pour l'adulte, une heure avant chaque repas, par cuillerée à café pour l'enfant. Il est indispensable de ne pas la prendre à jeun, sinon le malade est exposé à déplorer des fuites graisseuses dans ses vêtements. Au contraire, en la consommant pendant les repas, elle est intimement mêlée aux aliments et assure des garde-robes quotidiennes ou bi-quotidiennes sans aucun inconvénient. Prévenir le malade que le résultat n'est pas immédiat, mais surviendra au bout de quelques jours ou quelques semaines, de façon qu'il ne soit pas découragé. Conseiller l'absorption de bile et d'antiseptiques intestinaux. Les stasiques sont tous des insuffisants polyglandulaires. Tous sont justiciables de l'indocrinothérapie, toute leur vie. Ils sont justiciables de la *sympathicectomie chimique* dans tous les cas où le chirurgien trouve une excuse pour découvrir leurs glandes sexuelles, en même temps qu'il pratique une opération dans le voisinage ; chez l'homme porteur d'une hernie inguinale, d'une hydrocèle, d'une varicocèle, etc., chez la femme opérée d'appendicite, d'hystéropexie, etc...

Quand la S. I. C. s'accompagne d'insuffisance polyglandulaire, le médecin devra rechercher quelles sont ces insuffisances et s'il n'y a pas lieu d'associer à l'huile minérale un *traitement thyroïdien*, ovarien, surrénal, hypophysaire, etc...

Rechercher et traiter toujours les vers intestinaux, source fréquente d'infection (LÈS).

Le port d'une bonne *ceinture hypogastrique* bien placée et bien faite est souvent utile.

Rééduquer l'intestin *par l'introduction post-prandiale d'un cône rectal* (DRAPIER) qui réveille le besoin de défécation.

Chez les stasiques, le *psychisme* est aussi déséquilibré que l'abdomen; il faut donc rééduquer ces malades mentalement.

Huile minérale, gymnastique abdominale et respiratoire, station horizontale, pendant une heure après les repas, ceinture hypogastrique, *psychothérapie*, voilà le résumé du traitement médical. Il jouera un rôle important chez TOUS les malades, même s'il faut les opérer ensuite, et cela pour deux raisons : d'abord parce que le sujet est singulièrement remonté avant l'intervention s'il pratique la gymnastique, le massage, etc.; ensuite, une fois l'opération faite, le sujet continuera son traitement médical qui est nécessaire pour ramener un état de santé normal.

Traitement chirurgical. — Quatre points sont à considérer :

a) Le moment où le traitement médical doit céder le pas au traitement chirurgical;

b) Le choix de l'intervention;

c) Le danger des différentes interventions; résultats immédiats;

d) La valeur de chaque traitement d'après les résultats éloignés.

QUAND FAUT-IL PASSER DU TRAITEMENT MÉDICAL AU TRAITEMENT CHIRURGICAL? — Attendre d'abord l'échec d'un traitement médical sérieux à moins que la maladie ne soit trop avancée pour permettre une expérience nouvelle; à moins que la situation sociale du sujet l'oblige à travailler le plus tôt possible; mais presque toujours ce traitement médical est utile, car même en cas d'échec ou d'insuffisance, *il prépare l'intervention* et en *complète les effets. Il doit être suivi pendant des mois, des années* après l'opération.

L'indication opératoire ne se pose pas sur un seul élément clinique, mais sur l'ensemble des symptômes.

Nous ne posons pas l'indication opératoire sur la seule *constatation radiologique;* il y a des retards de transit peu prononcés qui s'accompagnent d'accidents stercorémiques sérieux et des retards prolongés avec peu d'intoxication; chaque sujet ne réagit pas de la même façon vis-à-vis de la toxine intestinale ou d'un obstacle mécanique; il est des individus très éprouvés par un faible retard, parce que naturellement peu résistants; doués d'une faible vitalité, ils ne peuvent supporter la moindre stercorémie. Ils se défendent mal et doivent être opérés de suite. Inversement, des sujets vigoureux supportent très bien le retard du transit. Toutefois, un retard prononcé, par exemple 10, 20 heures, et à plus forte raison 24 heures dans l'iléon, 48, 72 heures dans le cæcum, sont des indications formelles; jamais aucun traitement médical ne pourra améliorer des cas semblables.

Inversement, il est des malades très intoxiqués par un retard beaucoup moindre. Il faut pourtant les opérer.

Il faut opérer les malades dont tout le côlon reste plein pendant 48 heures et à plus forte raison pendant trois jours.

Les affections chroniques dues à la stase peuvent nécessiter l'opération. La stercorémie chronique produit la mammite, le rhumatisme déformant, certains diabètes sucrés, certaines néphrites, gingivites, troubles nerveux; dans ces maladies chroniques toxi-infectieuses, il sera bon de rechercher, par la radio, s'il y a de la stase; si la recherche est positive, il faudra opérer. Généralement, c'est plutôt pour des troubles digestifs cutanés, nerveux ou généraux, que le malade consulte et pour lesquels on opère. Indépendamment de la stase vue aux rayons X et des troubles toxiques d'ordre général, les indications opératoires viennent des troubles mécaniques (coliques, entérite), des déformations de l'intestin, de l'abaissement prononcé du cæcum, de la présence d'un dolicho-côlon, de l'existence de diverticulite ou de l'infection rebelle de l'intestin (colite simple ou ulcéreuse).

Quelle opération devra-t-on faire subir au malade ? — On peut choisir entre les procédés suivants :

Section des brides, colo-cæcopexie, cæco-plicature, court-circuit (iléo-sigmoïdostomie ou cæco-sigmoïdostomie), colectomie (partielle ou totale). Chacun de ces traitements a ses indications.

Quant à l'*opération la plus souvent indiquée* (7 fois sur 10), c'est la libération du côlon; intervention délicate, longue, mais non mutilante et sans danger : elle consiste à combiner la résection de l'appendice et la section des différentes brides coliques et iléales. Parmi ces brides, la plus constante est la première en date et la dernière comme siège (*the first and the last kink*), c'est la *coudure et la bride iléo-sigmoïdienne;* il faut la couper. Le tout n'est pas de couper, *il faut réparer;* opération plus délicate que de faire une colectomie totale. Cette réparation est plus difficile que la libération qui la précède. Nous la décrirons ultérieurement (fasc. VII). Après la cololyse, vient, comme importance, le court-circuit (iléo ou cæco-sigmoïdostomie), puis la colectomie.

L'examen bactériologique des brides et de l'épiploon donne souvent des résultats affirmatifs. Mis dans un bouillon, ce dernier nous a toujours donné des cultures positives. Pour cette raison, nous baignons de filtrat toutes les surfaces cruentées d'un péritoine, après cololyse.

Si le court-circuit est insuffisant on peut, six mois ou un an plus tard, faire une colectomie totale secondaire qui ne fait courir aucun risque. La mortalité, pour cette opération dédoublée, est quasi nulle.

Si donc je devais résumer, en deux mots, la thérapeutique actuelle de la constipation, je dirais :

Pour constipation médicale : rééducation, huile de paraffine et vaccin buccal.

Pour constipation chirurgicale (ou maladie de Lane) : cololyse, cæco-sigmoïdostomie, colectomie partielle ou totale.

La colectomie est indiquée une fois sur cinq, après échec de la cololyse ou du court-circuit, et d'emblée dans les cas graves, soit par l'extrême retard du transit, soit par l'existence de complications concomitantes : tuberculose, glycosurie, albuminurie, colite grave, diverticulite, dolicho-côlon, méga-côlon, etc...

Quelle que soit l'intervention, la vaccination pré et post-opératoire, isophinalisation des glandes sexuelles (DOPPLER) l'attouchement péritonéal au filtrat, sont employés dans tous les cas.

QUELQUES OBJECTIONS FAITES A LA COLECTOMIE TOTALE

La plupart des réponses que je vais donner sont empruntées à l'article de Sir ARBUTHNOTH LANE (*Presse médicale*, 3 août 1921); elles seront, pour la plupart, copiées textuellement.

1° SUR QUOI BASE-T-ON LE TRAITEMENT CHIRURGICAL DE LA S. I. C. ?

a) Sur l'échec du traitement médical et physique ;

b) Sur le degré ou la nature de la stase vue aux rayons X ;

c) Sur la réaction de l'organisme vis-à-vis de l'auto-intoxication.

Il faut ces trois éléments réunis pour que le traitement chirurgical soit décidé.

Le traitement médical consiste en absorption de paraffine, massage abdominal et général, régime, administration d'extraits glandulaires (thyroïdine, hypophyse, extraits biliaires); psychothérapie, rééducation, vermifuge (LÉo), vaccins intestinaux, stations thermales. Si, après une tentative de traitement médical, on observe un résultat insuffisant ou nul, il faut avoir recours à la chirurgie. Sans doute, il y a parfois des circonstances exceptionnelles qui empêchent tout sursis à l'opération : l'accentuation des troubles, la nécessité où le malade se trouve de travailler pour gagner sa vie, ne permettent pas de se livrer à des essais thérapeutiques, peut-être inutiles. D'ailleurs, si le diagnostic est net et la stase très accentuée, plus tôt la libération des brides, le court-circuit ou la colectomie seront faits, plus jeune sera l'opéré, et meilleurs seront les résultats éloignés, parce que les altérations des organes glandulaires, endocriniens, nerveux, vasculaires, ne sont point encore profondes, tandis

que si l'on opère « un vieux stasique », un infecté, un malade ancien
dont le système nerveux, la thyroïde, les ovaires, les surrénales, l'hypophyse, la rate, les vaisseaux, les tissus glandulaires sont déjà altérés, il
faudra un temps beaucoup plus long pour lui rendre une santé normale
ou meilleure.

2° Pourquoi supprimer le gros intestin, qui est un organe utile ? —
Utile, oui, s'il est normal, mais qui devient un organe toxique, septique,
dangereux, dès que la stase chronique l'a altéré, allongé ou dilaté : d'ailleurs, le chirurgien qui supprime l'utérus, l'ovaire, la thyroïde, la vésicule, l'estomac, supprime des organes plus utiles, et cela ne lui laisse
aucun scrupule ; pourquoi ?

3° La colectomie est-elle une opération grave? — Non. Actuellement
que la technique est bien « au point », on observe 3 p. 100 de morts,
pas plus.

4° Pourquoi, après colectomie, faire une anastomose bout a bout iléo-
sigmoïdienne et non une anastomose latéro-latérale, qui est plus facile?
— Parce que les deux culs-de-sac intestinaux s'allongent peu à peu et
provoquent des troubles.

5° Pourquoi ne pas faire une simple hémi-colectomie droite ou gauche
qui ménage la moitié seulement du côlon? — L'hémi-colectomie est plus
rapide, plus facile, plus bénigne et produit moins de troubles intestinaux
immédiats, elle est *très souvent indiquée*. Mais elle doit supprimer les coudures splénique, hépatique, etc., en sectionnant en même temps les brides
qui s'y trouvent ; en cas de dolichocôlon, il faut enlever le long côlon
sinueux et « résorbant », source de toxémie. D'ailleurs, chez les hémi-
colectomisés, j'ai été obligé, parfois, de faire secondairement, mais très
rarement, la colectomie totale, complément opératoire bénin et efficace.
Dans les cas de dolichocôlon, de colite ulcéreuse ou de graves complications générales, telle que : néphrite, diabète, tuberculose, etc , ces colectomies partielles sont beaucoup plus indiquées que la totale, dont l'indication est en somme assez rare.

6° Pourquoi ne pas faire de préférence a une colectomie des cæco-
plicatures et des colopexies? — Ces petites opérations sont souvent
indiquées. Tout chirurgien doit chercher à baser son opération sur la
logique. Or, pourquoi le cæcum, le côlon ascendant, sont-ils distendus et
abaissés? Pourquoi les matières s'y accumulent-elles? Parce qu'il y a un

obstacle en aval de ces deux organes, obstacle qui correspond à l'angle splénique ou à l'angle colo-iliaque. Quel sera donc le résultat d'une colopexie, d'une colo-plicature ou d'une hémi-colectomie droite faite en amont de l'obstacle? Au début, les matières ne s'accumuleront plus dans les organes fixés ou plicaturés, le sujet sera de ce fait très amélioré, mais l'amélioration sera imparfaite ou passagère, si on ne continue pas la vaccination buccale et si on n'a pas recours au filtrat intra-péritonéal.

7° APRÈS LA COLECTOMIE, LA STASE SE REPRODUIT PARFOIS PAR SUITE DE L'ALLONGEMENT ET DE LA DILATATION DE L'ILÉON TERMINAL. — En général, c'est par défaut de traitement médical post-opératoire, que le médecin recommande, pendant des années, la vaccination buccale, la rééducation du rectum, l'hygiène alimentaire et générale.

8° POURQUOI NE PAS PRÉFÉRER LA CÆCO-SIGMOÏDOSTOMIE OU UNE ILÉO-SIGMOÏ-DOSTOMIE? — L'expérience a montré que l'iléo-sigmoïdostomie donnait de meilleurs résultats que la cæco-sigmoïdostomie. D'ailleurs, les courts-circuits sont en général aussi graves et moins efficaces que la colectomie; *section simple des brides*, ou *colectomie*, voilà les méthodes de choix.

9° APRÈS LA COLECTOMIE, DOIT-ON CRAINDRE LA DIARRHÉE PERSISTANTE? — Cette frayeur de la diarrhée est un mythe, un préjugé démenti par les faits. La diarrhée disparaît au bout de quelques semaines ou de quelques mois. Quand elle persiste, elle tient soit à l'infection, parfois due à une faute de technique, soit à ce que l'intestin était infecté avant l'opération et est resté infecté après vaccination.

Et d'abord, qu'entend-on par diarrhée? Est-ce l'existence de plusieurs garde-robes par jour? Si le malade se plaint d'avoir trois garde-robes par jour, il a tort, car c'est ce qu'on doit rechercher dans la cure de la constipation. On doit le rechercher par l'administration de paraffine, au besoin additionnée d'un peu d'huile de ricin, car il faut exciter l'intestin d'une façon continuelle pour assurer son drainage définitif. D'ailleurs, ces trois garde-robes par jour sont normales; c'est l'homme civilisé seul qui va à la garde-robe une seule fois par jour et souvent plus rarement; les sauvages vident leur intestin quand ils veulent et dès qu'ils ont mangé, parce qu'ils peuvent le faire n'importe où. Il y a des malades qui se plaignent encore d'alternatives de constipation et de diarrhée; or, ce sont des constipés qu'il faut rééduquer par le cône rectal de DRAPIER. Ce résultat est donc un insuccès relatif de la colectomie et tient à la présence d'adhérences péri-intestinales qui gênent le transit digestif.

Donc, le chirurgien, en principe, doit rechercher des selles molles et fréquentes (3 par jour), et non des selles solides et uni-quotidiennes. Si la diarrhée existe vraiment, se demander si cette diarrhée est due à *l'infection intestinale* antérieure à l'opération (faire des vaccins intestinaux), à des adhérences, ou à un vice de fonction de l'anastomose qu'on peut éviter par une technique correcte.

10° LA COLECTOMIE CAUSE PARFOIS LA MORT OU DES ACCIDENTS IMMÉDIATS GRAVES. — Oui, on a observé, après l'opération, trois complications : la péritonite, l'hémorragie, le shock.

La péritonite peut être due à une lésion de l'intestin (duodénum ou côlon) pendant sa libération. Il suffit de faire attention pour l'éviter. Elle tient à la section des adhérences dont les lymphatiques sont infectés. Le filtrat microbien doit baigner les surfaces cruentées par la libération. Pendant la libération de l'angle splénique, si l'opérateur fait l'hémostase du méso sans avoir bien mobilisé cette coudure, il risque de lier la paroi de l'intestin en même temps que les vaisseaux ; il reste donc dans le moignon vasculaire un copeau de paroi colique, un débris de muqueuse qui infecte le péritoine ; là encore, il suffit de faire attention pour l'éviter.

L'hémorragie ne se produit pas chez les sujets maigres, où se voient bien les vaisseaux mésentériques : on les coupe un à un avec la plus grande facilité. Mais, chez les sujets au mésentère gras, il est bon que l'opérateur lamine, avec les doigts, le pli méso-colique, de façon à ce que la ligature porte uniquement sur les vaisseaux et non sur le tissu adipeux, sinon le vaisseau pourrait se rétracter dans la graisse méso-colique et l'hémorragie secondaire pourrait se produire.

Le shock est très rare dans le service du chirurgien qui opère soigneusement, sans traumatiser l'intestin. Sans doute, il peut exister chez les sujets émaciés ou intoxiqués, et dont les glandes défensives sont insuffisantes (surrénales, thyroïde, reins, etc...); toutefois si, pendant l'intervention, on fait systématiquement une injection de sérum continue, de façon que le sujet absorbe au moins deux litres de sérum dans l'aisselle (enfoncer l'aiguille à travers les pectoraux); il n'y a pas de shock.

La transfusion du sang avant et après l'opération prévient le shock.

La diathermie pendant l'opération.

La colectomie est une opération bénigne, si on traite des malades bien préparés en état assez bon. Chez les malades cachectiques, il peut survenir, de temps en temps, une mort par shock ; mais la transfusion le raréfie dans de grandes proportions.

11° QUELS SONT LES RÉSULTATS ÉLOIGNÉS DE LA COLECTOMIE? — C'est la question la plus importante. Les deux tiers des colectomisés, non seulement guérissent de l'opération, non seulement donnent satisfaction, mais subissent une véritable résurrection. Quelques malades se plaignent, comme avant l'opération, de malaises dus à l'insuffisance rénale, de troubles hépatiques ou gastriques. La dyspepsie persistante peut être due à la gastroptose, à l'altération nerveuse ou glandulaire profonde : on ne peut refaire une maison neuve avec une maison incendiée. Or, la plupart des organismes opérés ont été « incendiés » par les poisons stercorémiques pendant de longues années ; on ne peut pas espérer qu'un colectomisé, à l'organisme délabré, va refaire, en l'espace d'une année, un foie, une thyroïde, des ovaires, du tissu cellulaire, de la graisse, etc... Il ne faut pas demander à la chirurgie plus qu'elle ne peut donner : elle supprime la cause pathologique, fait disparaître les accidents de la stercorémie, mais ne peut refaire des organes détruits ; c'est pourquoi il y a parfois des résultats insuffisants. Le jour où les indications seront posées d'une façon plus courante, donc plus précoce, le jour où la technique correcte sera généralisée, je suis convaincu que les résultats seront merveilleux et que ce sera une des plus grandes conquêtes de la chirurgie.

Quelques opérés se plaignent encore parce que trop débilités, ou nerveux ; ce sont des faibles congénitaux, des « plaintifs » par habitude, qui resteront « plaintifs », même s'ils sont mieux ; à cela, nous n'y pouvons rien, à moins de leur faire de la psychothérapie pour relever leur optimisme. On pourrait en dire autant pour beaucoup d'opérations chez les déséquilibrés nerveux. De plus, je répète que souvent les résultats incomplets sont dus à une faute thérapeutique ou technique ; or, ils peuvent être évités ainsi :

A) *Combattre l'infection intestinale persistante.* — Les sujets opérés pour colite ulcéreuse, pour entérite chronique grave, ont quelquefois la sigmoïde et la fin de l'intestin grêle dont la muqueuse reste infectée. Il faut, chez ces malades, faire des *vaccins intestinaux* avant et après l'intervention, pendant des années.

B) *Éviter la formation des adhérences péritonéales* qui se forment sur tout l'intestin grêle ; c'est une cause d'échec très importante. L'adhérence doit être « le cauchemar » du chirurgien ; il peut la raréfier dans une grande proportion de la façon suivante :

a) En faisant le moins possible de manœuvres traumatisantes,

b) En dépéritonisant le moins possible,

c) En réduisant à des petits pédicules les moignons vasculaires,

d) Avec les vaccins pré et post-opératoire,

e) En badigeonnant le péritoine de filtrat microbien,

f) En provoquant les mouvements intestinaux par l'hypophyse.

C) *Éviter la déviation ou torsion secondaire de l'anastomose iléo-sig-moïdienne :*

a) Il y a des chirurgiens peu attentifs qui, anastomosant l'iléon à la sigmoïde, lui font, par inadvertance, subir un *mouvement de rotation* sur elle-même. C'est là une des causes d'échec sérieux et qui se produit plus souvent qu'on ne croit : nous ne saurions trop attirer l'attention du chirurgien sur le temps où il fait son anastomose termino-terminale ; il est bon de jalonner soigneusement les tranches à réunir avant de commencer sa suture.

b) L'opérateur trouve l'intestin grêle trop petit ; son calibre est plus faible que celui du gros intestin ; alors, il fait une *incision en raquette*, c'est-à-dire débride l'intestin grêle sur le bord convexe. Cette façon de faire a l'inconvénient de couder l'anastomose iléo-sigmoïdienne ; or, on peut anastomoser bout à bout les deux intestins de calibre différent si l'on place des pinces-jalons sur les tranches intestinales avant de poser la suture.

c) La coudure peut se produire au niveau de l'anastomose, parce qu'elle forme des *adhérences avec l'intestin voisin*. Pour qu'il n'y ait pas adhérences semblables, il faut que l'opérateur s'ingénie à faire fonctionner l'intestin dès que le tube rectal est supprimé, c'est-à-dire dès le sixième jour. Je conseille, après l'opération, de mettre un tube œsophagien qui remonte dans l'intestin grêle bien au delà de l'anastomose. Ce tube draine les gaz d'une façon immédiate et empêche l'occlusion de se faire. Pendant que ce tube existe, l'infirmière, matin et soir, injecte un peu d'huile dans le tube et l'intestin. Le sixième jour, le tube est supprimé. C'est un moment critique : il faut que l'intestin continue à bien se drainer ; pour cela, il faut faire absorber au malade, matin et soir, une cuillerée à soupe de paraffine additionnée d'un peu d'huile de ricin ou de phénol-sulfone-phta-léine. Il est indispensable d'assurer ainsi la fonction de l'intestin dès l'ablation du tube, et cette surveillance de l'intestin doit être continuée plusieurs semaines, plusieurs mois.

Il ne faut pas se contenter d'une garde-robe par jour et en être satisfait ; il faut que le colectomisé ait trois garde-robes par jour ; il faut continuer l'usage de la paraffine absorbée au début de chaque repas.

Badigeonner le péritoine, les sutures, les adhérences coupées, avec le filtrat microbien. Vacciner le malade pendant *des semaines* avant l'opération ; pendant des mois, des années après l'opération.

La grande majorité des colectomisés sont des ressuscités, leur vie est transformée. Les migraines disparaissent, la dépression générale se transforme en gaîté, en activité. La pâleur des téguments disparaît, la pigmentation s'efface, les troubles de la peau, les troubles menstruels, tout cela s'évanouit peu à peu. Il n'est pas jusqu'à des maladies chroniques, comme le rhumatisme déformant, le rhumatisme tuberculeux, la maladie d'Addison, de Maurice Raynaud, le tic douloureux de la face, le brightisme, qui s'atténuent considérablement et, dans les cas traités au début, disparaissent.

En résumé : *il faut opérer les stasiques :*

a) Quand ils se plaignent de troubles digestifs et qu'on constate en même temps de la stase et des phénomènes d'auto-intoxication.

b) Quand, atteints de simples phénomènes d'auto-intoxication (névralgies, dépression générale, amaigrissement, malaises abdominaux, refroidissement des mains, troubles menstruels, etc...), on constate en même temps de la stase, qui est certainement la cause de ces états.

La libération bien faite des coudures intestinales suffit très souvent.

c) Quand on constate un des nombreux états pathologiques qui ont pour point de départ la stase intestinale : rhumatisme déformant, rhumatisme tuberculeux, maladie d'Addison, mammite chronique, goitre exophtalmique, maladie de Maurice Raynaud, etc., dans tous ces états pathologiques, chroniques, faire faire l'examen radioscopique de l'intestin ; s'il y a de la stase, faire une colectomie. Vous voyez les malades se remonter, s'améliorer considérablement, surtout si les lésions ne sont pas trop anciennes.

Il faut faire la colectomie :

1° Quand la libération des adhérences n'a pas guéri le malade.

2° Quand le retard intestinal est considérable, l'intestin déformé, dilaté, allongé ou malade.

3° Dans les cas où l'opération a été faite chez un sujet infecté, c'est-à-dire chez un entéro-colitique, s'il reste un bout d'intestin infecté, il est possible que les troubles entéritiques persistent en partie. Il faut, au moment de l'opération, prélever dans l'intestin enlevé un échantillon de la flore intestinale et faire de l'auto-vaccin.

4° La colectomie donne de bons résultats immédiats et éloignés sous les conditions suivantes :

a) Il faut employer une bonne technique.

b) Il faut bien poser les indications.

c) Il faut surveiller les suites opératoires pendant plusieurs mois. L'opéré doit subir la surveillance médicale, afin d'assurer le fonctionnement régulier de l'intestin, soit par l'éducation, soit par la paraffine et la vaccination. Le médecin doit corriger les différentes insuffisances dont la stercorémie chronique est l'auteur : insuffisances glandulaires, musculaire, nerveuse, rééducation psychique, etc., etc.

Technique de la colectomie totale. — Le malade sera purgé à l'huile de ricin deux jours avant l'opération. Il sera anesthésié, soit par la rachi-anesthésie, ou par la « régionale »[1] (parois et nerfs splanchniques). Pendant l'opération, un litre de sérum artificiel sera injecté sous les seins ou dans l'aisselle.

1° *Longue incision* de la paroi, à gauche de la ligne médiane.

2° *Exploration* complète du tube intestinal : estomac, duodénum, vésicule, intestin.

3° *Libération* du gros intestin. Décollement colo-épiploïque commençant à gauche et décollement colo-pariétal. Les méso-côlons sont dénudés, mobilisés, comme un mésentère. Le gros intestin est rendu aussi mobile qu'un iléon.

4° *Ligature du méso.* — Les ligatures sont posées sur des mésos réduits aux seuls vaisseaux, sans tissu cellulaire ; les mésos sont sectionnés. Le côlon et 10 centimètres d'intestin grêle sont libérés, mobilisés. L'iléon et le côlon sigmoïde sont alors « écrasés » au point de la future section à l'aide de deux pinces duodénales.

5° *Résection intestinale.* — Couper, au thermocautère, la sigmoïde entre les deux pinces ; conserver assez de cet intestin pour qu'il vienne librement, sans tirer sur l'anastomose termino-terminale. Il faut qu'il ne se présente, en avant de l'anastomose, aucune couture intestinale colo-sigmoïdienne ou recto-sigmoïdienne.

Sectionner l'iléon à sa terminaison, au thermocautère, entre deux pinces. La résection est faite.

6° *Anastomose termino-terminale iléo-sigmoïdienne.* — Examiner l'extrémité de la sigmoïde qui doit être anastomosée ; s'il y a des franges graisseuses, les lier et les enlever. Les bouts colique et iléal sont amenés l'un au contact de l'autre.

Un des deux procédés anastomotiques suivants peut être choisi :

Soit l'*anastomose bout à bout au bouton* ;

Soit le procédé classique, c'est-à-dire l'*entérorraphie termino-terminale* iléo-colique avec suture en trois plans. C'est le procédé reproduit par les figures.

7° *Réparation du méso.* — La brèche qui existe entre les deux bords mésentériques, c'est-à-dire entre le bord du mésentère et celui du côlon pelvien, est fermée par un surjet au catgut 000. Éviter les surfaces cruentées, de façon à ce qu'il n'y ait point d'adhérences intestinales. Si on ne veille pas, en effet, à la fermeture de la brèche mésentérique, on risque l'étranglement de l'intestin grêle ou la torsion de la fin de l'iléon sur son axe, d'où occlusion, coliques ou douleurs.

____

[1] Anesthésie régionale, *loc. cit.*

8° *Drainage intestinal.* — Quand la suture termino-terminale est achevée, il est bon d'introduire un tube œsophagien par l'anus. Ce tube peut pénétrer assez facilement si le chirurgien prend la précaution, pendant l'introduction, de faire injecter un peu d'huile par une infirmière. La main de l'opérateur placée dans l'excavité sus-pelvienne amène le tube sous le contrôle de la vue, dans l'anastomose iléo-sigmoïdienne. Si l'opérateur s'abstient de ce drainage permanent, la convalescence est moins euphorique.

N. B. — Avant de reporter le malade dans son lit, fixer le tube œsophagien à l'anus par un point de suture ; ce tube restera en place une semaine. L'opéré boira presque immédiatement. Si l'estomac se ballonne, s'il survient des vomissements, faire un ou des lavages d'estomac. Après la colectomie, ne pas craindre la diarrhée ; si le malade émet trois selles liquides par jour, tant mieux ; entretenir cet état d'évacuation fréquente par l'huile de paraffine et le traitement physique ; craindre plutôt le retour de la constipation.

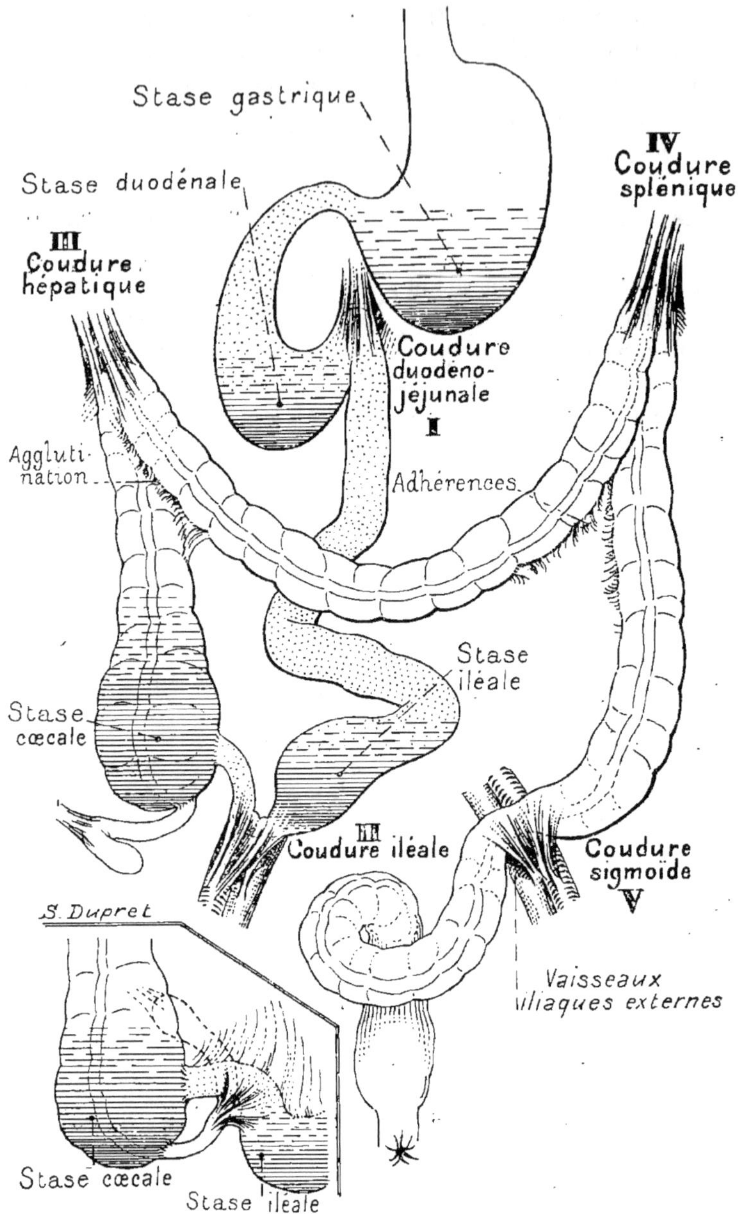

Fig. 108. — Constipation chronique. Colectomie totale.

(Schéma anatomique de la maladie de Lane). Cette figure montre les différents coudes
intestinaux, leur siège, les épaississements séro-fibreux qui en sont le point de départ, les
dilatations du duodénum, la dilatation iliaque qui coïncident généralement. Remarquer
l'ectasie du cœcum, la coudure de l'appendice, et en bas de la figure et à gauche, « l'appen-
dico-chevalet » dont la forme ascendante explique la coudure idéale qui peut guérir par la
simple ablation du vermix.

Un état semblable avec infection chronique de l'intestin nécessite une colectomie partielle.

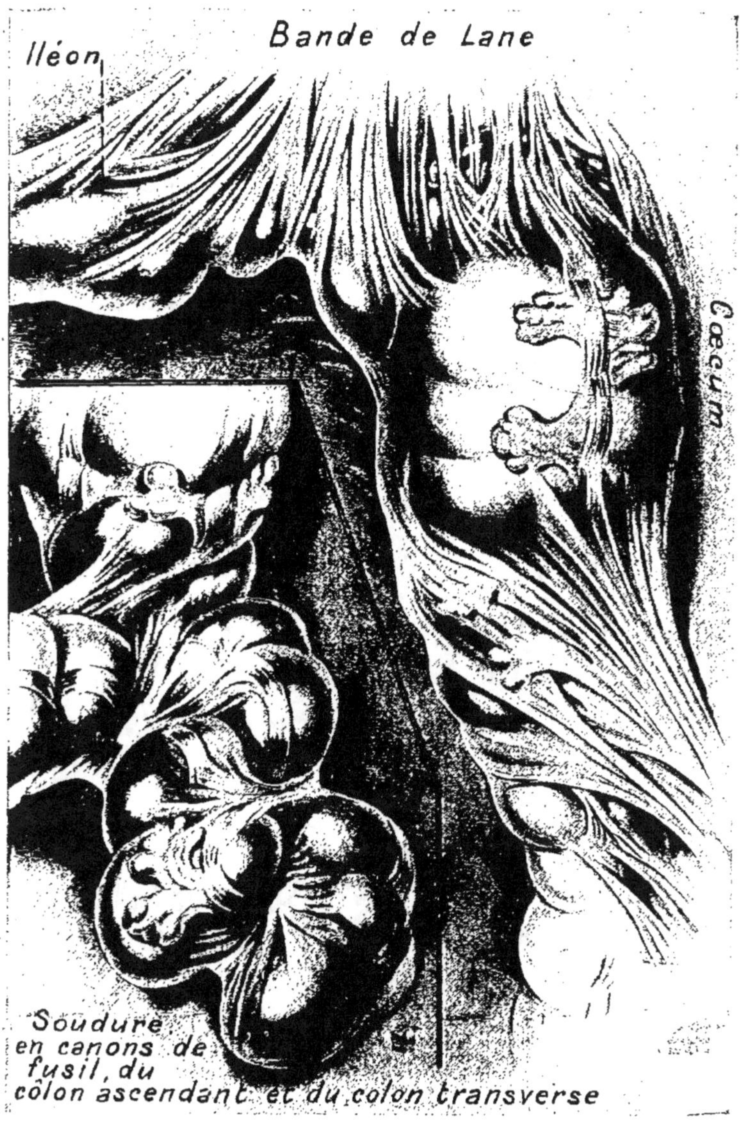

Fig. 109. — MALADIE DE LANE AVEC BRIDES MULTIPLES.

Une bande de Lane coude, rétrécit l'iléon et le fixe à la paroi pelvienne. L'iléon est dilaté en amont du rétrécissement, le cæcum dilaté et abaissé est soutenue par une membrane de Jackson. En bas et à gauche de la figure, on voit le côlon ascendant et le côlon transverse soudés en canon de fusil. *Un cas semblable est justiciable de la section des brides, suivie de péritonisation soignée.*

*Quand vous opérez un ulcus gastrique ou duodénal, une cholécystite,
vous trouvez le plus souvent de l'appendicite, de la péricolite, de l'épi-
ploïte, etc., qui le plus souvent précèdent l'ulcus.*

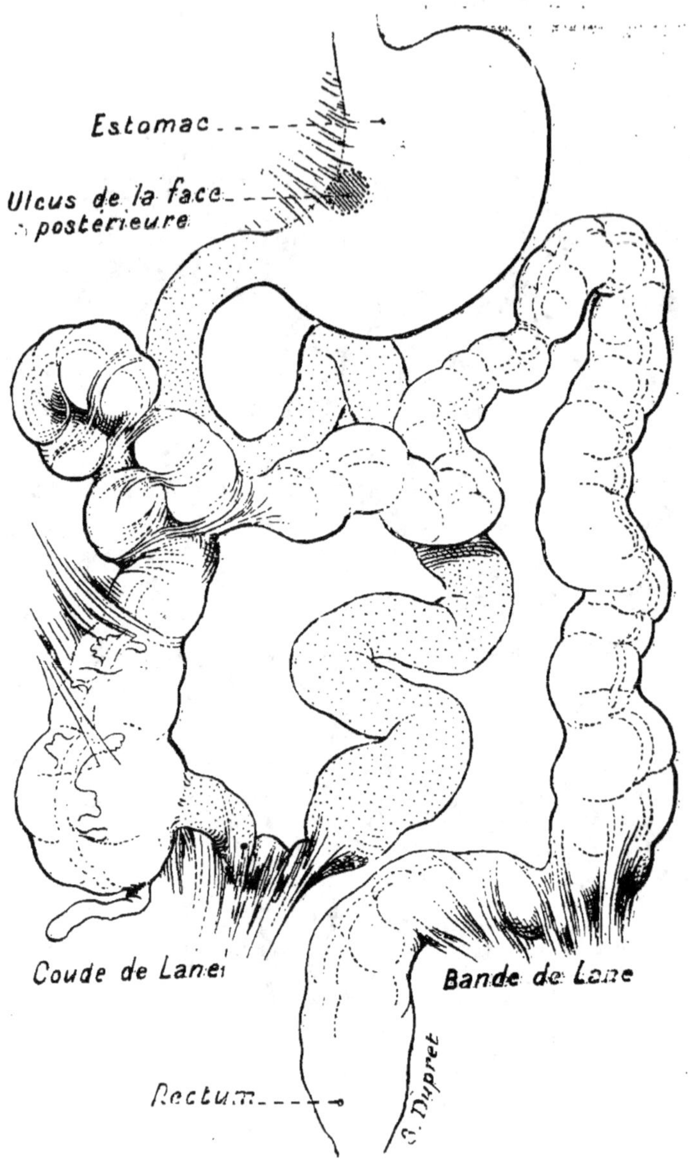

Fig. 110. — Ulcère de la petite courbure compliquant une maladie de Lane.

État des lésions avant l'intervention : ulcus de la petite courbure. État de l'intestin : bandes
de Lane, cæcum distendu et mobile, soudure en canon de fusil du côlon ascendant et
du côlon transverse, rétraction de l'angle colo-sigmoïde par la bande de Lane. Ce cas
convient parfaitement à la section des brides de Lane, suivie de péritonisation (colo-
lyso).

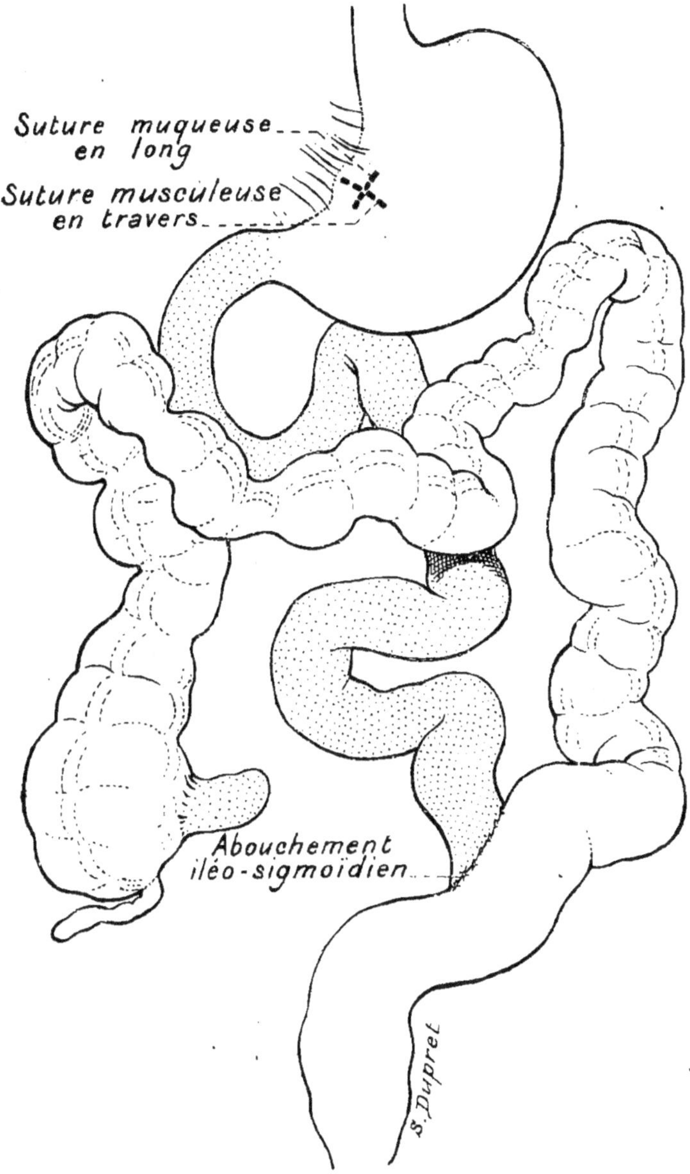

Fig. 111. — ULCÈRE DE LA PETITE COURBURE COMPLIQUANT UNE MALADIE DE LANE.

Cette figure montre : *a)* le sens des deux sutures gastriques après brûlage de l'ulcus gastrique ; *b)* l'état de l'intestin après *cololyse* (section simple des brides péri-coliques) ; *c)* l'état de l'intestin après iléo-sigmoïdostomie.

N. B. — Une seule de ces deux opérations intestinales se fait en sus du brûlage si celui-ci est indiqué.

*Pour le ventre fort : section des brides, pour le ventre faible : colec-
tomie partielle ou totale.*

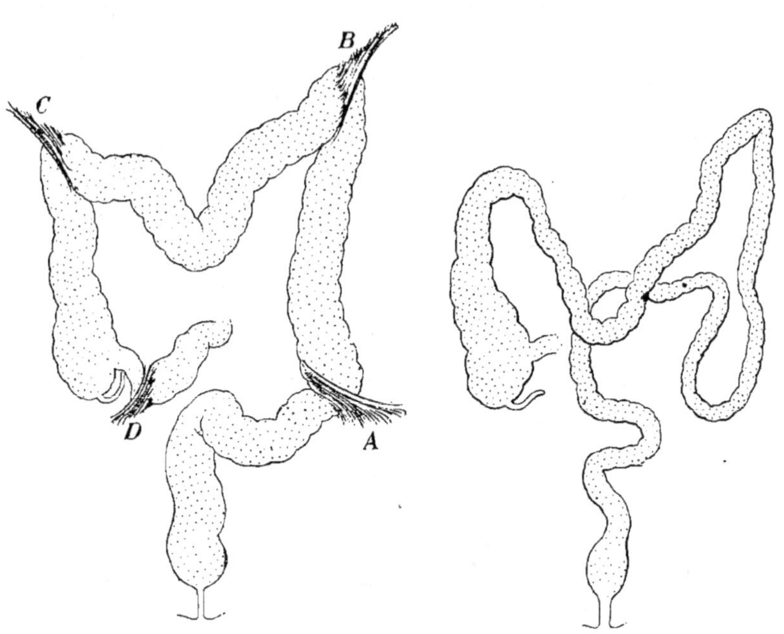

Fig. 112 et 112 *bis*. — Constipation chronique. — *Ventre fort et ventre faible.*

A gauche, ventre fort ; l'intestin est suspendu par des brides au niveau desquelles l'intestin
se coude comme un pneu dégonflé. accroché à un clou, ce qui gêne le transit. La bride la
plus ancienne en date est la dernière du tube digestif (colo-sigmoïdienne).

A droite, ventre faible. Ici l'intestin est atrophique, dilaté, chroniquement enflammé, sans
bride, sans coudure. La stase tient à l'atonie, à l'atrophie de l'intestin. Ici les phénomènes
toxiques prédominent, tandis que précédemment, les phénomènes mécaniques étaient les
plus importants.

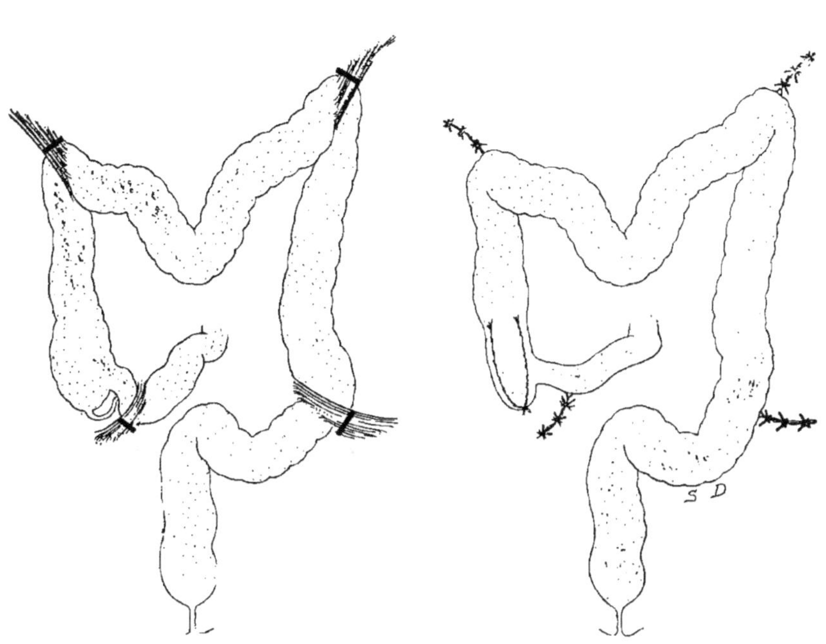

Fig. 113 et 114. — CONSTIPATION CHRONIQUE.

Cololyse (section des brides coliques dans le cas de ventres forts).
Elle réussit dans le plus grand nombre des cas. On pratique la section des brides et le redressement de l'intestin. Il est nécessaire ensuite de suturer les brèches du péritoine.
A droite, aspect de l'intestin après l'opération.

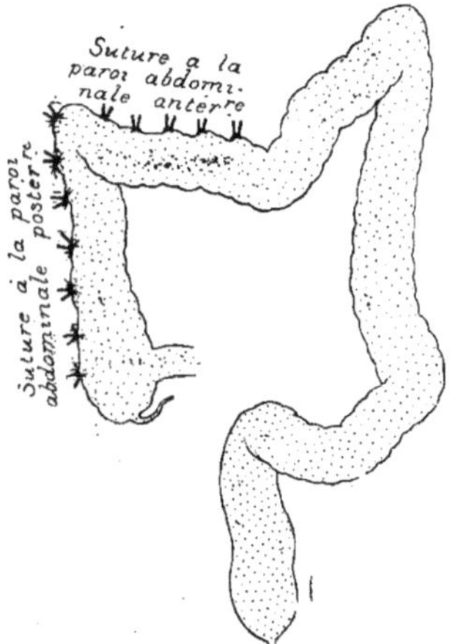

Fig. 115. — CONSTIPATION CHRONIQUE. — *Cæco-colopexie.*

L'opération consiste à suspendre le cæcum, le côlon
ascendant et à les fixer à la paroi abdominale. Le cæco-
côlon sera fixé à la fosse lombaire. La moitié droite
du côlon transverse sera fixée à la paroi abdominale
antérieure, après résection d'une bande du péritoine,
mettant à nu la couche musculaire.

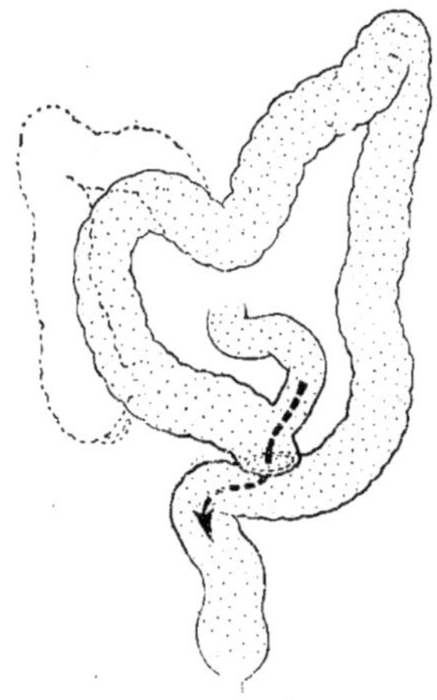

Fig. 116. — CONSTIPATION CHRONIQUE.
Court-circuit : cæco-sigmoïdostomie.

Après cette opération, le transit des matières
n'est pas accéléré, mais la partie cæcale
toxique, septique, de ces matières molles est
immédiatement éliminée dans la sigmoïde.

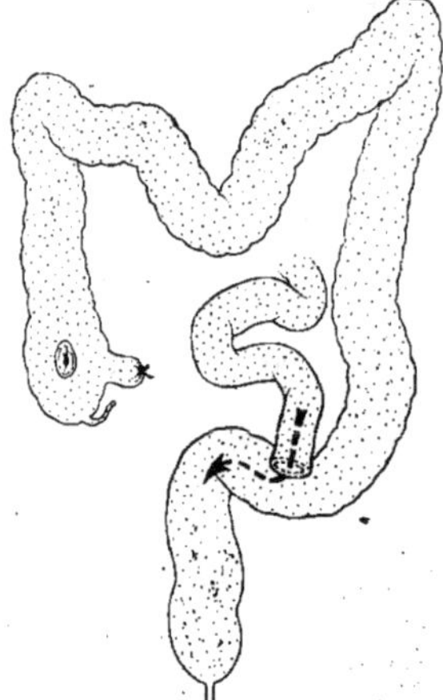

Fig. 117. — CONSTIPATION CHRONIQUE.
Court-circuit : sigmoïdostomie.

Ici, ce n'est pas le cæcum, c'est l'iléon qui est implanté
dans la sigmoïde. On agit ainsi quand il y a une bride
iléale qui rendrait la cæco-sigmoïdostomie inefficace.
On l'emploie également quand le cæcum est fixé et
s'amène difficilement.

En cas d'hémicolectomie droite, il faut que l'anastomose iléale soit le plus près possible de l'expercité transverse droite : termino-terminale ou implantation justa-terminale.

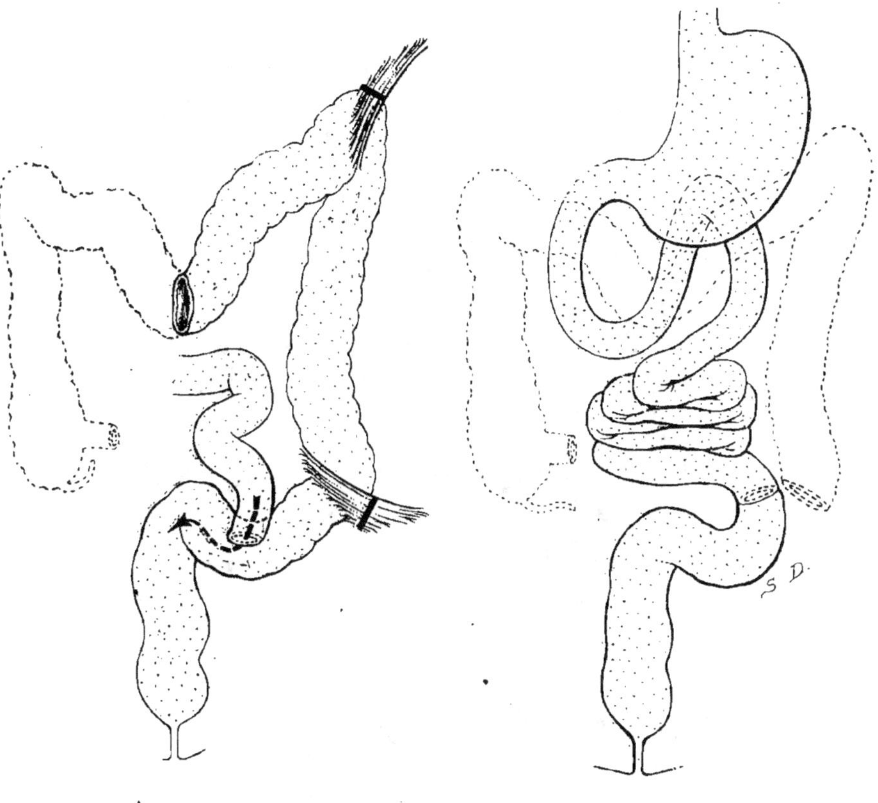

<table>
<tr><td>

Fig. 118. — Constipation chronique.
Hémi-colectomie droite.

La portion résorbante, toxique de l'intestin est supprimée. L'iléon est implanté dans la sigmoïde. Comme l'obstacle persiste au niveau de la bride colo-sigmoïde et colo-splénique, ces derniers doivent être coupés et réparés comme sur la figure 113. L'iléon peut être implanté dans le transverse.

</td><td>

Fig. 119. — Constipation chronique.
Colectomie totale.

Cette opération, la plus radicale sans être la plus délicate, se pratique dans les cas graves ou après échec des traitements précédents.

</td></tr>
</table>

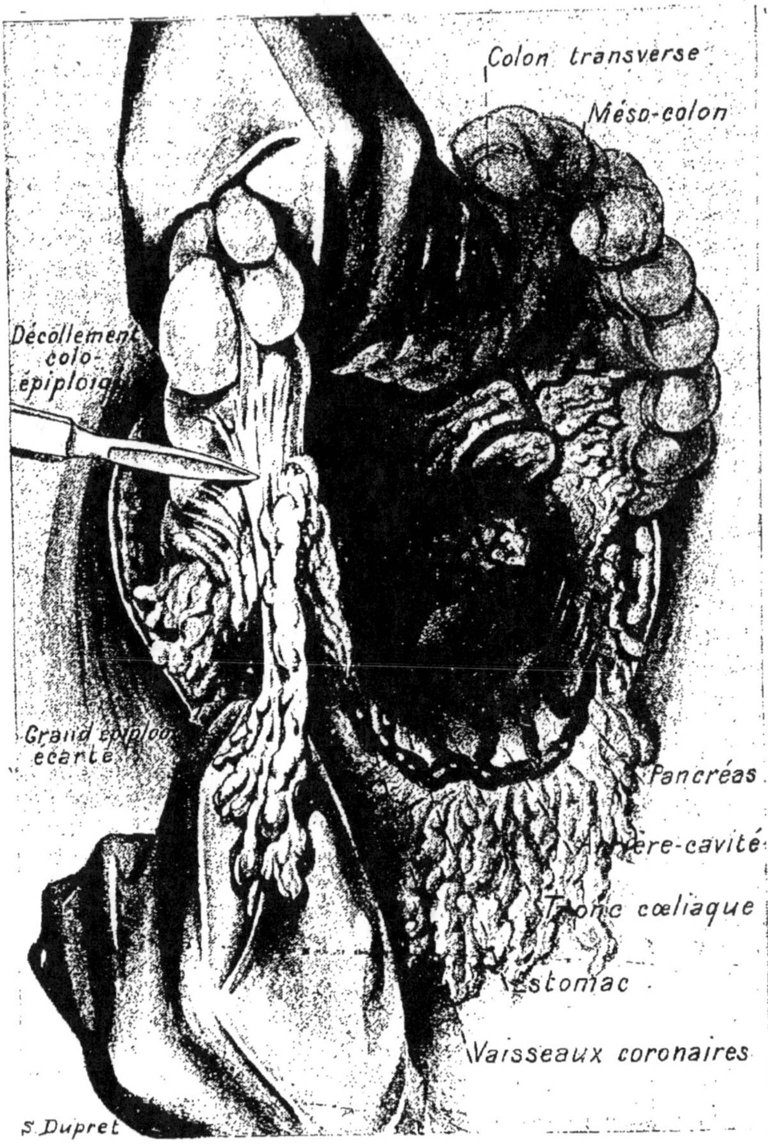

Fig. 120. — Constipation chronique. Colectomie totale.

Laparotomie ; en position déclive. Premier temps : Décollement colo-épiploïque. En bas de la figure, on voit la face postérieure de l'estomac et le grand épiploon. A gauche de la figure, le bistouri achève de séparer l'épiploon d'avec le côlon transverse.

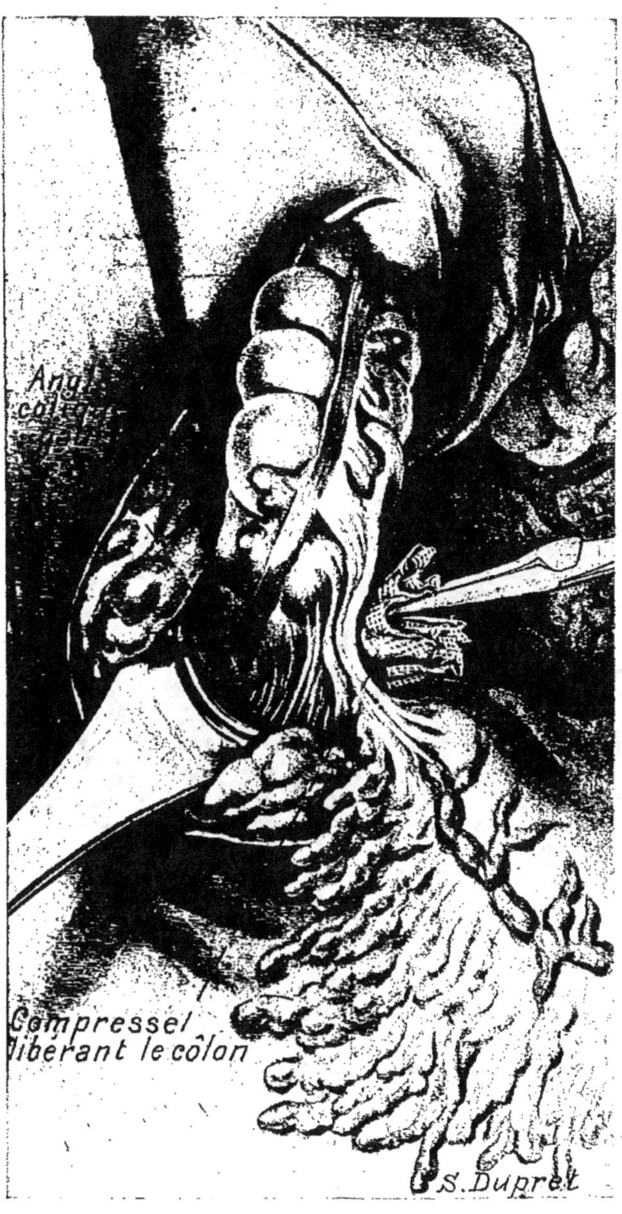

Fig. 121. — CONSTIPATION CHRONIQUE. COLECTOMIE TOTALE.
Libération colo-pariétale gauche. Le décollement colo-épiploïque est terminé. L'opérateur commence la libération de l'angle splénique gauche. Remarquer qu'il exécute ce décollement en tenant de la main gauche le côlon transverse et de la main droite une pince montée d'un tampon ; cette pince décolle doucement le côlon ; par ce procédé, on évite le suintement sanguin.

Humectez les surfaces cruentées par la libération à l'aide d'un filtrat microbien.

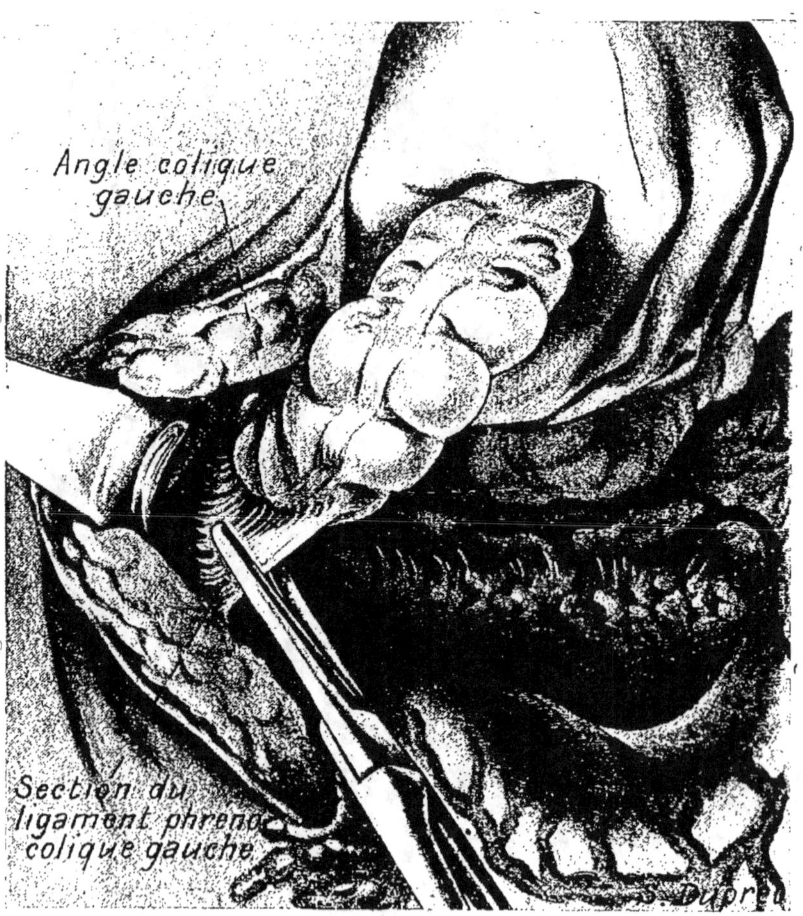

Fig. 122. — Constipation chronique. Colectomie totale.

Libération de l'angle splénique. Le tampon ne suffit pas à libérer complètement ici l'angle splénique ; les ciseaux ont dû débrider le ligament spléno-colique. Dans ce cas, une ligature est souvent nécessaire.

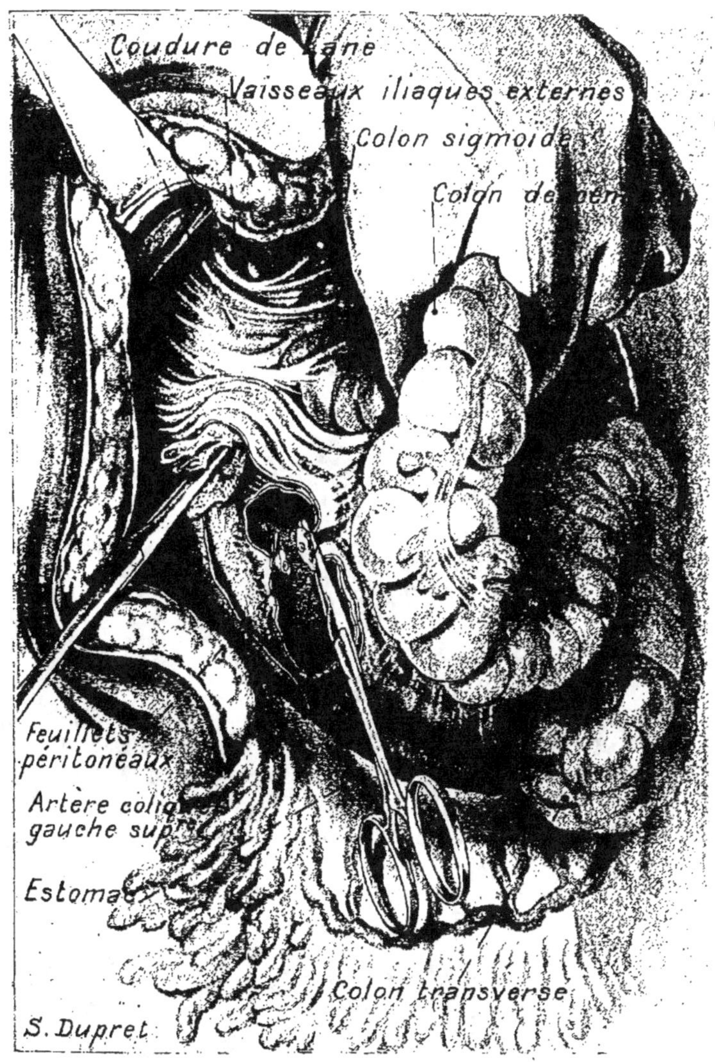

Fig. 123. — CONSTIPATION CHRONIQUE. COLECTOMIE TOTALE.

Section de la bande iliaque de LANE. Cette bande qui est la première en apparition, au point de vue pathogénique, est peut-être le point de départ de toute la maladie ; elle fixe le côlon sigmoïde au niveau des vaisseaux iliaques et provoque à ce point une coudure. Cette bande est non pas inflammatoire mais constituée par un processus de défense, de soutien de la part de l'organisme, à la suite de la chute de l'anse sigmoïde, elle-même alourdie par les matières fécales et peut-être par un allongement anormal. Cette bride n'est pas le méso-sigmoïde. Elle est surajoutée à lui et, quand on pratique la section, on trouve le méso-sigmoïde intact au-dessous d'elle. Il existe même très souvent un espace entre les deux lames. En bas et à gauche de la figure, une pince hémostatique saisit un vaisseau du méso-côlon descendant. Cette ligature est accidentelle. En général, la ligature des vaisseaux méso-coliques constitue un temps spécial, alors que la libération de tout le côlon est terminée.

Les brides que vous coupez sur le côlon à gauche sont le plus souvent stériles. A droite elles donnent lieu à des cultures positives.

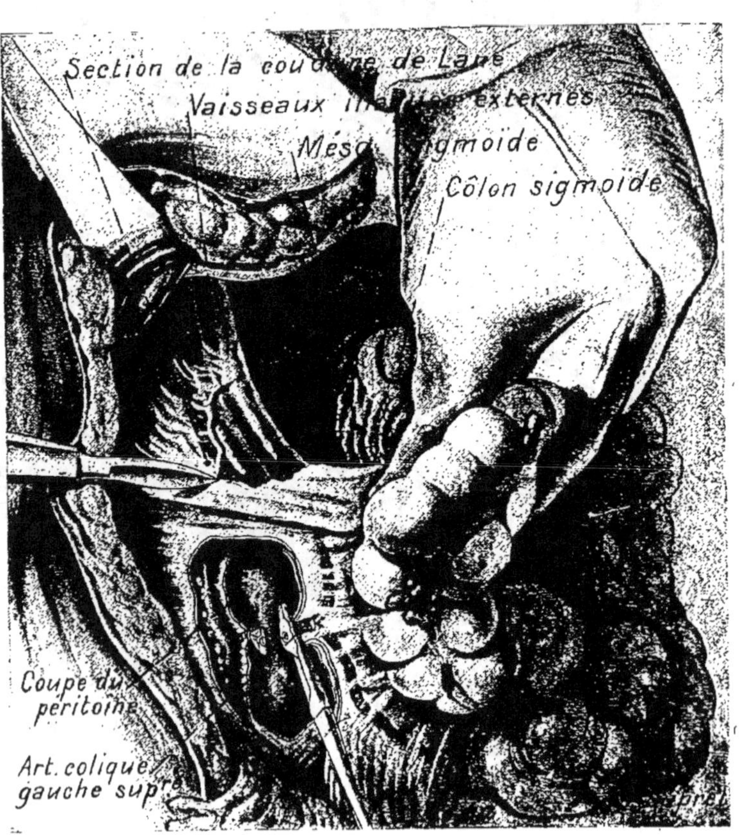

Fig. 124. — CONSTIPATION CHRONIQUE. COLECTOMIE TOTALE.

Comment on amorce au bistouri la section de la bande colo-sigmoïdienne pour le décollement colo-pariétal gauche.

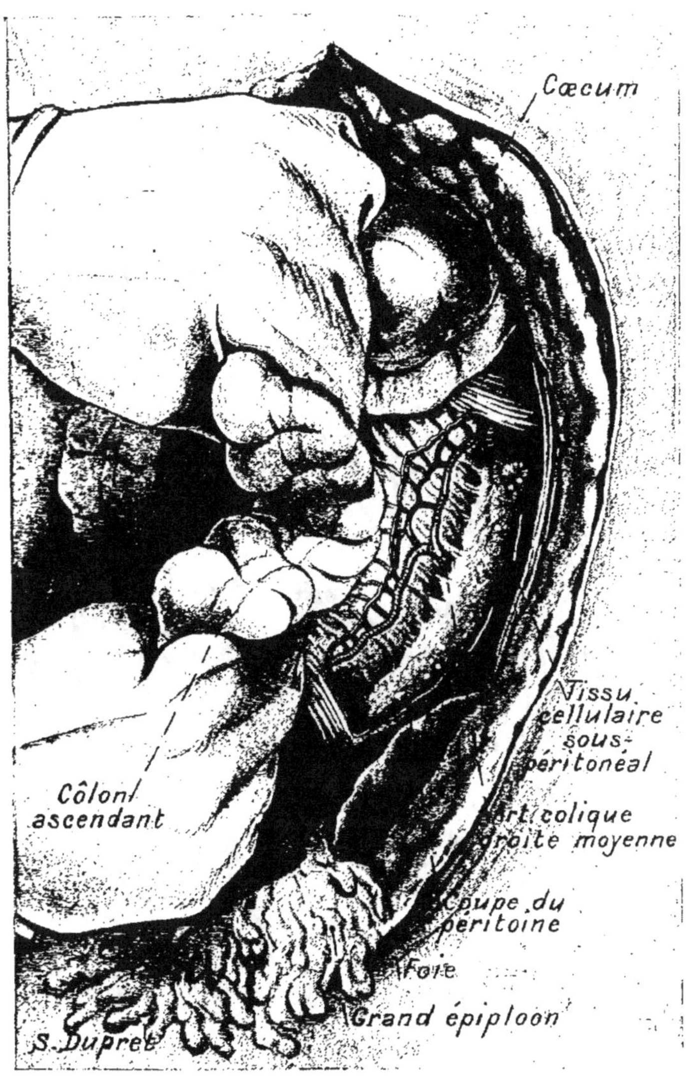

Fig. 125. — Constipation chronique. Colectomie totale.

Libération du côlon ascendant et du cæcum. Le péritoine a été débridé avec la pointe du bistouri au ras du côlon lui-même; puis les deux mains tirent sur l'intestin, de façon que les vaisseaux se décollent d'eux-mêmes et se séparent du tissu cellulaire pariétal.

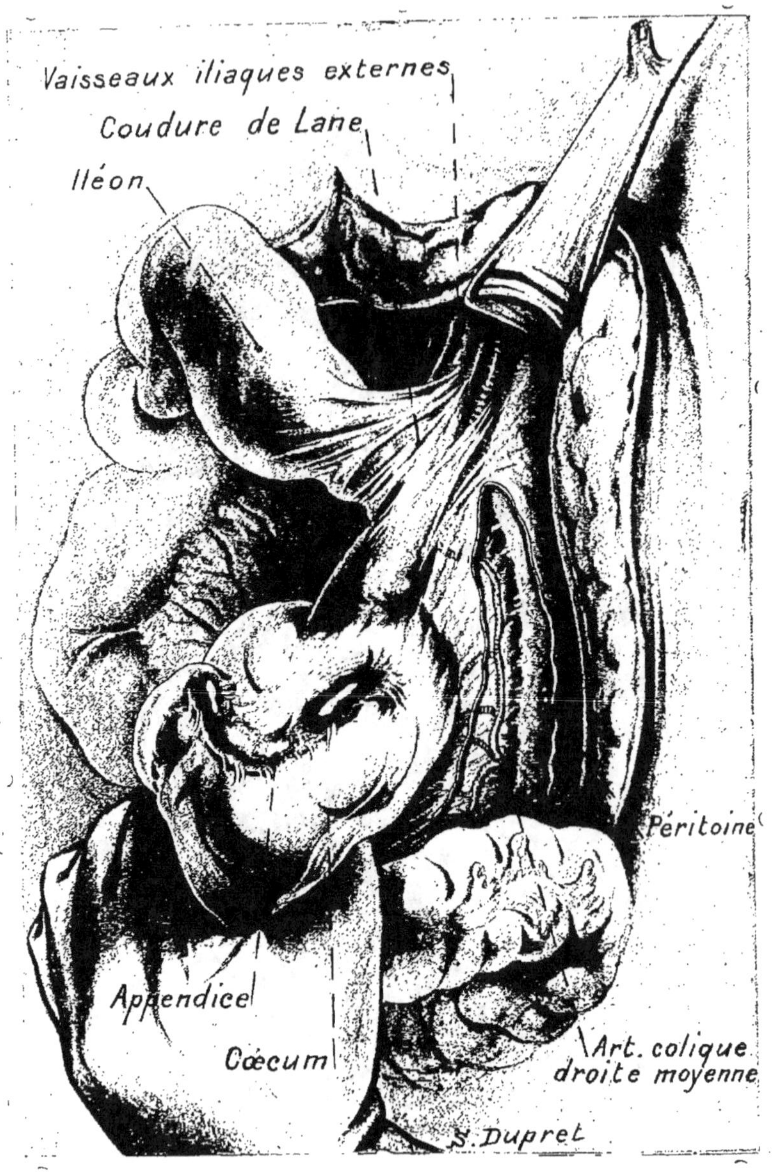

Fig. 126. — Constipation chronique. Colectomie totale.

Coudure iléale de Lane. Remarquer la bande qui unit le grêle aux vaisseaux iliaques, de même que sur la figure 123 on voyait la bande qui unissait le côlon sigmoïde au point correspondant. Le pointillé indique où portera la section. Remarquer que la dernière anse de l'iléon, en amont de cette bande, est dilatée, tandis que la portion qui correspond à son insertion est au contraire rétrécie et tordue.

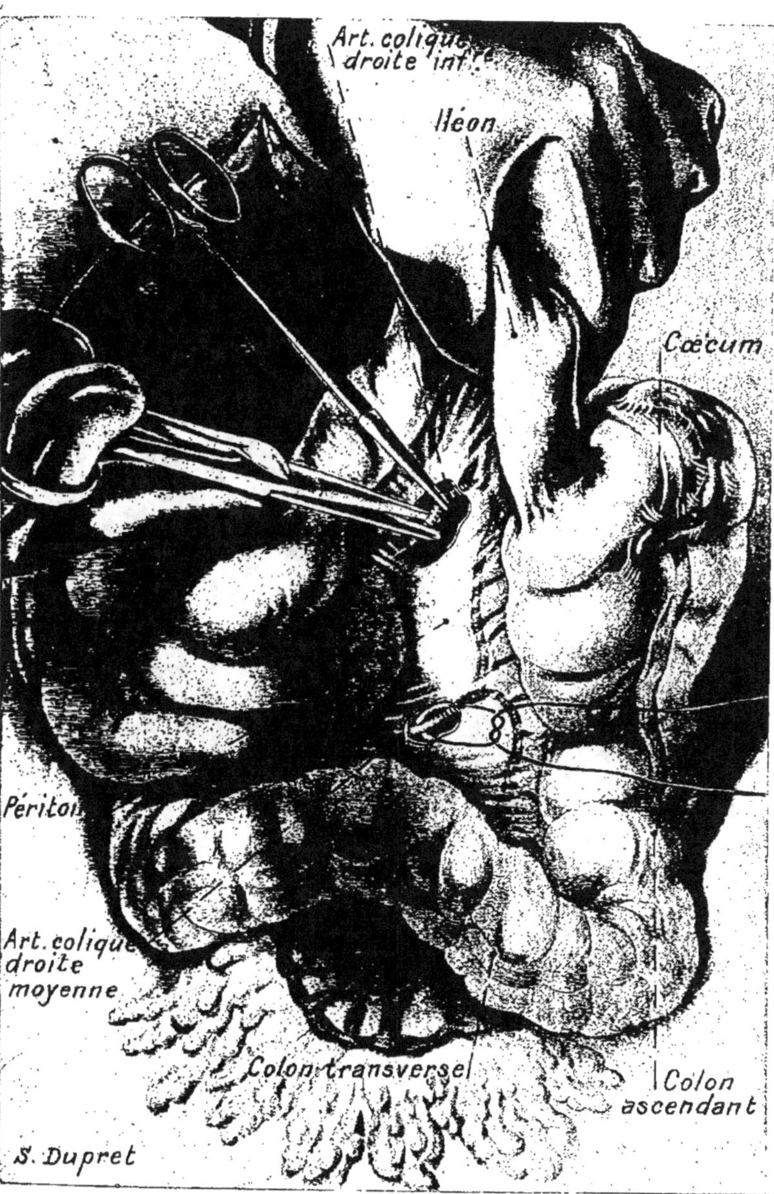

Fig. 127. — Constipation chronique. Colectomie totale.

Section du méso-côlon et des sections méso-coliques; chaque vaisseau méso-colique principal va être sectionné entre une pince du côté de l'intestin et une ligature du côté de l'aorte. Ainsi le côlon va être libéré complètement de ses attaches méso-coliques, depuis l'iléon jusqu'au milieu de la sigmoïde.

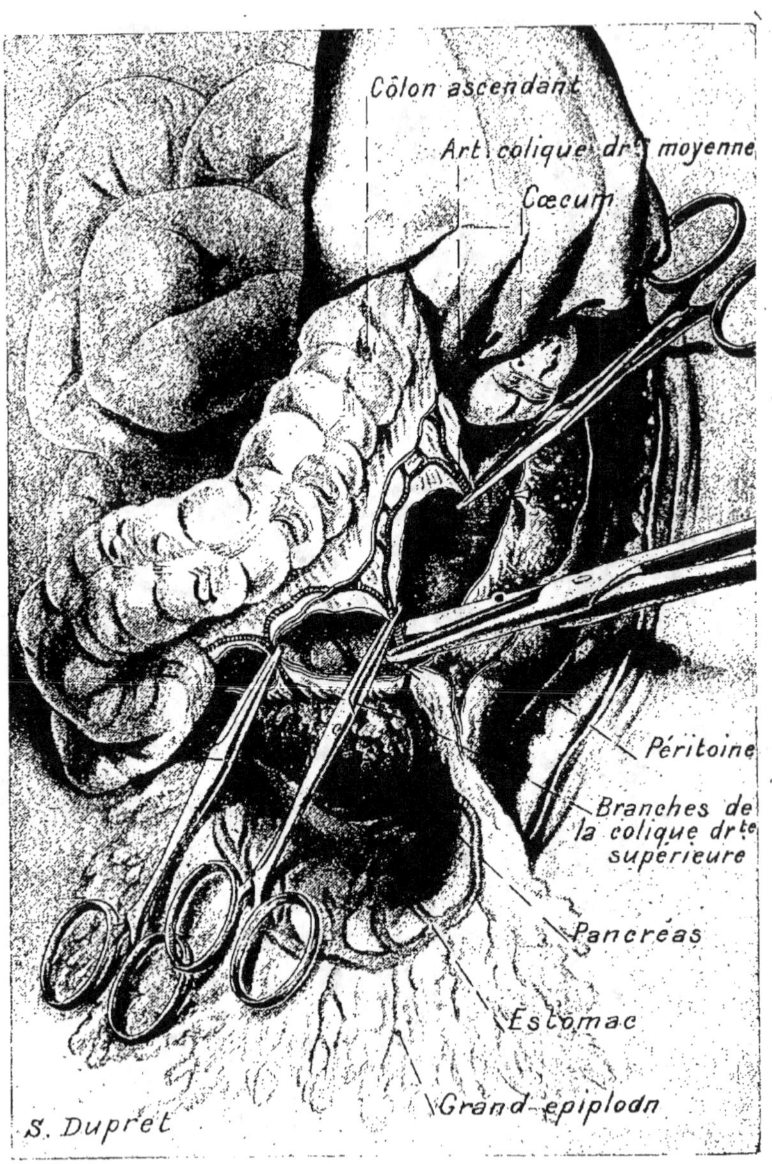

Fig. 128. — Constipation chronique. Colectomie totale.

Ligature des vaisseaux méso-coliques et section du méso-côlon. Chaque pédicule vasculaire
est isolé avec le minimum de tissu cellulaire, de façon à laisser des moignons aussi petits
que possible. Chaque vaisseau est coupé entre une ligature centrale et une pince périphé-
rique. La première section commence par la terminaison de la mésentrique supérieure.

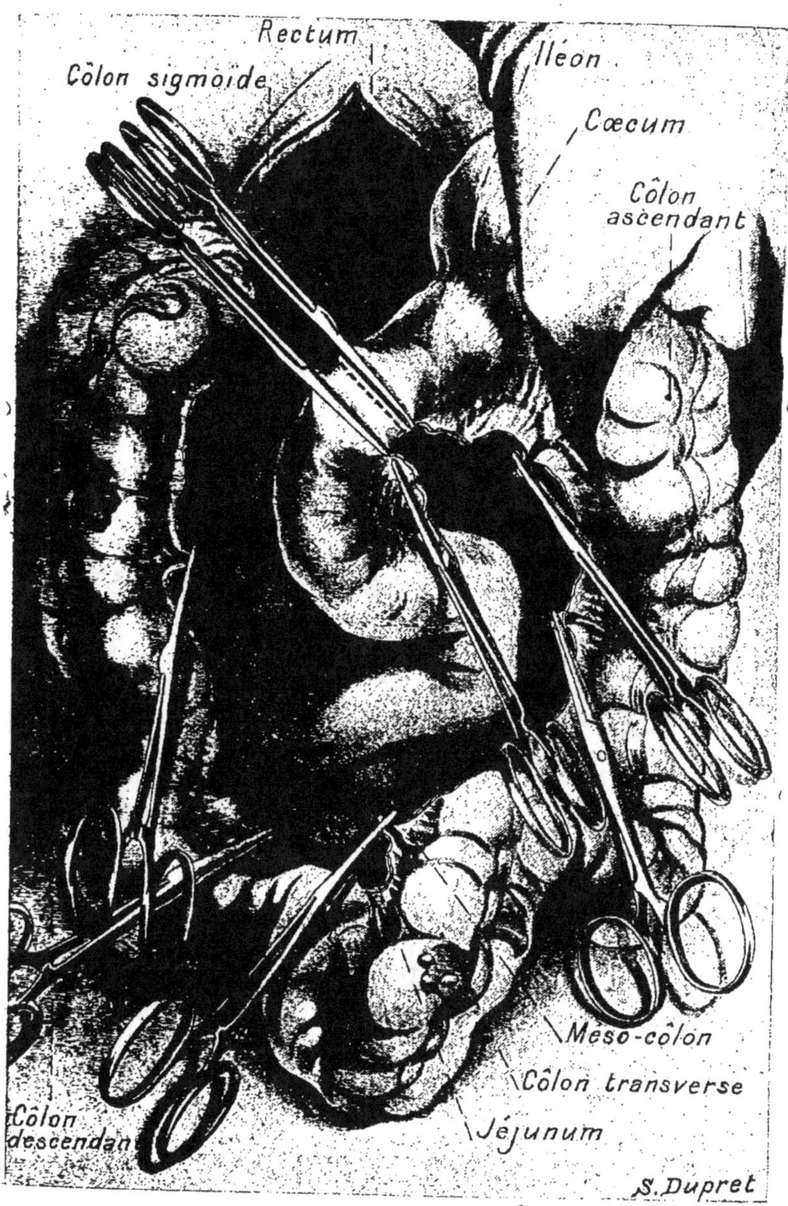

Fig. 129. — Constipation chronique. Colectomie totale.
Section de l'iléon à quelques centimètres du cæcum. L'iléon va être coupé au thermo entre deux pinces duodénales (Collin). Des pinces sont posées sur les pédicules vasculaires du côté du côlon.

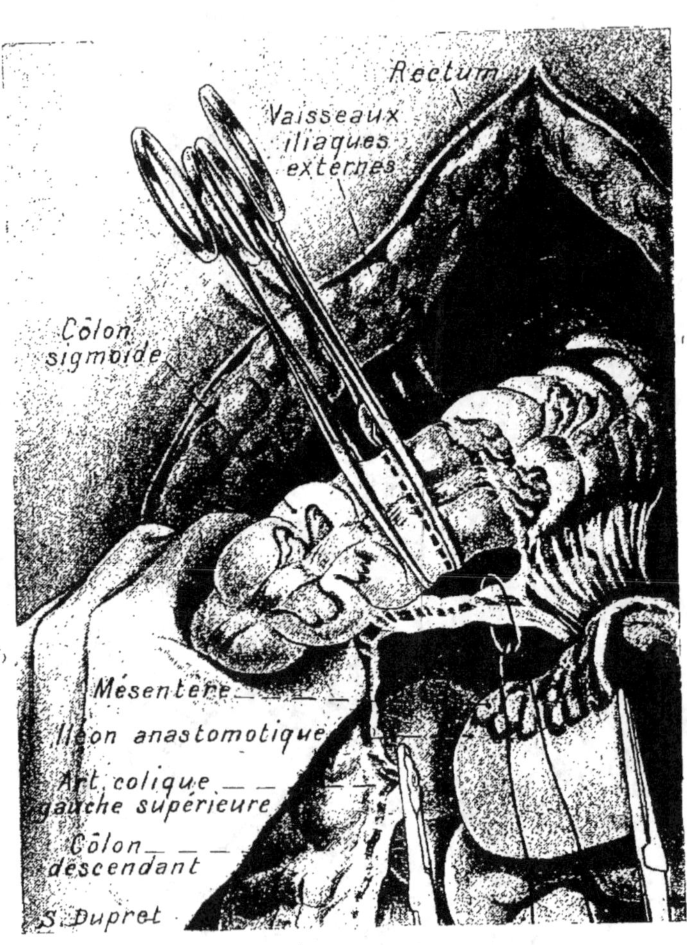

Fig. 130. — CONSTIPATION CHRONIQUE. COLECTOMIE TOTALE.

Section du côlon sigmoïde entre deux pinces duodénales (COLLIN). Cette section porte soit au milieu de cet intestin, soit plus près du rectum. La section doit être faite de façon à ce que l'anastomose iléo-sigmoïdienne bout à bout soit commode.

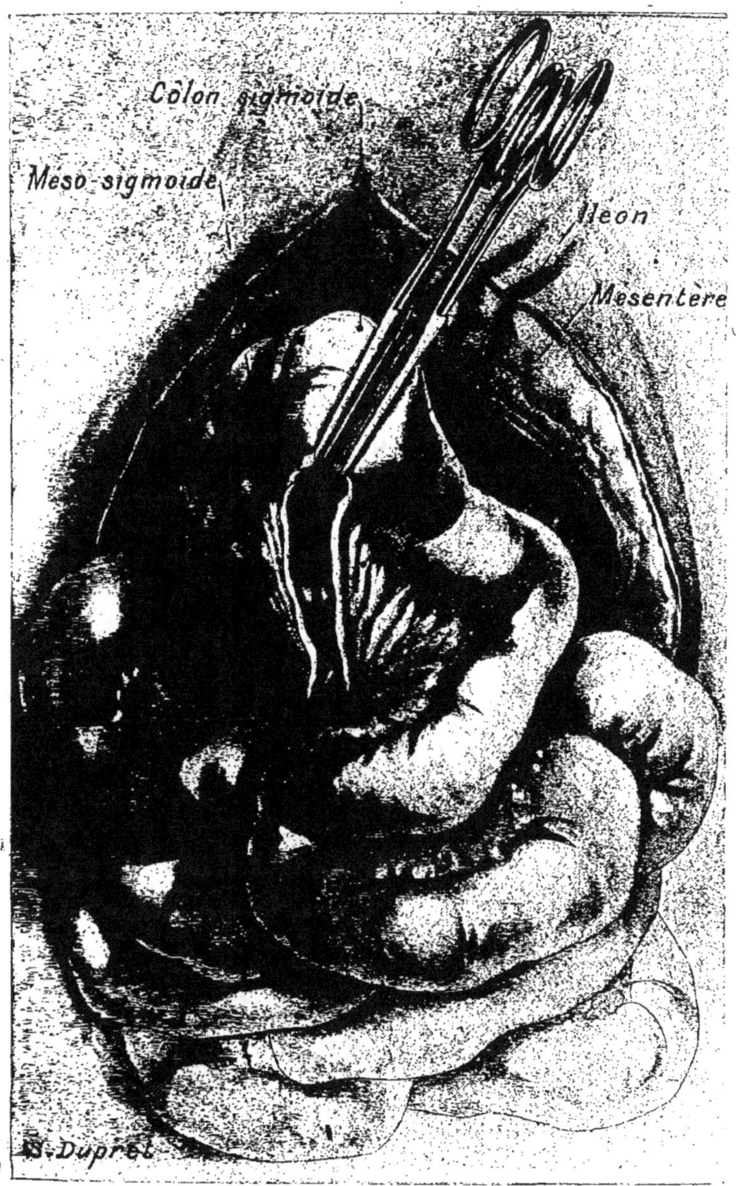

Fig. 131. — Constipation chronique. Colectomie totale.

Préparation du travail de suture. Le méso-sigmoïde et le mésentère sont amenés en contact et devront être suturés. L'extrémité du côlon sigmoïde et l'extrémité iléale, tenus par les pinces duodénales (Collin), sont amenés au contact également pour la suture termino-terminale. Veiller à ce que les deux bouts intestinaux soient de coloration normale, et que la tranche de suture saigne.

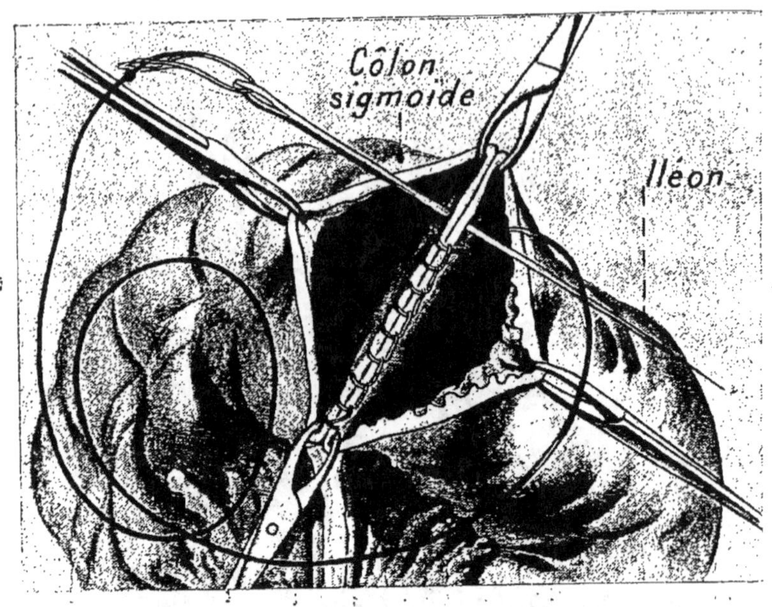

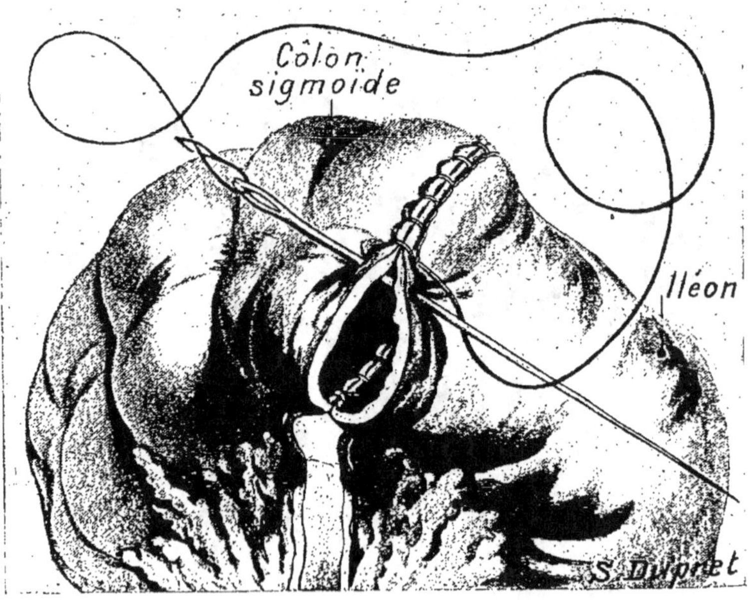

Fig. 132 et 133. — Constipation chronique. Colectomie totale.

Iléo-sigmoïdostomie bout à bout. Elle se fait en trois plans [1], un total en points de feston et deux surjets séro-séreux. Un surjet total est amené avec une aiguille fine et du catgut 000. Ici, les aiguilles sont trop grosses. Remarquer le rôle des quatre petites pinces qui bâtissent le travail. L'opérateur mène le plan du feston.

1. Il y a avantage à pratiquer des sutures enfouissantes, type Connel, voir Fascicule V, Pratique Chir. III.

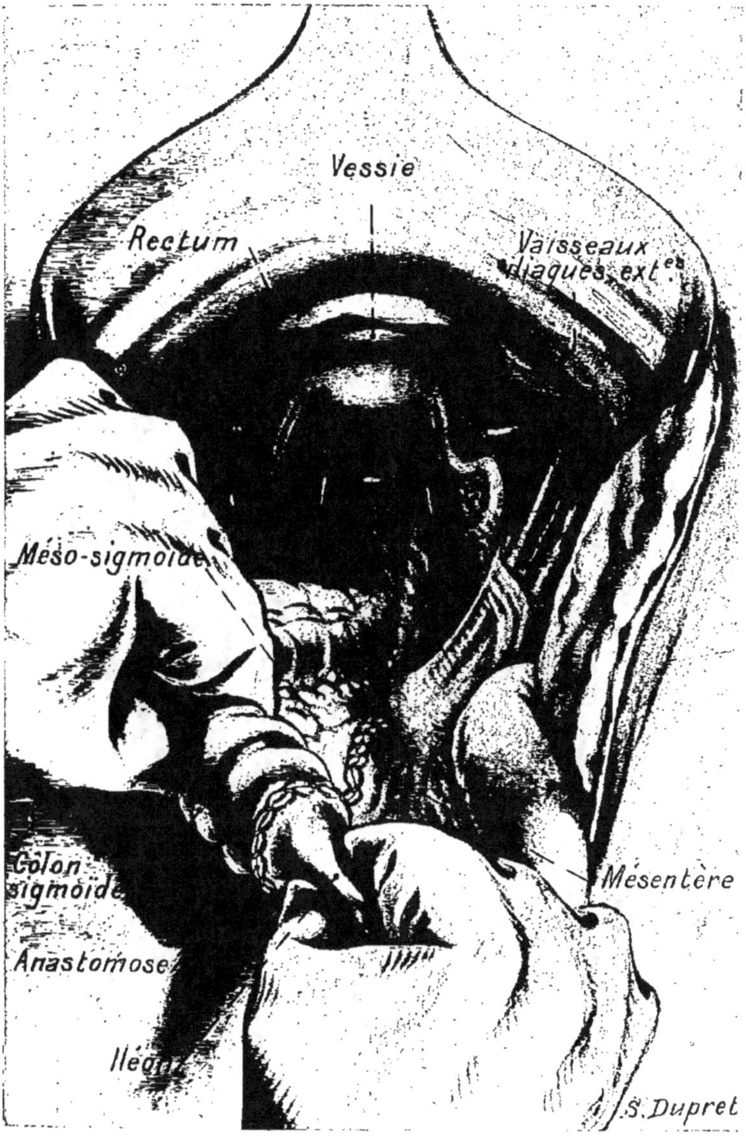

Fig. 134. — CONSTIPATION CHRONIQUE. COLECTOMIE TOTALE.

Les trois plans de suture intestinale et le surjet mésentérique sont terminés. Un tube est introduit par le rectum et poussé jusqu'au delà de l'anastomose recto-sigmoïde. Sans ce complément post-opératoire, on peut craindre que le malade soit gêné par les gaz pendant quelques jours..

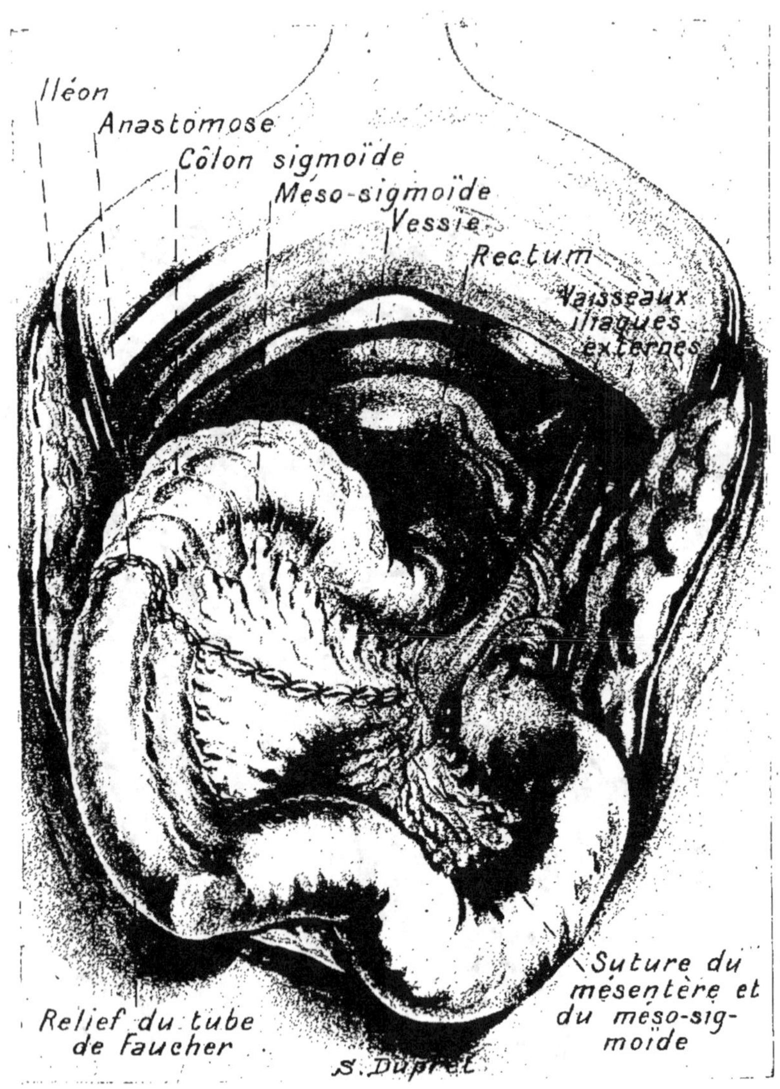

Fig. 135. — Constipation chronique. Colectomie totale.

ıLe tube est placé, la suture est terminée. Remarquer comme le mésentère se continue directement avec le méso-sigmoïde sans intervalle et sans espace ; un troisième surjet au catgut 00 a été placé sur l'anastomose termino-terminale.

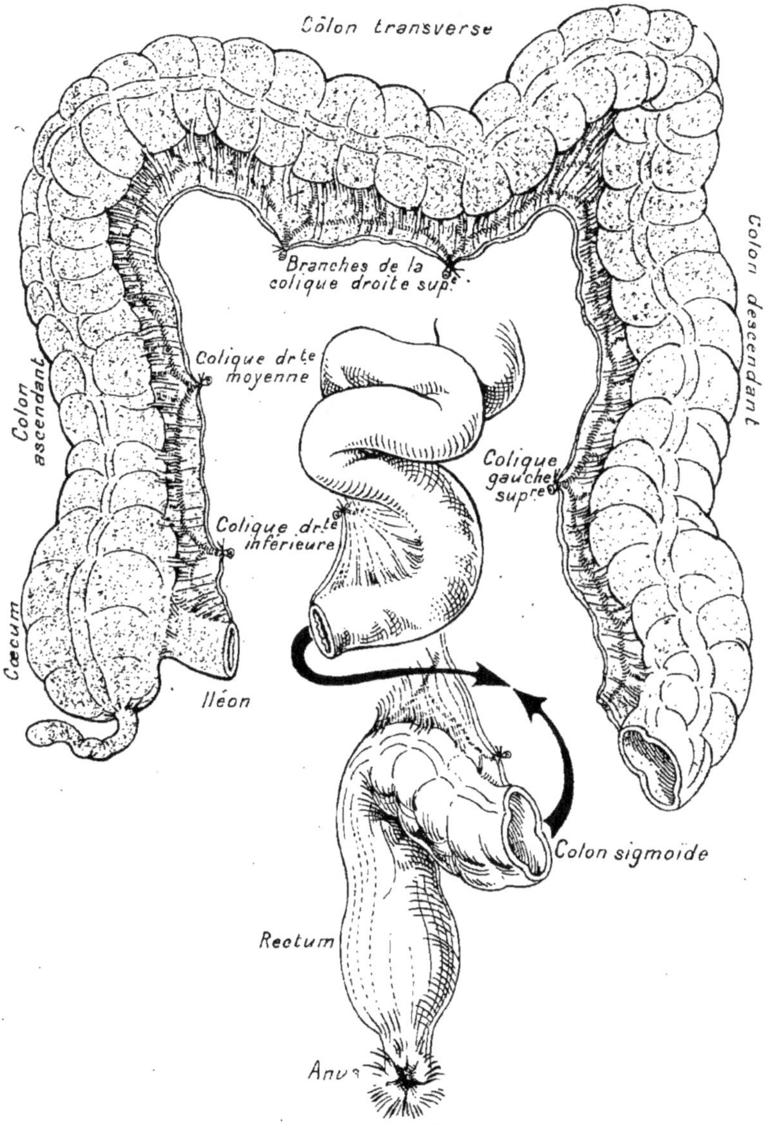

Fig. 136. — Constipation chronique. Colectomie totale.

Schéma montrant ce que l'on conserve et ce que l'on supprime dans la colectomie totale. La section de l'iléon passe à quelques centimètres du cæcum et la section de la sigmoïde quelques centimètres avant le rectum ; c'est généralement au milieu de cet intestin que porte la section.

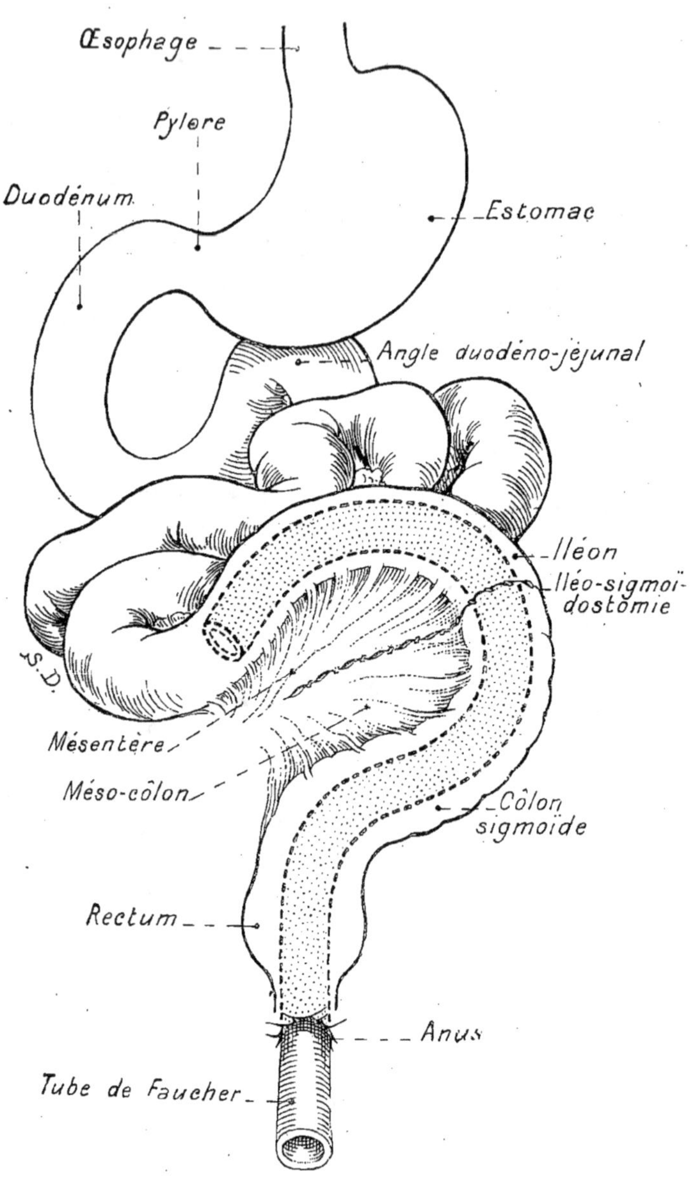

Fig. 137. — CONSTIPATION CHRONIQUE. COLECTOMIE TOTALE.

Schéma montrant l'opération terminée. Remarquer le rôle du tube de caoutchouc montant environ à 10 ou 15 centimètres au-dessus de la suture ; il restera en place pendant 6 jours. Il sera fixé à l'anus par un crin de Florence.

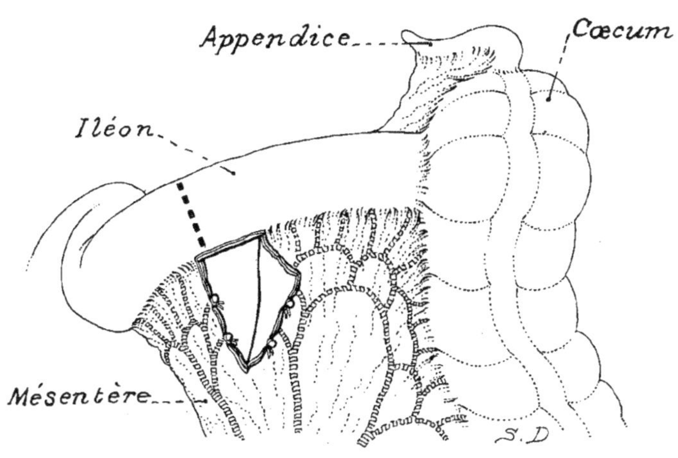

Fig. 138. — Constipation chronique. — *Court-circuit : iléo-sigmoïdostomie.*

La section a été faite entre le mésentère et l'iléon. Le mésentère est coupé ; les vaisseaux sont liés. Le pointillé indique la future section de l'intestin. La section porte à 8 centimètres du cæcum.

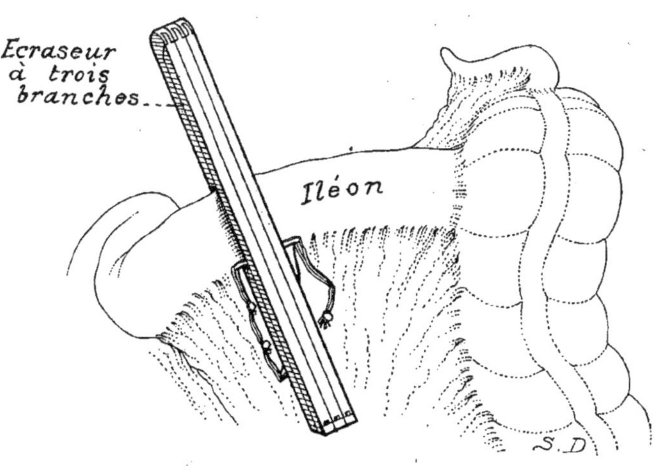

Fig. 139. — Constipation chronique. — *Court-circuit : iléo-sigmoïdostomie.*
Écrasement de l'intestin (Th. de Martel).

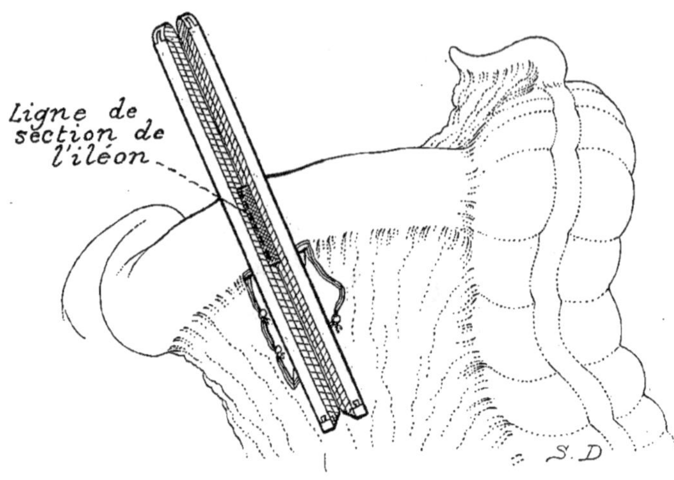

Fig. 140. — CONSTIPATION CHRONIQUE. — *Court-circuit : iléo-sigmoïdostomie.*

L'écraseur moyen est enlevé. Le pointillé montre la partie où sera sectionnée la portion laminée. L'intestin a été coupé au ras de l'écraseur. Remarquer la portion laminée de l'intestin du côté du cæcum.

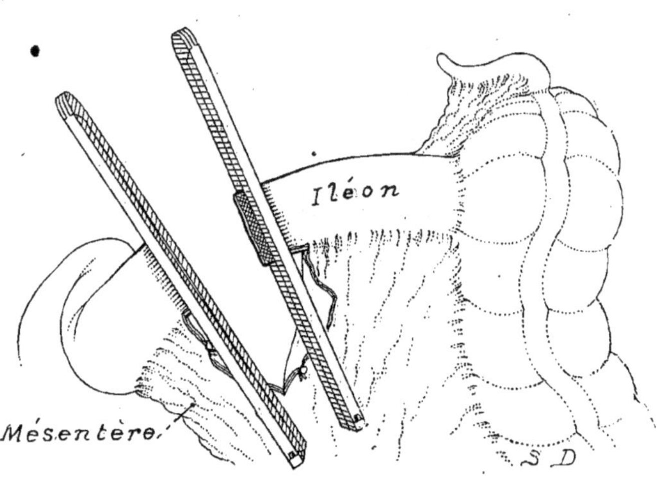

Fig. 141. — CONSTIPATION CHRONIQUE. — *Court-circuit : iléo-sigmoïdostomie.*
L'incision a été faite.

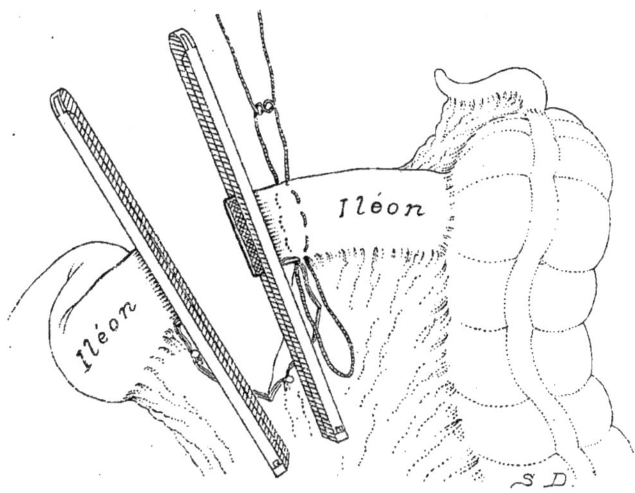

Fig. 142. — Constipation chronique. — *Court-circuit : iléo-sigmoïdostomie.*
La désinsertion du mésentère permettra l'invagination de l'intestin. Un faufilé en bourse est
passé ; deux anses du fil sont lâches, aux deux extrémités pour faufiler l'enfouissement.

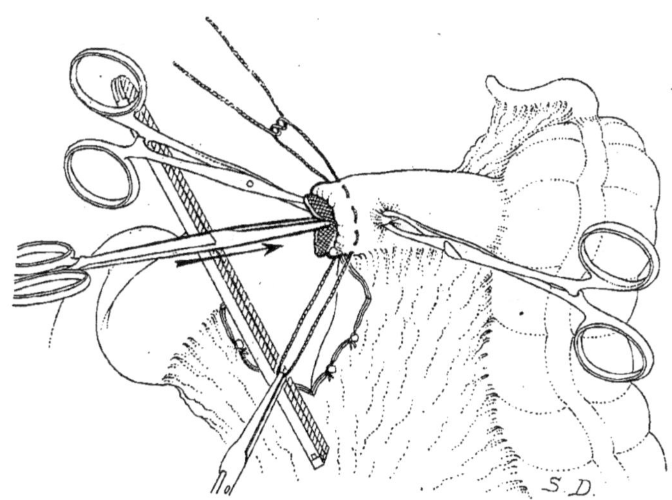

Fig. 143. — Constipation chronique. — *Court-circuit : iléo-sigmoïdostomie.*
Enfouissement en manchette de l'intestin grêle. Action des pinces de Chaput.

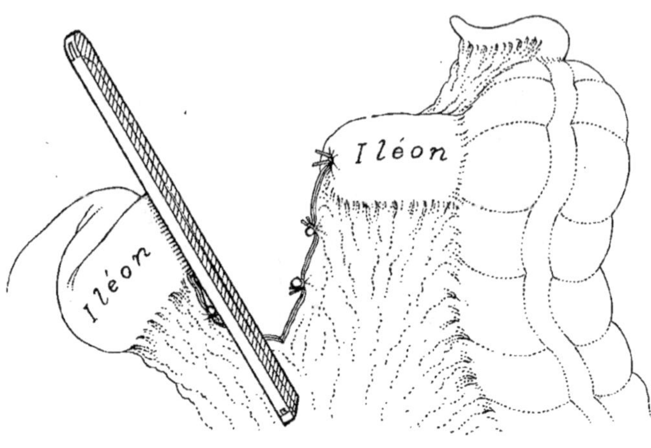

Fig. 144. — Constipation chronique. — *Court-circuit : iléo-sigmoïdostomie.*
L'enfouissement est terminé. Un seul point en bourse suffit.

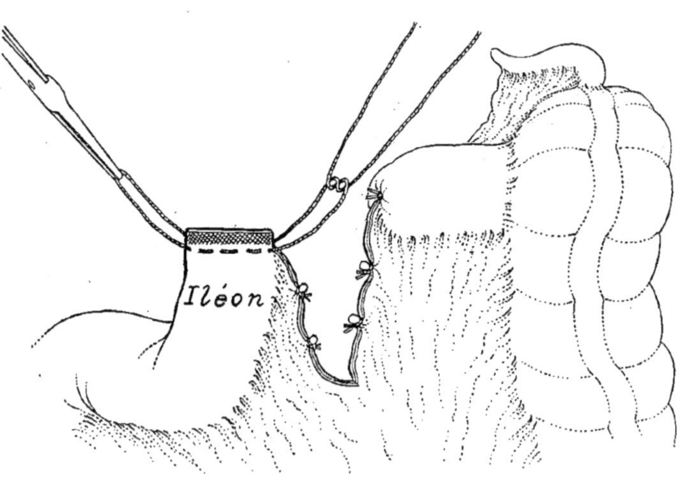

Fig. 145. — Constipation chronique. — *Court-circuit : iléo-sigmoïdostomie.*
Faufilé en bourses de l'extrémité proximale de l'iléon.

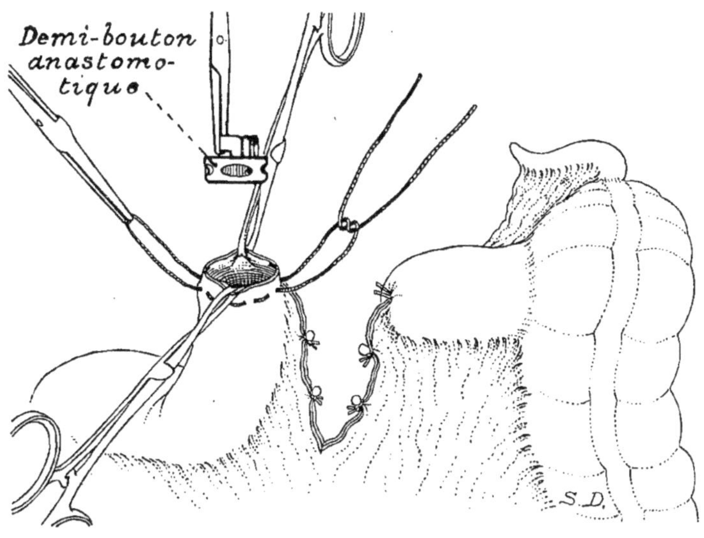

Fig. 146. — CONSTIPATION CHRONIQUE. — Autre procédé. — *Court-circuit : iléo-sigmoïdostomie au bouton.* Comment on introduit la pièce mâle du bouton.

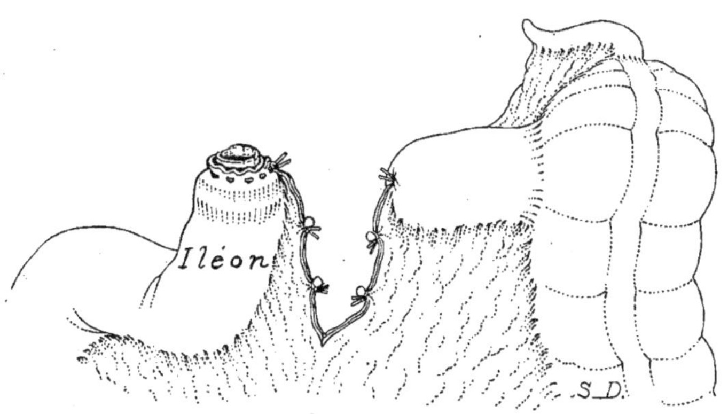

Fig. 147. — CONSTIPATION CHRONIQUE. — *Court-circuit : iléo-sigmoïdostomie.* La pièce mâle du bouton est fixée dans l'iléon.

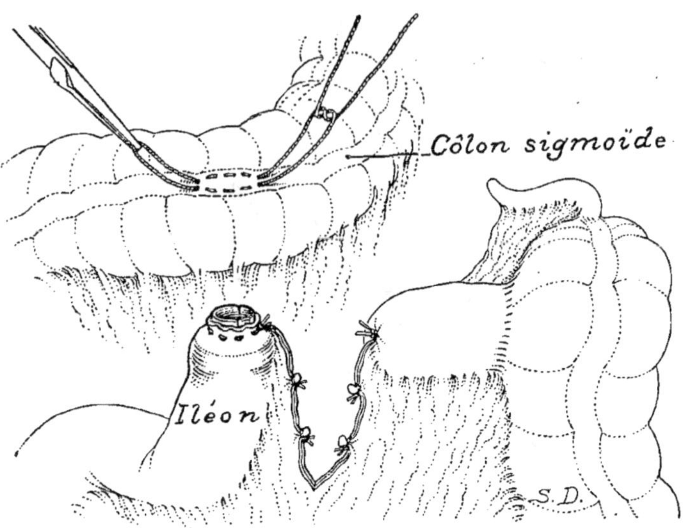

Fig. 148. — Constipation chronique. — *Court-circuit : iléo-sigmoïdostomie.*
Faufilé préparatoire en bourse sur la sigmoïde.

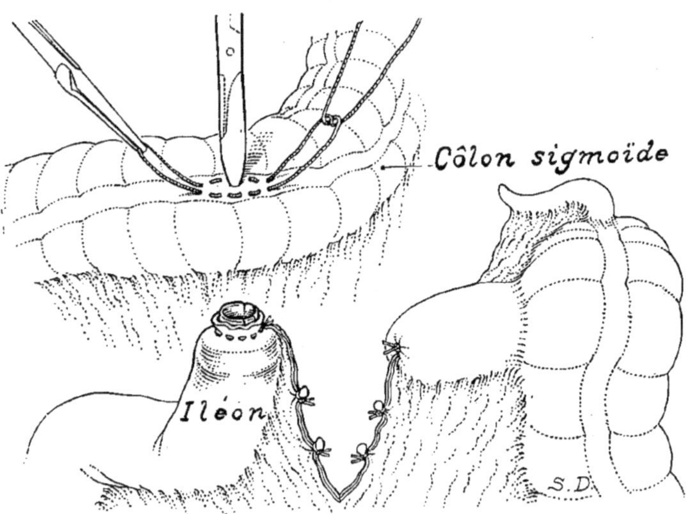

Fig. 149. — Constipation chronique. — *Court-circuit : iléo-sigmoïdostomie.*
Ponction de la sigmoïde au centre du faufilé.

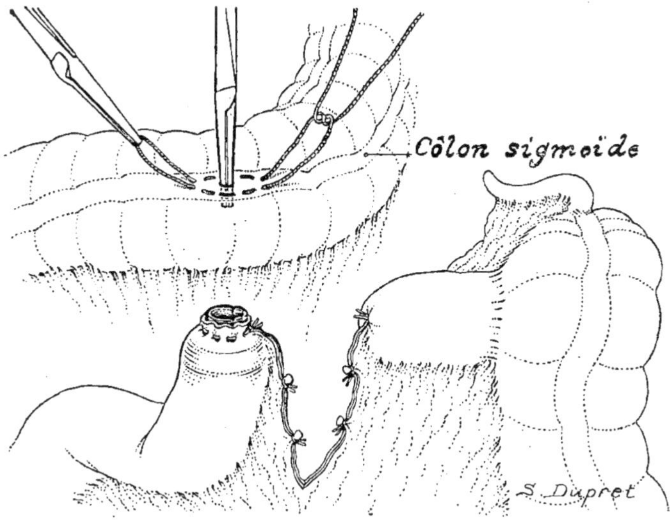

Fig. 150. — CONSTIPATION CHRONIQUE. — *Court-circuit : iléo-sigmoïdostomie.*
Ponction de la muqueuse avec l'extrémité d'une pince de KOCHER.

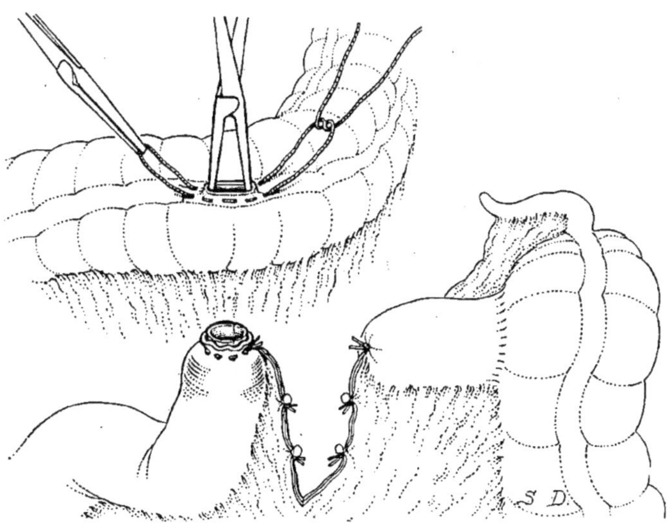

Fig. 151. — CONSTIPATION CHRONIQUE. — *Court-circuit : iléo-sigmoïdostomie.*
Agrandissement de l'orifice par l'ouverture de la pince.

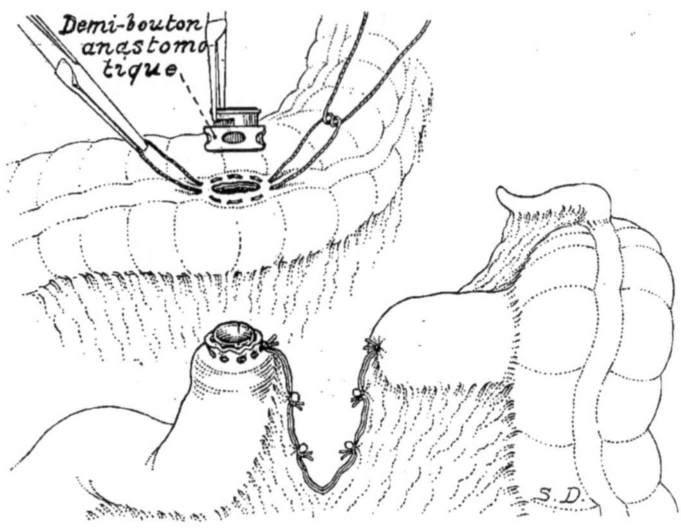

Fig. 152. — Constipation chronique. — *Court-circuit : iléo-sigmoïdostomie.*
Introduction de la pièce femelle du bouton dans la sigmoïde. Remarquer les deux longues
anses du faufilé.

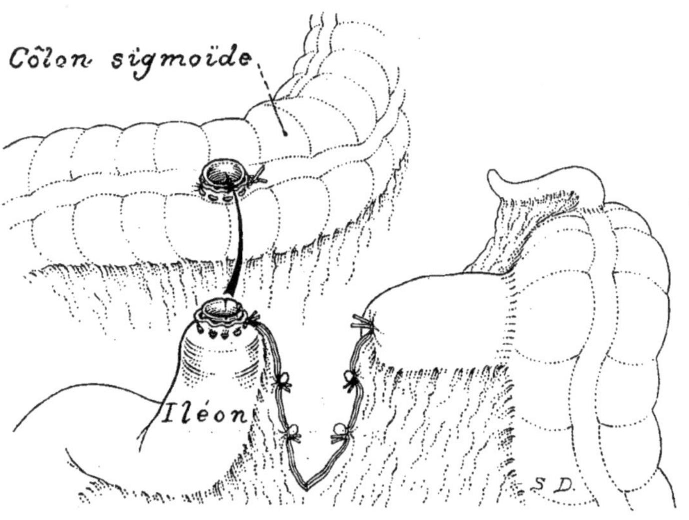

Fig. 153. — Constipation chronique. — *Court-circuit : iléo-sigmoïdostomie.*
Les deux pièces du bouton sont en place.

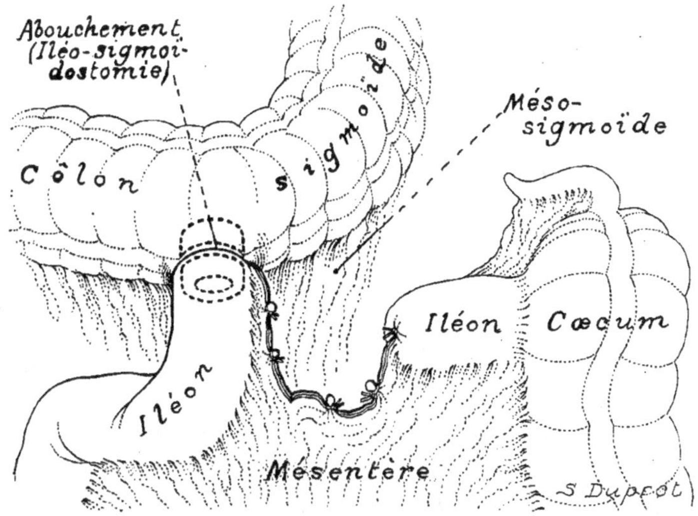

Fig. 154. — CONSTIPATION CHRONIQUE. — *Court-circuit : iléo-sigmoïdostomie.*
Pointillé du bouton en place.

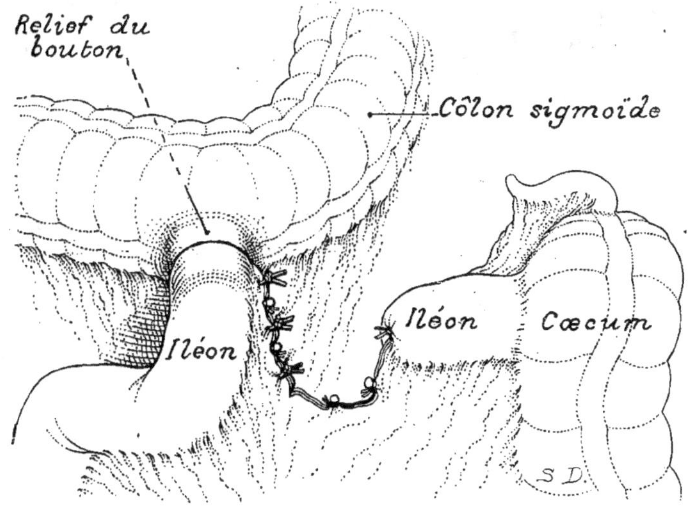

Fig. 155. — CONSTIPATION CHRONIQUE. — *Court-circuit : iléo-sigmoïdostomie.*
Aspect extérieur de l'anastomose. Aucune suture n'est nécessaire.

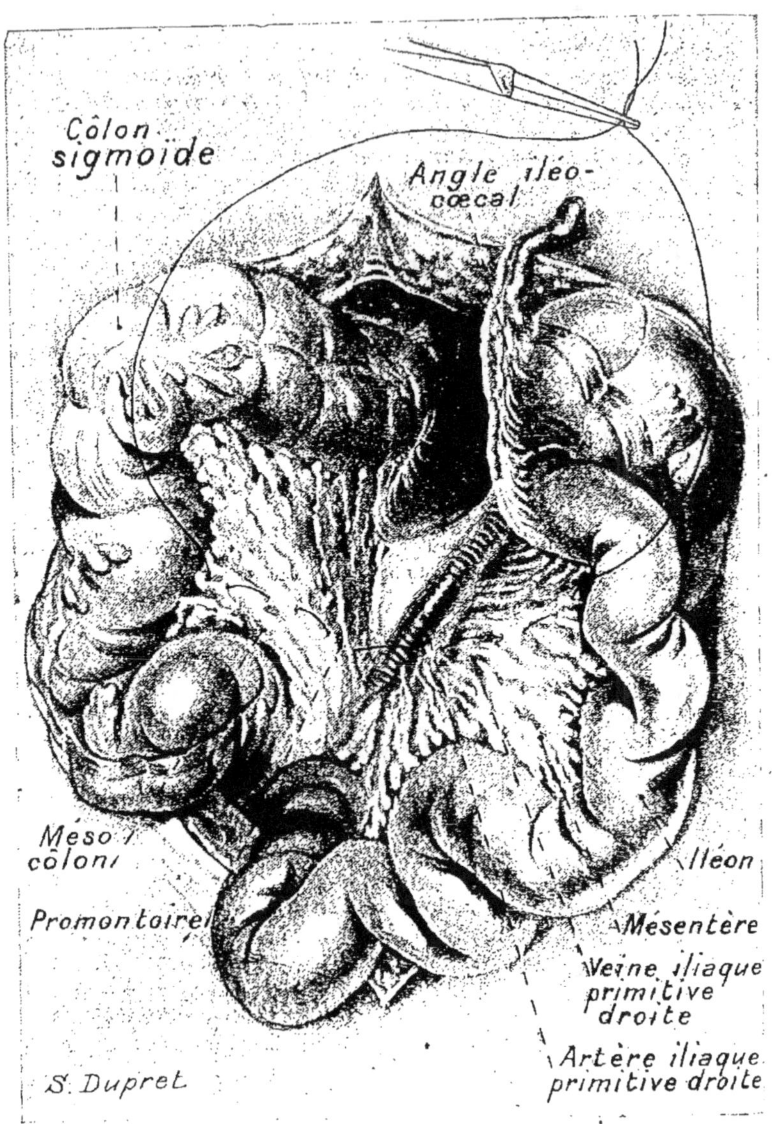

Fig. 156. — Ulcère de la petite courbure compliquant une maladie de Lane.

Premier temps d'une iléo-sigmoïdostomie. L'opérateur passe un fil pour solidariser la fin du mésentère et le méso-côlon sigmoïde ; ce fil sera serré à la fin de l'opération ; il sera destiné à combler le vide entre les deux mésos.

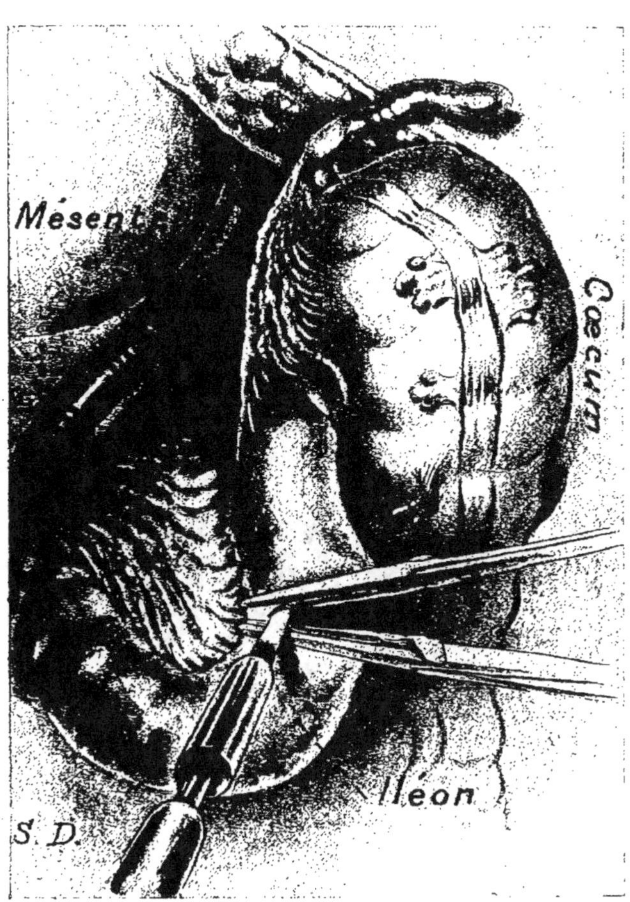

Fig. 157. — Maladie de Lane. Colectomie ou court-circuit.

Implantation iléo-sigmoïdienne pour S. I. C. La bande iléale de Lane a été sectionnée ; le pointillé indique la portion du mésentère qui sera coupée. Le thermocautère sectionne l'intestin entre deux pinces.

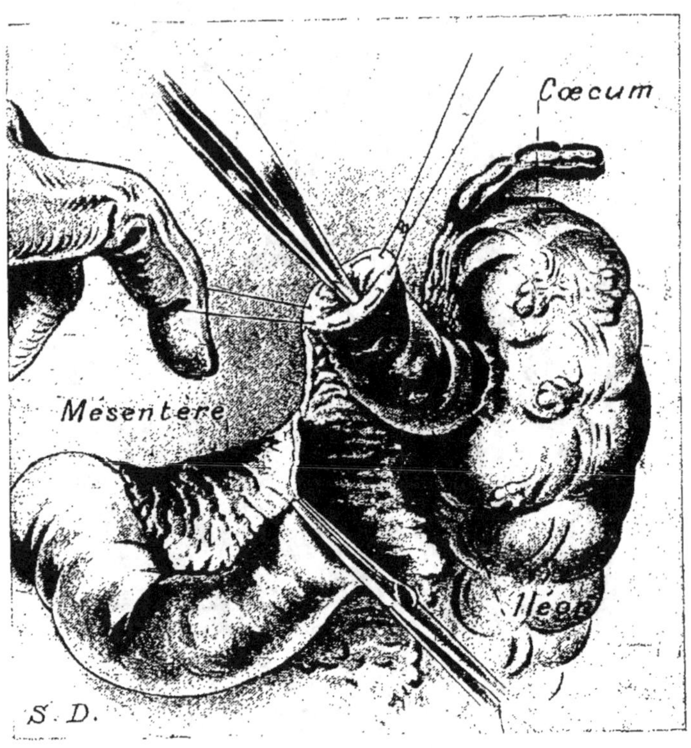

Fig. 158. — MALADIE DE LANE. COLECTOMIE OU COURT-CIRCUIT.
La tranche écrasée de l'iléon est enfouie par retournement (Th. DE MARTEL)
et non liée ni suturée.

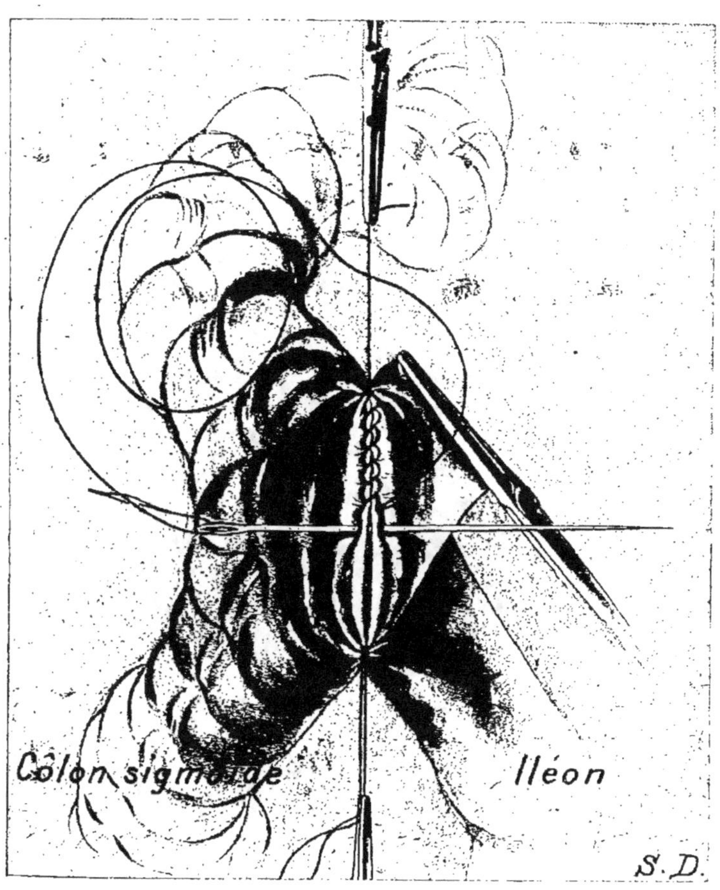

Fig. 159. — MALADIE DE LANE. COLECTOMIE OU COURT-CIRCUIT.
Implantation iléo-sigmoïdienne, surjet séro-séreux ; l'intestin est présenté obliquement,
de façon à affronter une grande surface séreuse.

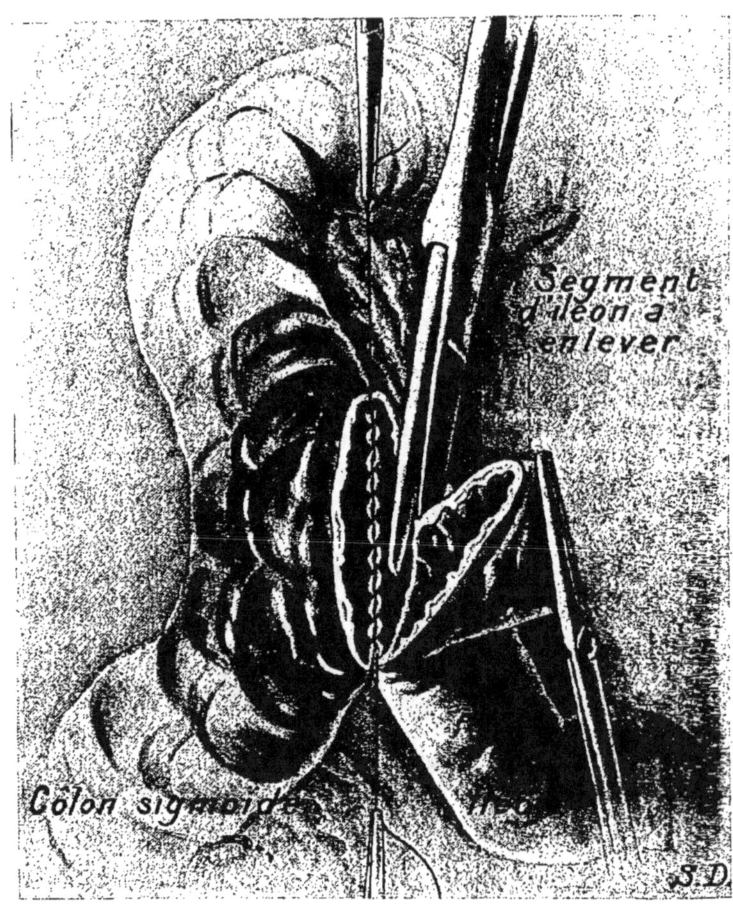

Fig. 160. — Ulcère de la petite courbure compliquant une maladie de Lane.
Le côlon est ouvert. L'iléon est excisé. Les dimensions de chaque orifice se correspondent
exactemont. La suture sera faite en deux plans au catgut fin.

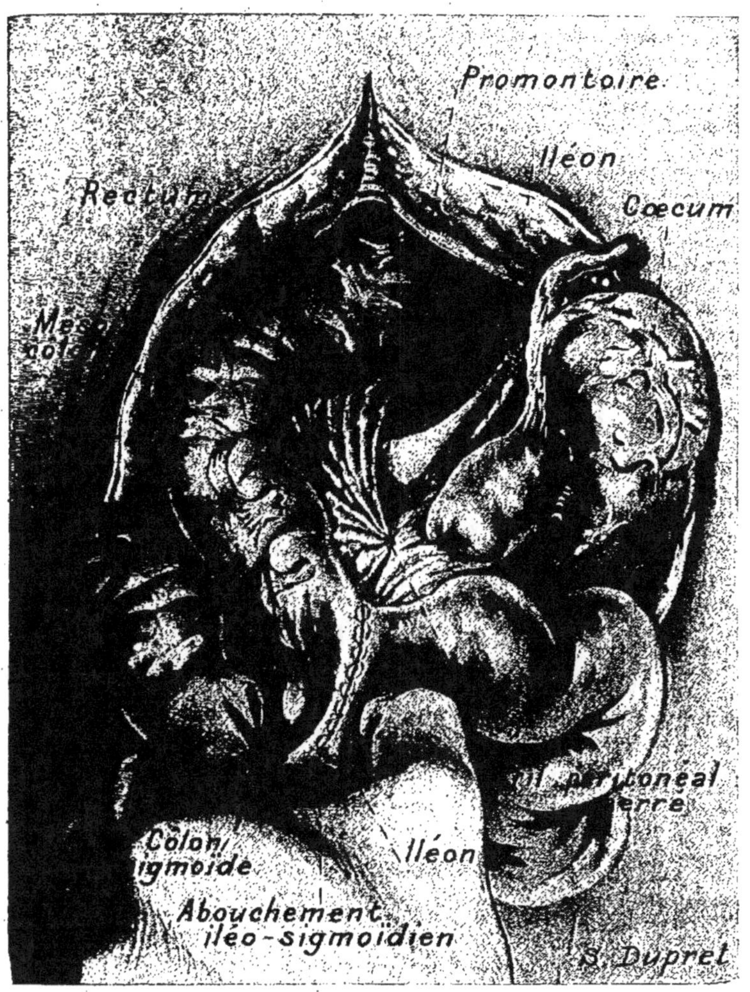

Fig. 161. — Ulcère de la petite courbure compliquant une maladie de Lane.

L'iléo-sigmoïdostomie est terminée. Remarquer à droite le moignon iléal. L'opérateur saisit la bouche anastomotique entre le pouce et l'index pour se rendre compte si l'anastomose iléo-sigmoïdienne est suffisamment large et pour apprécier s'il est nécessaire de mettre un tube de Faucher dans le rectum et l'anastomose ou de placer une sonde de dérivation sur le grêle à 10 centimètres en amont de l'anastomose.

XIV

TRAITEMENT DE L'ULCUS GASTRIQUE
ET DUODÉNAL

Jadis, pour poser le diagnostic de l'*ulcère gastrique*, il fallait constater le syndrome classique : *a*) douleurs ; *b*) vomissements ; *c*) gastrorragies. Le diagnostic d'*ulcus duodénal* n'était posé que si on observait la « faim douloureuse » et des melænas sans hématémèse.

Le malade était, dans les deux cas, soumis au traitement médical, et s'il était soulagé et d'aspect normal après le traitement, il était considéré comme définitivement guéri. On ne savait pas que l'*intermittence des crises* était un des caractères de l'ulcus. Le diagnostic était confirmé, soit sur la table d'opérations, soit sur la table d'autopsie. L'intervention était faite pour l'une des complications suivantes : hémorragies répétées, perforation, abcès péri-gastriques, sténose médio-gastrique ou pylorique.

Actuellement, on sait que le syndrome classique fait le plus souvent défaut. L'ulcus est caractérisé, *le plus souvent*, par une *dyspepsie hyperacide* (régurgitations, pyrosis, brûlures et douleurs gastriques calmées par l'absorption de bismuth ou d'aliments) et par l'*intermittence des crises*, c'est-à-dire périodes de malaises suivies d'intervalles de santé complète ou relative.

Nombreux sont les « hyperchlorhydriques » atteints d'ulcus. Il est pourtant quelques hyperchlorhydriques sans lésion visible. L'ulcus gastrique est plus facile à reconnaître radiologiquement que l'ulcus duodénal qui ne se révèle le plus souvent que par des signes « indirects ».

Les radiographies instantanées en série (Keller) du duodénum permettent de poser souvent le diagnostic.

I. **Fréquence des ulcus.** — L'ulcus est extrêmement fréquent et se montre surtout chez l'homme. L'ulcus duodénal est plus fréquent que l'ulcus gastrique. Le cancer gastrique est 8 fois sur 10 dû à la transformation d'un ulcère chronique.

L'ulcus duodénal ne se transforme pas en cancer, sauf s'il est térébrant dans le pancréas.

II. **Les faux gastropathes.** — Tout médecin qui examine un « gastropathe » doit savoir que la majorité des gens qui souffrent de l'estomac n'ont pas de lésion gastrique. Sur 10 malades qui se plaignent de troubles dyspeptiques attribués à l'estomac, il y en a 9 qui n'ont aucune affection gastrique. Un seul malade sur 10, peut-être, présente une vraie lésion (ulcus ou cancer). Parmi les 9 faux gastropathes qui restent, on peut dire schématiquement qu'il y en a :

a) 1/3 de dyspepsies par erreurs hygiéniques, surmenage, défaut d'air, de lumière, fautes alimentaires, mastication rapide, boissons trop abondantes, suralimentation, absorption d'aliments excitants (alcool, épices, etc..), mauvaise surveillance de la bouche qui cause la suppuration des gencives, la carie des dents. La suppression de ces causes fait disparaître les troubles dyspeptiques.

b) 1/3 des sujets sont sans lésion gastrique, mais présentent une lésion abdominale : appendicite, cholécystite, tumeur ou tuberculose d'intestin, maladie de Lane, viscéroptose, pancréatite, annexite, etc...

c) 1/3 des sujets n'ont ni lésion gastrique, ni lésion abdominale. Ce sont des pré-tuberculeux (tuberculeux latents), des pré-tabétiques, des hépatiques, des insuffisants rénaux, insuffisants endocriniens ou cardiovasculaires, des acétonémiques. Toutes ces maladies peuvent s'accompagner de douleurs épigastriques et simuler une lésion de l'estomac.

L'ulcère est *parfois d'origine syphilitique*. Aussi chez tout « ulcéreux » faut-il rechercher la réaction de Wassermann (sang et liquide céphalorachidien) et si elle est positive, faire un traitement spécifique. L'ulcus existe souvent chez des tuberculeux ; l'ulcus n'est pas de nature tuberculeuse mais il prédispose à la tuberculose par la dénutrition qu'il cause et parce qu'il offre une porte ouverte aux infections qui pour la plupart entrent par la voie digestive.

III. **Diagnostic de l'ulcus gastrique et duodénal**[1]. — 1° Ulcus gastrique. — En principe, tout ulcus gastrique siège sur la petite courbure, mais il peut s'étendre secondairement sur les faces antérieure ou postérieure. S'il siège près du cardia, on le désigne sous le nom d'ulcère du cardia ; s'il siège près du pylore, on l'appelle ulcère pré-pylorique ou sus-pylorique, mais le point de départ est quand même et toujours la petite courbure.

a) Lorsque l'ulcus siège au *cardia*, les signes sont souvent trompeurs

---

1. D'après une leçon faite par le Dr Maurice Delort, dans son service de gastro-entérologie, à l'hôpital Saint-Michel.

et font hésiter le diagnostic. On note des régurgitations, des douleurs à localisations souvent trompeuses. Les signes gastriques secondaires sont légers. Le diagnostic est tranché par la radioscopie. Heureusement, cette localisation est rare ; en pratique, les diagnostics qui se posent sont ceux d'ulcus de la partie moyenne ou juxta-pylorique de la petite courbure.

b) L'ulcus de la petite courbure peut présenter des *signes de certitude* : à l'interrogatoire, on reconnaît des hématémèses et melænas. L'examen clinique ne donne jamais de signes de certitude. *Mais ceux-ci sont fournis par la radiologie. Niche* ou image diverticulaire, *biloculation* fixe et constante, à plusieurs examens successifs, résistant à l'atropine.

Ces signes peuvent manquer ; il faut savoir s'en passer.

Il y a les *signes de grande probabilité*. A l'interrogatoire, on reconnaît la fixité des douleurs dans le temps et les accalmies.

Les signes radiologiques sont : l'*hyperkinésie*, plus marquée sur la grande courbure ; souvent absente sur la petite courbure, dont l'inertie contraste avec les ondes profondes de la courbure opposée. Évacuation normale ou légèrement retardée.

Le *chimisme* est de très grande importance ; il montre l'hyperacidité totale (plus de $3^{gr},5$) et l'hyperacidité chlorhydrique (plus de $2^{gr},5$).

Les *signes de probabilité* sont fournis par l'interrogatoire. Le chimisme et la radiographie ne donnent aucun renseignement. L'interrogatoire fait reconnaître : l'importance de la ténacité des troubles dyspeptiques (brûlures, distension gastrique, pesanteur) ; la régularité et la fixité des douleurs, qui réveillent le malade la nuit ; l'évolution par crises suivies d'accalmies. Les vomissements ont peu de signification.

2° ULCUS PYLORIQUE. — L'ulcus pylorique ressemble singulièrement à l'ulcus duodénal juxta-pylorique : syndrome pylorique classique, bien connu (douleurs tardives, signes de stase, clapotage à jeun) ; vomissements de stase avec aliments reconnaissables, ingérés 24 heures ou 48 heures auparavant ; liquide d'hypersécrétion hyperacide et hyperpeptique. Au *tubage*, résidus alimentaires reconnaissables dans le tubage à jeun.

A la *radio*, stase de la bouillie opaque, après 7 à 8 heures. Évacuation tardive et ralentie.

L'ulcus pylorique siège, au point de vue strict, soit sur le duodénum, soit sur l'estomac.

3° ULCUS DUODÉNAL. — Il ne présente pas de signes de certitude comme l'ulcus gastrique. Il est, en effet, exceptionnel de rencontrer des signes radiologiques nets (niche, image lacunaire par péri-duodénite), sauf par les radios instantanées en série.

A l'interrogatoire, on retrouve, comme dans l'ulcus gastrique, des hématémèses, melænas, douleur à heure fixe, réveillant le malade. On doit retenir cependant le siège des *douleurs à droite* et la *faim douloureuse*, parfois des fringales.

Le diagnostic de l'ulcus duodénal est surtout fait par le chimisme. Opérer des prélèvements en série, de 10 en 10 minutes, par le tube d'Einhorn ou de Ryles, que le malade conservera pendant toute la durée de l'épreuve (Méthode de Delort et Verpy [1]).

Le repas comprendra : 5 grammes de peptone, 10 centigrammes de salicylate de soude, 250 grammes d'eau. Recueillir le liquide à jeun, s'il en existe. Puis, faire des prélèvements à la 10e, 20e, 30e, 40e, 50°, 60°, 90e minutes. Après chaque prélèvement, faire le dosage de l'acidité totale et de l'acidité chlorhydrique, suivant les procédés usuels. Par la solution de Fe^2CC^6, on recherchera la présence de l'acide salicylique. La disparition de l'acide salicylique indique que l'évacuation du repas d'épreuve est terminée. Normalement, l'acide salicylique disparaît après la 40e minute, l'acidité totale est de 1,60 et l'acidité chlorhydrique de 0,60 à la 60e minute.

En cas d'ulcus duodénal, on trouve :

Hyperacidité totale : $2^{gr},50$ et plus ;

Hyperacidité chlorhydrique : 1,20 et plus.

Évacuation accélérée, décelée par la disparition du test salicylé, à la 20e ou 30e minute.

Enfin, fréquemment, on observe une courbe ascendante des acidités totale et chlorhydrique, jusqu'à 90 minutes.

Les *signes radioscopiques* sont secondaires et présentent moins de valeur : estomac hypertonique, avec ondes symétriques, régulières et rythmiques sur les deux courbures. Évacuation initiale généralement rapide. Duodénum vu en totalité. Adhérences sous-hépatiques, révélées par le palper sous l'écran.

A la radiographie, on n'a, jusqu'à présent, obtenu de renseignements que par les films en série. On observera parfois des incisures permanentes (Colles), une image en corail.

En résumé, il est impossible, par les seuls signes fonctionnels et l'examen somatique, de faire le diagnostic certain entre l'ulcus gastrique et l'ulcus duodénal.

Les vomissements ont peu de valeur.

Les hématémèses peuvent se rencontrer aussi bien dans l'ulcus duodénal que dans l'ulcus gastrique.

On ne peut se fier à l'horaire des douleurs d'une façon absolue.

---

1. Delort et Verpy, *Société de Biologie,* 27 novembre 1920.

Le diagnostic de l'ulcus de la petite courbure doit être fait par la radioscopie.

Le diagnostic de l'ulcus duodénal doit être fait par le chimisme.

En faveur de l'ulcus duodénal, il faut retenir qu'il y a souvent coïncidence avec la stase intestinale chronique, l'appendicite chronique, la cholécystite.

Tout sujet atteint d'ulcus gastrique non sténosant, tout sujet atteint du syndrome duodénal, sera soumis à l'examen radioscopique du tube digestif, car il sera toujours suspect d'une maladie de Lane (S. I. C.), qui aura été elle-même le point de départ éloigné de la lésion.

IV. Traitement médical de l'ulcus gastrique et duodénal. — L'ulcus abandonné à lui-même fait courir au patient des *risques connus et admis* par tous les cliniciens : perforation aiguë ou chronique, hémorragies abondantes ou répétées, sténose pylorique ou médio-gastrique, péri-gastrite adhésive ou suppurée. Mais indépendamment de ces complications graves il en est d'autres moins considérées mais qui jouent pourtant un rôle pathogénique trop important pour ne pas imposer le traitement chirurgical : *a*) La *dégénérescence cancéreuse*. Le cancer d'estomac est le plus fréquent de tous les cancers. Le cancer d'estomac représente à lui seul le tiers de tous les cancers. Le cancer d'estomac tue le douzième des hommes civilisés. Le cancer d'estomac est 9 fois sur 10 greffé sur un vieil ulcus, qui est le plus souvent « latent » et ignoré. Indépendamment des risques de cancer, l'ulcus chronique est funeste : *b*) parce qu'il prédispose à la *tuberculose* et à *toutes les infections ; c*) parce que, inconsciemment, il diminue *le rendement vital*, social, intellectuel, moral du patient qui n'est pas considéré comme un malade mais un neurasthénique, un nerveux, un dyspeptique, un arthritique, etc...

Faut-il traiter médicalement les ulcus ? Oui, s'ils sont récents. Non, si le malade a plus de 40 ans (DELORT). Non, s'ils sont chroniques, et ils sont chroniques quand leurs troubles sont intermittents ou à la longue permanents. Pendant les phases d'accalmie, l'ulcus est encore en activité, mais ne donne pas de troubles.

L'ulcus *récent* est limité à la muqueuse ; il peut se cicatriser par le traitement médical (tubage duodénal, repos horizontal, diète, bismuth). La guérison se maintient souvent par une bonne hygiène alimentaire et générale.

L'*ulcus chronique* résiste au traitement médical ou récidive sous forme d'hyperchlorhydrie, douleur, malaises, après quelques mois de répit. Il doit être traité chirurgicalement. Après 40 ans, se méfier, vis-à-vis des ulcus chroniques, de la transformation cancéreuse.

Une fois sur 10 il y a à la fois ulcus duodénal et ulcus gastrique. Souvent nous avons trouvé deux ulcus gastriques et un ulcus duodénal.

V. Traitement chirurgical de l'ulcus gastrique. — ANESTHÉSIE. — En principe, pas de chloroforme ni d'éther, à cause de l'intoxication hépato-rénale ou des complications pulmonaires. Faire l'anesthésie régionale ou locale [1].

Tout ulcus hémorragique aigu sera traité par l'exérèse. Tout ulcus perforant aigu sera traité par la suture simple, si possible, sinon par l'exérèse.

En cas de chirurgie d'urgence, il faut faire l'opération minima, quitte à réopérer quelques mois plus tard. Toutefois, si les lésions sont trop étendues, si la constitution anatomique et générale du sujet s'y prête, si le chirurgien est entraîné, il peut se trouver amené à faire d'urgence une gastrectomie, ce qui est toutefois l'exception.

Tout ulcus chronique, c'est-à-dire récidivant, doit être opéré, mais par un procédé qui varie suivant les cas.

Quel procédé choisir ?

La gastro-entérostomie ou pyloroplastie ? La thermo-cautérisation (BALFOUR).

La gastrectomie large... Pour l'ulcus gastrique toujours, pour l'ulcus duodénal souvent.

Proportionner l'importance de l'opération à la gravité du mal et à la résistance du sujet. Ne pas hésiter à courir le risque d'opérer le malade deux fois pour lui éviter de mourir d'une opération. Mieux vaut guérir un malade en deux fois que de le tuer en une séance.

> *En principe, pour l'ulcus gastrique, la gastrectomie est toujours indiquée. Pour l'ulcus duodénal, la gastro-entérostomie est souvent indiquée, mais la gastrectomie est mieux, s'il y a des douleurs, des hémorragies et de l'hyperacidité forte. Pour être inoffensive elle nécessite un grand entraînement de l'opérateur.*

GASTRECTOMIE POUR ULCUS (opération de choix).

Exploration. — Incision abdominale ; rechercher si la vésicule biliaire contient des calculs, si les côlons ou l'intestin grêle présentent des coudures de Lane. Explorer les deux faces de l'estomac avant d'affirmer que l'ulcus n'existe pas (s'il n'est pas trouvé de suite). Pour explorer les deux

1. Anesthésie régionale. PAUCHET, SOURDAT, LABAT et BUTLER D'ORMOND. Paris, 1927. Doin.

faces de la petite courbure, pratiquer le décollement colo-épiploïque ou
« dépouiller » la grande courbure d'un coup de compresse (TÉMOIN).
L'estomac « dépouillé » au niveau de sa grande courbure se laisse clairement explorer sur les deux faces.

Section du duodénum. — Elle se fera entre les deux pinces duodénales (COLLIN); fermer de suite le bout distal en bourse, à moins qu'on ne
veuille pratiquer la gastro-duodénostomie bout à bout (PÉAN).

Libération de l'estomac. — S'il y a un ulcus qui fixe la petite courbure
au pancréas et au foie, il faut le disséquer au bistouri. Si l'ulcus est perforant, laisser le fond de l'ulcère dans le pancréas, ou dans le foie ; ce
fond est badigeonné à l'iode et recouvert d'un lambeau d'épiploon ; procéder ensuite à la résection gastrique.

Résection. — Quand le pylore et la petite tubérosité sont libérés de
leurs attaches séro-vasculaires, les ligatures sont faites ; l'estomac est
écrasé et coupé.

Gastro-entérostomie pré-colique ou trans-méso-colique. — Elle se fera
soit par implantation termino-latérale, soit sur la face postérieure ou
antérieure de l'estomac, suivant que l'un ou l'autre est plus accessible.
Fermer la brèche méso-colique ; la suturer à l'estomac.

L'anastomose bout à bout (PÉAN) sera faite aussi souvent que
possible ; elle est rarement praticable après la résection du duodénum
pour ulcus.

Employer dans toute opération gastrique pour ulcus des sutures au
catgut-lent, plutôt qu'au fil de lin, qui n'a pourtant pas de gros inconvénients.

VI. Traitement chirurgical de l'ulcus duodénal. — L'ulcus duodénal
peut provoquer une perforation subite, une hémorragie profuse et mortelle,
une sténose post-pylorique ; cette stricture ne dégénère pratiquement
jamais en cancer comme celle de l'estomac. Sténose et perforation sont
plus fréquentes qu'on ne croit, mais le diagnostic n'est pas fait. J'ai la
conviction que tous les ulcus « gastriques », dits pyloriques ou juxta-pylo-
riques perforants, sont des ulcus duodénaux ; l'opérateur n'a pas cherché
à se rendre compte du siège anatomique précis de la lésion. Ce qui nécessite surtout l'action chirurgicale vis-à-vis c'est l'état dyspeptique chronique dont le malade se fatigue ; c'est la diminution vitale du sujet et
enfin la dénutrition qui fait de lui une proie facile pour une infection
surajoutée, telle que la tuberculose ; sans doute, le médecin devra d'abord
tenter la cure par le repos, le tubage duodénal, le bismuth, le régime ;
mais s'il y a récidive ou persistance des troubles, il faut opérer.

Quelles opérations comporte l'ulcus duodénal ?

Il faut réouvrir le plus tôt possible tout gastro-entérostomisé qui souffre.

L'*excision* ou la *thermo-cautérisation* de l'ulcus suivie de l'incision du pylore suivant son axe, puis suture transversale pour élargir le pylore (pyloroplastie).

La *pyloroplastie large*, ou *gastro-duodénostomie de Finney* (Fasc. VI), qui supprime l'ulcus et ne prédispose pas à l'ulcus jéjunal.

La *gastro-entérostomie* simple. Cette opération bénigne en elle-même guérit les trois quarts des ulcus duodénaux, surtout si l'hyperacidité est faible. Elle en laisse persister 25 p. 100 environ ; se méfier des hyperacidités post-opératoires et les neutraliser. Si néanmoins les douleurs reviennent, il faut sans hésiter faire une gastrectomie secondaire qui supprime le pylore et la petite tubérosité de l'estomac. Si ces douleurs sont dues à un ulcus jéjunal, il faut que la gastrectomie s'étende à la résection de la bouche anastomotique. Supprimer ou *dépouiller* la petite courbure entière.

La *thermo-cautérisation* est suivie d'enfouissement et doit être accompagnée de gastro-entérostomie, car l'enfouissement rétrécit le duodénum.

L'*exclusion pylorique* est une opération à abandonner car elle est plus grave, plus délicate que la gastro-entérostomie simple et prédispose davantage à l'ulcus jéjunal, j'ignore pour quelle raison. Si on y a recours, placer une simple ligature au fil autour du pylore.

La *gastro-duodénectomie* convient aux cas de duodénum très altéré par l'ulcus, quand la perforation ou l'hémorragie secondaires paraissent possibles, et quand les dimensions s'opposent à la simple cautérisation suivie d'enfouissement. En principe dans tous les cas où il y a hémorragie.

Un chirurgien peu entraîné à la chirurgie gastrique, chez un sujet peu résistant, devra faire la gastro-entérostomie simple, quitte à réintervenir quelques mois ou quelques années plus tard, si les troubles persistent ou récidivent. La gastrectomie secondaire sera facile et sans risques s'il n'y a pas à réséquer l'anastomose (ulcus jéjunal). Pour une maladie de gravité moyenne, il faut que le chirurgien fasse une opération bénigne ; si cette bénignité n'est pas certaine, il vaut mieux faire deux opérations sans risque plutôt qu'une seule dont le pronostic est plus grave.

Ulcus très hémorragique. — Toujours la gastro-duodénectomie.

Ulcus perforant aigu. — Laparotomie, suture simple de l'ulcus. Ne faire la gastro-entérostomie complémentaire que si la suture produit la sténose duodéno-pylorique. Ne faire la résection gastrique que si la nécessité de réunion la rend indispensable.

Il nous est fréquemment arrivé de réséquer l'ulcus et les parois gastriques ou duodénales, parce que les tuniques étaient dures, cartonnées, enflammées ; ce sont là des opérations de nécessité. *Le sujet atteint de perforation aiguë doit subir l'opération minima... mais suffisante.* D'ailleurs, le facteur « *personnel* » est essentiel, tant pour le malade que pour l'opérateur.

Le plus souvent les perforations gastriques suturées seront gastrectomisées secondairement.

VII., Soins pré- et post-opératoires. — AVANT L'OPÉRATION. — Une intervention sur le tractus gastro-intestinal nécessite :

a) Un examen clinique précis et complet ;

b) L'examen du sang (recherche des Wassermann et azotémie) ;

c) L'examen des urines (acidose, albumine et sucre) ;

d) L'examen chimique du contenu gastrique ;

e) Un dossier radiologique complet. Celui-ci indique non seulement les probabilités du cancer, d'ulcus gastrique ou duodénal, mais aussi la situation de la lésion, les dimensions de « l'étoffe gastrique », qui feront connaître à l'opérateur s'il doit aborder l'estomac par telle incision plutôt que par telle autre ; s'il doit envisager une gastro-entérostomie simple ou une gastrectomie ; si l'une ou l'autre sont possibles, par suite de l'abondance de l'étoffe et de la souplesse des tissus.

Ce dossier doit contenir non seulement les détails radiologiques concernant l'estomac, mais aussi ceux qui concernent l'intestin. Il est nécessaire que le chirurgien ait en main les calques correspondant à *un transit intestinal complet.*

La plupart des troubles gastriques, en effet, sont d'origine réflexe et dus à une cholécystite, une appendicite, une maladie de Lane (S. I. C.). Très souvent, l'opération gastrique prévue doit être remplacée par une intervention sur l'intestin (court-circuit ou colectomie). L'opérateur ne devra se décider à cette dernière opération que s'il est renseigné exactement sur le transit intestinal. Par conséquent :

a) Ne pas entreprendre une intervention gastrique sans avoir dans le dossier clinique des calques radioscopiques du transit digestif complet, sauf s'il y a une lésion gastrique nettement perceptible (cancer, ulcère calleux, sténose, etc...).

b) Prévenir les complications pulmonaires par la désinfection du nez (huile goménolée), de la gorge, des dents (détartrage préalable). Le dentiste doit passer avant le chirurgien. Iodage des gencives. Gymnastique respiratoire. Injection d'un vaccin antipneumococcique ou polyvalent en période de grippe.

c) Prévenir la parotidite. Celle-ci est la conséquence de l'infection de la bouche, de la gorge, d'un état général défectueux et de la déshydratation du sujet. Cette complication est grave. Depuis que nous injectons du vaccin polyvalent le jour de son apparition, nous n'avons pas constaté de mort. Autrefois, la plupart des parotidites post-opératoires se terminaient par la mort.

d) Évacuer le gros intestin, non *par* un lavement, mais par des lavements, additionnés d'huile, de glycérine et d'un mélange de bile et de glycérine. Les lavements seront utiles pendant plusieurs jours de suite, surtout si le patient a absorbé de la baryte. *Ne pas opérer un malade tant que le mélange opaque, introduit par le radiologue, n'est pas complètement éliminé.* Ne pas purger les sujets atteints de sténose du pylore. D'ailleurs, tout purgatif est à déconseiller dans n'importe quel cas.

e) Lavages d'estomac, d'abord pour le désinfecter, mais surtout pour entraîner le patient à subir l'introduction du tube de Faucher, sans nausées ; cette introduction post-opératoire est, en effet, *nécessaire dans 2/3 des cas,* parce qu'il y a des vomissements, des nausées, de la température, etc... Si on pratique le lavage d'estomac pour la première fois dans les jours qui suivent l'opération, celui-ci est pénible. Si, au contraire, le sujet est entraîné depuis la veille ou l'avant-veille, il le supporte facilement. Donc, il faut le faire systématiquement.

f) Apprendre au malade à respirer avant et après l'opération. Lui recommander de faire des mouvements de profonde respiration.

A notre hôpital, comme à notre clinique privée, nous avons, à chaque étage, un spiroscope qui fonctionne constamment. Ce dernier sert à tous les opérés. Nous le considérons comme un complément indispensable, non seulement pour oxygéner le sang, mais aussi pour stimuler la vitalité du sujet. Le poumon, en effet, n'est pas seulement une poche à air, destinée à l'hématose, c'est aussi une glande à sécrétion interne ; la respiration profonde exalte cette fonction et consécutivement celle de toutes les autres endocrines. Nous savons, en effet, que la résistance des opérés est fonction de leurs sécrétions internes. On ne saurait donc trop faire pour exciter ces dernières, et parmi les moyens que nous avons à notre disposition, la spiroscopie est un des plus importants. Par conséquent, l'éducation respiratoire relève le tonus du malade. Il vaut souvent mieux perdre 8 jours à éduquer la respiration d'un sujet qui respire mal, que de l'opérer immédiatement. Nous avons vu de véritables résurrections chez de futurs opérés qui auraient été, avant cet entraînement respiratoire, hors d'état de subir une intervention prolongée.

g) *Alimentation pré-opératoire.* — S'il y a sténose pylorique, faire du goutte à goutte rectal, des injections intra-axillaires de sérum glycosé ; s'il n'y a pas sténose pylorique, faire boire en abondance : sirops de fruits, jus de raisin, liquides alcalins, etc...

h) *Transfusion sanguine.* — Chez les malades anémiés par les hémorragies antérieures, ou déprimés par la souffrance ou la faim, chez tout malade fatigué ou anémié, faire une transfusion sanguine avant l'opération, et souvent la répéter le lendemain.

i) *Vaccination intestinale par voie buccale.* — Quinze jours avant l'opération.

PENDANT L'OPÉRATION. — a) *Injection continue de sérum dans l'aisselle.* Une grosse aiguille sera introduite par la peau, à travers le grand pectoral, jusque dans l'aisselle. Le sujet absorbera ainsi un litre, deux litres, pendant l'opération, d'une solution saline chaude. Cette injection évitera la soif.

b) *Anesthésie.* — 95 p. 100 de nos malades ne subissent pas la narcose et sont opérés sous anesthésie locale ou régionale (paroi abdominale). Il n'y a aucune comparaison dans les résultats immédiats entre l'état des malades endormis et celui des opérés qui ont été anesthésiés localement. Lorsqu'il arrive d'endormir un malade nerveux, nous faisons d'abord l'infiltration de la paroi à la novocaïne. Chez quelques sujets pusillanimes, on pratique l'anesthésie locale et on fait inhaler quelques gouttes d'éther ou de kélène pour leur donner l'*illusion* d'être endormis. Il faut se garder de pousser la narcose, sinon le sujet s'agite.

c) *Opérer avec douceur*, pour ne pas tirailler sur le système nerveux splanchnique, pour ne pas shocker le malade.

d) *Faire une hémostase soignée*, surveiller les sutures. Nous avons remarqué une différence dans le pronostic opératoire depuis que nous appliquons, pour les sutures, le point de CONNEL ou de CUSHING. Dans ces conditions, en effet, il ne peut y avoir de foyer septique entre les deux rangs des sutures intestinales. Nous n'avons pas observé de déhiscence de la suture, après les opérations gastriques. Nous avons substitué le catgut au fil de lin, car le catgut est moins susceptible de s'infecter par les microbes de l'intestin. Le catgut nous paraît moins susceptible de produire des complications locales et générales. La plupart des complications pulmonaires sont la conséquence de l'infection locale qui a pour point de départ la suture intestinale.

e) *Bien soigner chaque temps opératoire.* Ne pas se presser, et en cela l'anesthésie locale est un auxiliaire précieux. Autant le chirurgien se sent poussé à terminer quand il entend ronfler un malade endormi à l'éther, autant il est calme et prend son temps quand il sait que le sujet ne dort pas.

Changer de gants dès qu'il y a une souillure possible. L'estomac et le jéjunum sont moins septiques que n'importe quel point de l'organisme. Nous ne changeons pas de gants pendant les interventions sur l'estomac et le jéjunum. Nous les changeons au moins une fois au cours des opérations intestinales. L'usage de l'aspirateur électrique et de l'écraseur diminue les chances de contamination par le contenu gastrique.

f) Toucher au filtrat microbien les sutures, les tranches de paroi abdominale, les surfaces péritonéales cruentées ou souillées par l'opération.

g) Proportionner l'acte opératoire aux possibilités du patient. Faire plutôt l'opération en deux temps chez les sujets très affaiblis. Il vaut mieux guérir un malade en deux temps que de le tuer en un temps. Il est préférable de faire perdre un mois à l'opéré plutôt que de lui faire perdre la vie.

h) Proportionner l'énergie opératoire du chirurgien aux besoins du patient. Ne pas faire d'opération audacieuse inutilement ; ne pas faire non plus d'opération timide. Savoir appliquer l'opération adéquate aux besoins de l'opéré. Il nous est arrivé maintes fois de décider de faire une gastro-entérostomie et de faire une gastrectomie parce que, le ventre ouvert, nous considérions que cette gastro-entérostomie, faite dans les conditions où elle se présentait, ne donnait aucune garantie de guérison fonctionnelle ; d'un autre côté, la gastrectomie se présentait plus facile que nous ne pensions. Dans ces conditions, la gastrectomie rapide a procuré d'excellents résultats. La gastrectomie systématique, pour cancer, donne finalement moins de morts que la gastro-entérostomie palliative, du moins dans nos interventions.

i) Explorer dans l'abdomen ce qui, au début de l'opération, est explorable sans risques : l'appendice, la vésicule, la fin de l'iléon, le pancréas seront palpés et vus. S'il s'agit d'un sujet simplement ptosique ou hyperchlorhydrique, si on ne trouve pas de lésion gastrique, se garder de faire une gastro-entérostomie. Une gastro-entérostomie faite sans lésion ne soulage pas le malade et crée une infirmité de plus. Elle menace le sujet d'un ulcère jéjunal post-opératoire.

Si le sujet se fait opérer parce qu'il souffre, si ses douleurs ont nettement le caractère gastralgique, faire la résection des nerfs suivant la technique de Latarjet ; associer à la résection, si c'est nécessaire, une pyloroplastie ou une opération de Finney (gastro-duodénostomie), qui ne présente aucun des inconvénients de la gastro-entérostomie.

APRÈS L'OPÉRATION. — a) *Calmer la souffrance par la morphine.* — Il faut que le malade ne souffre pas inutilement pour respirer, tousser, cracher, remuer, etc...; c'est le moyen d'éviter l'acidose post-opératoire et les complications pulmonaires.

De plus, la douleur « vide » le sujet de son influx nerveux et le rend moins résistant. L'atropine calme les coliques dues à la circulation des gaz intestinaux.

b) *Nettoyage de la bouche et des dents.* — La désinfection de la bouche s'impose pour éviter le muguet et la parotidite.

c) *Régime post-opératoire.* — Il variera avec chaque individu. En principe, chez un sujet résistant, opéré d'ulcus gastrique, plus tard et moins il mange, mieux cela vaut. Il peut boire abondamment de l'eau alcaline ou sucrée. S'il s'agit d'un cachectique opéré pour cancer du pylore, il y a intérêt à le faire manger immédiatement (lait, tapioca). Il nous est arrivé à plusieurs reprises de voir des infirmières, hantées par le régime post-opératoire classique, nourrir insuffisamment des gastrectomisés et ces derniers mouraient 8 ou 10 jours après l'opération ; *ils mouraient de faim.* Les malades chez lesquels tout régime est inutile, sont les cancéreux inopérables. Le fait de pratiquer une simple gastro-entérostomie palliative leur permet de s'alimenter immédiatement. Étant donné qu'ils ont peu de temps à vivre, il est préférable de leur laisser manger tout ce qu'ils veulent, de façon qu'ils se remettent rapidement et que leur survie normale soit la plus longue possible. D'ailleurs, les cancéreux sont hypochlorhydriques, il n'y a aucun avantage à leur imposer un régime spécial ; il n'en est pas de même des ulcéreux, qui doivent suivre un régime rigoureux pendant un an.

d) *Position assise.*

e) *Lavages d'estomac.* — Laver systématiquement tous les estomacs le soir de l'opération. Recommencer en cas de vomissements, à la moindre élévation de température ; si l'estomac paraît ballonné à la pression, si le sujet éprouve une barre gastrique (ne pas tenir compte de la répugnance ou de la soi-disant fatigue de l'opéré), faire des lavages d'estomac. On ne regrette jamais d'avoir lavé un estomac trop tôt. Employer de l'eau salée chaude, au besoin additionnée de nitrate d'argent et d'adrénaline en cas de suintement sanguin.

Nous avons eu jadis des hémorragies gastriques post-opératoires. Avec la nouvelle façon de pratiquer la suture hémostatique de l'estomac, au point de CONNEL ou de CUNÉO, ces hémorragies n'existent plus. Un léger suintement sanguin peut persister ; le lavage d'estomac le fait disparaître.

f) *Gymnastique respiratoire.* — Répéter sans cesse au malade qu'il doit respirer à fond et par le nez. Au bout de quelques jours, conseiller la spiroscopie.

g) *Alimentation*. — Chez les sujets obèses, un peu d'eau ou rien du tout. Ils peuvent vivre sur leur graisse. Chez les sujets maigres, au contraire, ou faibles, il faut faire absorber, par la bouche, trois litres de liquide : eau sucrée, jus de raisin, sirops de fruits. Sérum sucré rectal. Sérum salé ou glucosé intra-axillaire ou intra-veineux.

Chez les sujets opérés d'ulcus gatrique ou duodénal, on doit prescrire un régime qui durera un an. De ce régime, les albuminoïdes seront proscrits. Il leur sera ordonné l'absorption d'un peu d'huile d'olive pendant le repas (Léon Meunier).

h) *Si météorisme, hoquets* : glace sur le ventre, sonde rectale.

i) *Traitement psychique*. — Il faut que le sujet soit entouré d'infirmières gaies et optimistes, pleines d'entrain et soutenant constamment son moral.

j) *Pansements post-opératoires*. — Le meilleur pansement est le plus simple : une lame de gaze et un emplâtre. Tout bandage est inutile ; cela permet de surveiller l'abdomen et d'appliquer de la glace ou une vessie chaude s'il y a lieu.

k) *Quand faut-il faire lever le malade ?* — Cela dépend du sujet et de la façon dont il est suturé.

Les sujets qui ont eu une incision transversale, ou une suture verticale en un plan, au fil de bronze, pourront se lever très tôt, au bout de quatre ou cinq jours.

En principe, les malades doivent rester couchés une dizaine de jours. Ils ne se lèvent d'ailleurs volontiers que quand ils ne souffrent plus.

Les sujets qui ont subi la laparotomie exploratrice et qui sont cousus en un plan, au fil métallique, pourront se lever immédiatement. Il y a intérêt à les faire se lever le plus tôt possible.

l) *Quand faudra-t-il enlever les points de suture ?* — Les fils de bronze, formant une suture en un plan, resteront de douze à quinze jours. Cette suture permet au malade de se lever presque immédiatement. Les fils métalliques sont très solides ; le fait de se lever n'empêche pas la réparation, au contraire.

Chez les sujets qui ont été suturés au catgut et aux agrafes, celles-ci sont retirées au bout de huit jours. L'incision transversale donne une paroi plus solide que l'incision verticale.

VACCINATION EN CHIRURGIE ABDOMINALE

Pour éviter soit les complications immédiates (congestion pulmonaire, phlébite, etc...), soit les complications tardives (périviscérite, adhérences), recourir systématiquement à la vaccination avant, pendant et après l'opération.

VACCINATION PRÉ-OPÉRATOIRE. — Nous utilisons la méthode de vaccination par voie buccale préconisée par BÉCART et GAEHLINGER.

Pendant les 10 jours qui précèdent l'opération, donner de fortes doses de bouillon-vaccin mixte[1] (anti-coli-entéro, staphylo, perfringens, etc...).

Deux ampoules le matin à jeun dans un peu d'eau, et une troisième dans le courant de la journée si nécessaire.

Doubler ou tripler la dose en cas d'abréviation de la période pré-opératoire.

VACCINATION AU COURS DE L'OPÉRATION. — Nous recourons à la vaccination locale en portant au contact de la région opératoire du filtrat mixte[2].

Voici la technique que nous conseillons :

1° Dès l'ouverture du ventre, protéger la tranche pariétale avec des compresses abdominales imbibées de filtrat.

Ces compresses doivent pénétrer jusque dans le péritoine et être placées avant toute manœuvre profonde.

2° Instiller ensuite au niveau des piliers du diaphragme 10 à 15 centicubes de filtrat, soit en l'y portant à l'aide d'un drain de caoutchouc, soit en y plaçant une compresse abdominale imbibée de vaccin ; ceci dans le but de couper la voie lymphatique.

3° Badigeonner au cours de l'opération toutes les surfaces péritonéales de la région opérée, les sutures, les moignons de ligatures vasculaires, soit avec une compresse imbibée de filtrat, soit même en versant directement dans la plaie.

4° Toute bride sectionnée, tout moignon de résection, d'épiploon, tout pédicule vasculo-lymphatique est touché avec le filtrat.

5° Au cours de la fermeture de la paroi, les tranches musculaires, aponévrotiques, graisseuses et cutanées sont de nouveau badigeonnées avec le filtrat dont le pouvoir hémostatique est remarquable.

VACCINATION POST-OPÉRATOIRE. —Le lendemain de l'opération, reprendre la voie buccale en ajoutant à l'eau de boisson une à deux ampoules de Bouillon-Vaccin.

---

1. L'Entéroxin LECLERC répond à ces desiderata et nous a donné entière satisfaction.
2. Nous employons l'Entérochir LECLERC.

RÉSULTATS ÉLOIGNÉS DES OPÉRATIONS POUR ULCUS DUODÉNAL

Le premier ulcus duodénal que j'ai opéré sciemment, date de 1908. En 1910, RICARD et moi, nous fîmes un rapport au *Congrès de Chirurgie* sur le traitement de l'ulcus duodénal et nous conclûmes à l'indication de la gastro-entérostomie.

En 1913, trois ans plus tard, je vis une malade qui avait été opérée par moi en 1911 et porteuse d'un ulcus peptique. Je pratiquai, chez cette femme, la gastrectomie et la présentai à la *Société de Chirurgie*. Il y a quelques mois, c'est-à-dire quinze ans après l'opération, je la revis en pleine santé, exerçant les fonctions de bibliothécaire de gare dans le Pas-de-Calais.

Depuis cette époque, j'ai toujours recherché avec grand intérêt les malades qui avaient subi la gastro-entérostomie pour ulcus duodénal et qui n'allaient pas bien.

Pourquoi les opérés d'ulcus duodénal, gastro-entérostomisés, ne vont-ils pas bien ?...

a) Parce que quelques-uns *n'ont jamais eu d'ulcus duodénal*. En effet, le diagnostic est erroné. Dans 20 p. 100 des cas, le patient est atteint d'un faux ulcus, d'un spasme du pylore par suite d'une appendicite, d'une cholécystite, d'une péricolite ou d'un état morbide créant des douleurs gastriques thérapeutiques ; si le sujet est atteint d'un ulcus gastrique au lieu qu'il soit duodénal, cela est sans importance, mais souvent les troubles sont produits par une *gastro-pyloro-duodénite* sans ulcus. D'ailleurs le plus souvent l'ulcus s'accompagne d'inflammation chronique de l'estomac qui explique l'échec des excisions simples de l'ulcus gastrique et de la gastro-entérostomie pour ulcus duodénal. Cette gastro-pyloro-duodénite doit être traitée par la gastrectomie et non par une gastro-entérostomie ; il faut enlever l'appendice toujours malade. Le plus souvent, il s'agit d'une appendicite chronique avec dyspepsie réflexe. Il suffit alors chez les gastro-entérostomisés à dyspepsie réflexe de défaire la gastro-entérostomie, d'enlever l'appendice, de réséquer l'épiploon s'il est malade et le sujet s'améliore dans une grande proportion. *Je ne dis pas qu'ils guérissent*, car tous ces malades atteints d'appendicite chronique, en réalité colitiques et péricolitiques, *vivent pour leur intestin*. Ils sont condamnés à suivre un régime auquel ils finissent par s'habituer, si le médecin a éveillé l'optimisme dans leur esprit.

Chez tous ces faux ulcéreux opérés il faut défaire la gastro-entérostomie et *supprimer la cause des troubles*... dans la mesure du possible.

b) Les gastro-entérostomisés souffrent ou resouffrent après une période de calme parce qu'ils présentent un ulcus jéjunal. Cet ulcus peptique est fréquent. Les statistiques n'avouent guère que 2 ou 3 p. 100. J'ai la conviction que le chiffre réel doit atteindre 5 p. 100.

Personnellement, j'ai opéré 59 cas d'ulcère jéjunal. Ces malades avaient subi la première opération en France, en Algérie, en Suisse, en Allemagne, en Angleterre, aux États-Unis et en Amérique du Sud. *La seule opération que je pratique toujours dans ces cas est la gastrectomie.* Je supprime au minimum l'*anastomose*, l'estomac au-dessus de l'anastomose (2/3, 3/4, 4/5). A ce sujet, je me permets de faire une recommandation à ceux que cette question intéresse : il faut réséquer toute la petite courbure jusqu'au cardia, ou tout au moins la *dépouiller complètement de sa séreuse, de ses vaisseaux et de ses nerfs.* A défaut de l'excision aux ciseaux, ou du bistouri, l'essuyage à la compresse suffit pour faire cette énervation avec anastomose vasculaire. Si la surface dépouillée saigne beaucoup, il suffit, pour faire l'hémostase, de rapprocher sur les deux faces les bords de la séreuse l'un de l'autre, et le suintement s'arrête. De cette façon les fonctions glandulaires de la petite courbure sont supprimées, l'acide chlorhydrique diminue considérablement, l'ulcère peptique ne se reproduit pas.

L'hémi-gastrectomie, c'est-à-dire la simple résection de l'estomac au-dessus de l'anastomose sans résection ou dépouillement de petite courbure, peut être suivie d'une récidive. J'ai réopéré ces malades et après ce dépouillement vasculo-nerveux total de la petite courbure, la récidive ne s'est pas reproduite. Les malades sont restés complètement guéris.

Conservons nettement dans l'esprit cette formule : *chaque fois qu'un opéré pour ulcus de l'estomac ne va pas, il faut le réopérer.* Chaque fois qu'un malade est soupçonné d'un ulcère jéjunal, il faut le réopérer immédiatement car l'ulcère jéjunal ne guérit pas. Il a au contraire tendance à s'ouvrir dans le côlon ou à faire une fistule gastro-jéjuno-colique, complication fatalement mortelle.

c) La *troisième catégorie des malades* correspond aux *sujets porteurs d'un ulcère gastrique* secondaire à l'ulcus duodénal. Est-ce que l'ulcus gastrique existait quand la gastro-entérostomie a été faite... ? Est-ce que le chirurgien qui a opéré ces malades avait pensé que la gastro-entérostomie pourrait guérir à la fois un ulcus gastrique et un ulcus duodénal? Est-ce que l'ulcus gastrique s'est développé après la gastro-entérostomie pour ulcus duodénal? je le crois. En tout cas, la plupart avaient subi une gastro-entérostomie simplement comme traitement de l'ulcus duodénal, qui avait guéri. Mais l'ulcus gastrique est apparu par la suite. Le dernier que j'ai opéré était térébrant dans le foie et montait jusqu'au cardia. L'ulcus gastrique, évidemment, sera traité par la gastrectomie; ce dernier a guéri par mon procédé d'excision large en gouttière (voir P. C. I.).

d) Certains *malades ne vont pas bien parce que l'évacuation gastrique se fait mal*. Elle se fait mal, parce que la *bouche est en partie sténosée*. Xavier DELORE en a guéri trois par l'agrandissement au bistouri. Personnellement, je préfère supprimer la bouche et faire une gastrectomie.

Parfois les anses sont tordues, mal placées, ce déplacement est dû le plus souvent à une faute technique, facile d'ailleurs à réparer.

e) Une *cinquième catégorie de malades* (rares), présentent *de la cancérisation gastro-duodénale*. Je ne crois pas à la cancérisation de l'ulcus duodénal. Ce sont des cas dans lesquels il y a un *ulcus duodénal térébrant du pancréas*. J'ai la conviction que le cancer prend naissance dans le pancréas. Mais je ne puis insister sur ce point trop long à développer.

En résumé, chez les sujets porteurs d'ulcus duodénal, les 2/3 vont bien après la simple gastro-entérostomie, 1/3 souffrent encore, quelques-uns meurent de tuberculose pulmonaire, de sténose, deux de la néo-bouche, d'*ulcus jéjunal* perforé pénétrant dans le côlon, d'*hémorragies* ou de *perforations secondaires*, ayant pour point de départ l'ulcus que la gastro-entérostomie avait prétendu guérir. Les cas de cancérisation sont rares (2 p. 100).

PRONOSTIC OPÉRATOIRE. — A ceux qui affirment que la gastrectomie pour ulcus duodénal est plus grave que la gastro-entérostomie simple, je répondrai qu'ils doivent tenir compte des anciens opérés qui meurent quelques mois ou quelques années plus tard *après la gastro-entérostomie* et malgré la gastro-entérostomie, c'est le vrai moyen de comparer la valeur thérapeutique des deux opérations. Les chirurgiens qui ont une grande expérience de cette chirurgie et pratiquent couramment la *gastrectomie*, *n'ont pas plus de mortalité avec la résection qu'avec la simple anastomose*.

Après avoir pratiqué simplement des gastro-entérostomies au début, je suis venu peu à peu et progressivement à faire de plus en plus de gastrectomies.

J'ai pratiqué la gastrectomie exclusivement, pendant une ou deux années environ, mais j'ai eu des déboires immédiats chez les azotémiques et les sujets gras, et j'ai constaté que les sténoses fibreuses peu acides guérissent admirablement avec la simple gastro-entérostomie. *En cas d'ulcus gastrique, je pratique toujours la gastrectomie*. En cas d'ulcus duodénal, je suis réservé vis-à-vis des sujets gras, et me contente de faire une gastro-entérostomie antérieure, pour obtenir un amaigrissement progressif, quitte à pratiquer ensuite une gastrectomie s'ils ne vont pas bien. La gastrectomie est en effet plus grave chez les sujets azotémiques et obèses. Chez tous ces sujets tarés, même hyperchlorhydriques, la gastro-entérostomie seule est indiquée à titre temporaire, il faut faire maigrir l'opéré et réséquer l'estomac quelques mois plus tard si le sujet présente des troubles persistants ou une complication. Actuellement, sur 10 cas, je pratique 7 ou 8 gastrectomies et 2 ou 3 gastro-entérostomies.

OBJECTION A LA GASTRECTOMIE. — Pourquoi les chirurgiens ne sont-ils pas tous d'accord sur le fait de réduire, dans de grandes proportions, la pratique de la gastro-entérostomie... ? il est pourtant bien facile de se rendre compte de la vérité. A mon avis, le traitement de choix de l'ulcus duodénal est la résection large de l'estomac et du duodénum, accompagnée du dépouillement systématique de la petite courbure, de façon à provoquer dans la plus large mesure l'atrophie des glandes gastriques groupées sur la petite courbure. Ce dépouillement de la petite courbure est facile; l'hémostase ne comporte aucune difficulté. Cet arrachement vasculonerveux est à peu près aussi efficace que l'excision de l'ulcus de la petite courbure dans l'ulcus sous-cardiaque. Cette opération large donne 95 p. 100 *de guérisons définitives* et si je fais encore une réserve schématique pour 5 p. 100 d'entre ces malades, c'est parce que *l'ulcus est une échéance et non un accident*. Tous les sujets qui ont des ulcus, ont eu les premiers symptômes de l'appendicite chronique, de la colite, de la péri-colite, ou autres états morbides qui tiennent à leur insuffisance digestive totale. Quelle que soit la technique adoptée, le chirurgien peut lutter contre la récidive et contre la lésion elle-même, mais il ne peut rien contre les altérations latentes du tube digestif. Il devra, par conséquent, chez 5 p. 100 des malades, considérer que ceux-ci doivent *vivre pour leur tube digestif* et surveiller toujours leur hygiène générale et leur intestin. Ce n'est point un échec. L'ablation systématique de l'appendice se fera, soit dans la même séance, antérieurement, ou ultérieurement. Il faut simplement savoir qu'il est nécessaire de condamner à mort tout appendice chez un porteur d'ulcère gastrique, duodénal ou de cholécystite.

POURQUOI Y A-T-IL DES PARTISANS DE LA GASTRO-ENTÉROSTOMIE ET DES PARTISANS DE LA GASTRECTOMIE ? — Si tous les chirurgiens ne sont pas d'accord sur l'adoption systématique de la gastrectomie, c'est parce que celle-ci comporte plus de risques, à moins que le *chirurgien ne soit très entraîné* à ce genre d'intervention.

La gastro-entérostomie comporte peut-être deux manœuvres à surveiller : une suture hémostatique et étanche, une anastomose bien appliquée, en bonne direction et au bon endroit.

La gastrectomie comporte, avec ses variantes, l'acquisition de 20, 30, 40 manœuvres qui doivent s'exécuter automatiquement, d'une façon réflexe, comme nous le faisons dans toute la chirurgie que *nous connais-sons bien*. Les manœuvres automatiques auxquelles le conscient échappe font les interventions bénignes, car elles sont exécutées toujours correctement. Or pour qu'un acte passe dans le subconscient, pour qu'il soit réflexe, automatique, il doit être répété souvent. Il faut donc que le chirurgien qui pratique la gastrectomie ait créé un grand courant de malades spéciaux, *c'est là le nœud de la question*. Les chirurgiens peu réséqueurs considèrent qu'ils n'ont point une expérience suffisante ou bien ils hésitent devant les risques qu'ils pourraient faire courir à leurs premiers opérés. Ils aiment mieux pratiquer une opération incomplète, qui ne fait point courir de risques entre leurs mains, qu'une gastrectomie qui pourrait faire courir quelques risques à leurs patients.

Cette réserve montre qu'ils sont consciencieux ; je ne peux que les en féliciter, mais s'ils s'intéressent spécialement à ce mode de chirurgie, je les engage à adopter une technique susceptible d'être répétée sans cesse. Ils se rendront compte alors combien la gastro-entérostomie est inférieure à la gastrectomie, dans ses résultats éloignés, et combien elle devient bénigne entre des mains entraînées.

COINCIDENCE DES ULCÈRES DUODÉNAUX ET DES ULCÈRES GASTRIQUES

La coïncidence d'un ulcère duodénal et gastrique se présente environ une fois sur douze. J'ai constaté, d'après l'observation des malades que j'ai opérés, que l'ulcère duodénal apparaît d'abord, persiste quelques années, et c'est secondairement que se produit l'ulcère gastrique ; il est parfois possible de dissocier les deux syndromes. C'est généralement les symptômes d'ulcère gastrique qui sont plus pénibles, plus douloureux, plus persistants, plus tenaces, qui font conseiller l'opération. J'ai eu l'occasion de réopérer, à différentes reprises, des malades qui, porteurs d'ulcères duodénaux et gastro-entérostomisés par des collègues, présentèrent un ulcère d'estomac pour lequel j'ai dû faire une gastrectomie secondaire ; tout cela prouve combien la gastro-entérostomie est inefficace. Si elle guérit souvent l'ulcère duodénal, elle ne peut rien contre l'ulcère gastrique qu'elle n'a mêm pas empêché d'apparaître. Ce seul exemple devrait montrer pour toujours aux collègues que de tenter une gastro-entérostomie pour un ulcus gastrique, est une erreur. La gastrectomie avec le même procédé convient à la fois à l'ulcère duodénal acide, à tous les ulcères gastriques et à tous les ulcères jéjunaux. Ces opérations sont actuellement bénignes et donnent des succès définitifs.

Ne pas oublier de faire l'arrachement des nerfs et des vaisseaux jusqu'au cardia. Il n'aggrave pas cette intervention et assure son efficacité, car il supprime

LES ULCÈRES DE LA PETITE COURBURE
APRÈS GASTRO-ENTÉROSTOMIE POUR ULCÈRE DUODÉNAL.

Une gastro-entérostomie est faite pour l'ulcère duodénal ; le malade est amélioré pendant quelque temps, puis recommence à souffrir. Le médecin pense au mauvais fonctionnement de la bouche, ou à l'ulcère peptique, ou à l'ulcère duodénal qui continue à évoluer.

En raison des crises douloureuses intenses, une seconde laparotomie est faite ; il n'y a pas d'ulcère peptique, la bouche fonctionne bien, l'ancien ulcère est cicatrisé ; par contre, l'opérateur constate un nouvel ulcère siégeant au niveau de la petite courbure. Une gastro-duodénectomie faite chez ces malades nous a donné une guérison définitive.

Ces cas rentrent dans la catégorie des ulcères doubles siégeant dans l'estomac et dans le duodénum à la fois. Souvent le diagnostic est fait au cours de la première intervention. La gastro-entérostomie pour ulcère gastrique est une erreur, car cette dernière opération comporte toujours la gastrectomie.

Dans des cas plus rares, l'ulcère duodénal seul est diagnostiqué ; l'ulcère gastrique n'existe pas encore, ou semble ne pas exister. Il apparaîtra plus tard, dans le courant de la première ou de la deuxième année, après la gastro-entérostomie.

L'ulcère à la fois gastrique et duodénal est fréquent ; une fois sur cinq, l'ulcus est double, en considérant séparément sa fréquence par rapport à l'ulcère gastrique par exemple, une fois sur dix, si on compte globalement tous les ulcères de l'estomac et du duodénum ensemble.

Dans ces ulcères doubles, l'ulcère duodénal évolue en premier lieu ; l'ulcère gastrique survient plus tard, comme une complication, en quelque sorte, d'un ulcère duodénal primitif.

La gastro-pylorite diffuse constitue le trait d'union entre l'ulcère duodénal et l'ulcère gastrique. Ces lésions de gastro-pylorite diffuse intense, s'accompagnant de métaplasie intestinale souvent végétative hyperplasique, souvent fortement atypique, sont de constatation banale au cours de l'ulcère duodénal. Cette gastrite reste le plus souvent à l'état purement inflammatoire ; dans des cas plus rares, une fois sur dix environ, comme nous venons de voir, un ulcère gastrique se forme sur un terrain prédisposé.

Toutes ces notions théoriques comportent des applications pratiques immédiates.

Elles justifient pleinement les larges résections gastriques pour l'ulcère duodénal. Une gastro-entérostomie simple peut donner d'excellents résultats, mais elle ne met pas le malade complètement à l'abri des accidents tardifs. Elle nécessite de toute façon une surveillance médicale post-opératoire, l'application d'un régime convenable, la suppression de tabac et d'alcool, l'absence de surmenage, les lavages gastriques à l'eau iodée faible, la désinfection dentaire, intestinale, l'injection de « filtrat », etc...

Toutes ces mesures ont pour but de calmer le processus inflammatoire au niveau de l'ulcère même et aussi au niveau d'un large foyer de gastropylorite diffuse.

On évitera ainsi, dans une large mesure, les différentes complications de la gastro-entérostomie pour ulcère duodénal, telles que hémorragies, ulcère peptique; de même que l'apparition tardive d'un ulcère de la petite courbure.

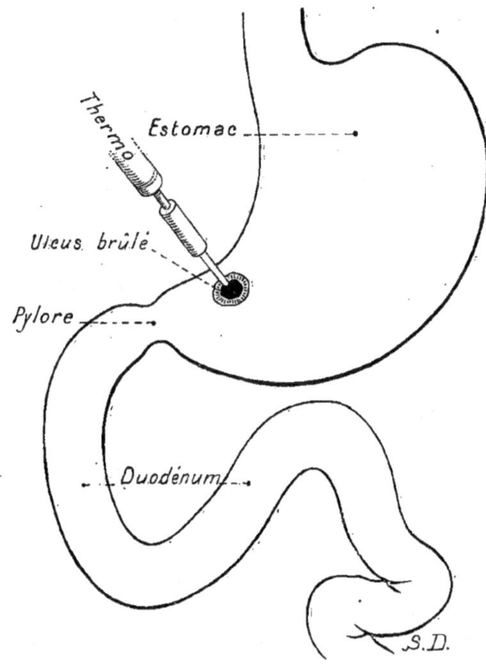

Fig. 162. — Ulcus gastrique. — *Thermo-cautérisation*. (Balfour).
Cette opération peut être combinée avec la pyloroplastie (voir fig. 175)
ou avec la gastro-entérostomie.

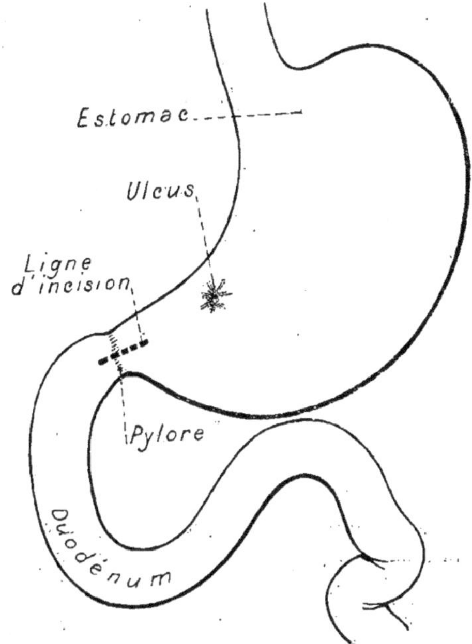

Fig. 163. — Ulcus gastrique. — *Thermo-cautérisation et pyloroplastie.*

Ici la section pyloro-duodénale est plus étendue sur l'estomac que sur le duodénum. Elle fera cesser le spasme du pylore et facilitera la vidange de l'estomac. En cas d'ulcus duodénal, elle s'étend plus loin sur le duodénum. En cas d'ulcus gastrique, elle empiète sur l'estomac de façon à sectionner le sphincter pylorique. L'ulcus gastrique va être détruit au thermo puis suturé.

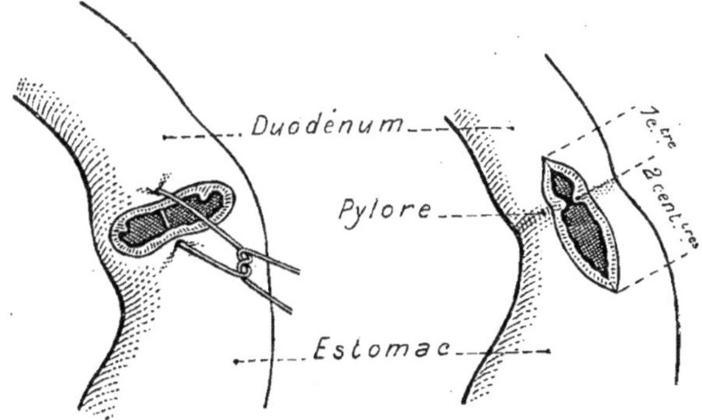

Fig. 164. — Ulcus gastrique. — *Thermo-cautérisation et pyloroplastie.*

Remarquer que la fente est à égale distance des deux bords gastro-duodénaux et qu'elle empiète surtout sur l'estomac ; cette fente parallèle à l'axe gastro-duodénal sera transformée en une ligne de suture perpendiculaire à cet axe par trois points au catgut-lent n° 00. Cette opération est à conseiller : a) dans les formes douloureuses avec spasme retardant l'évacuation ; b) si l'ulcus, très petit, peut être détruit par le thermo.

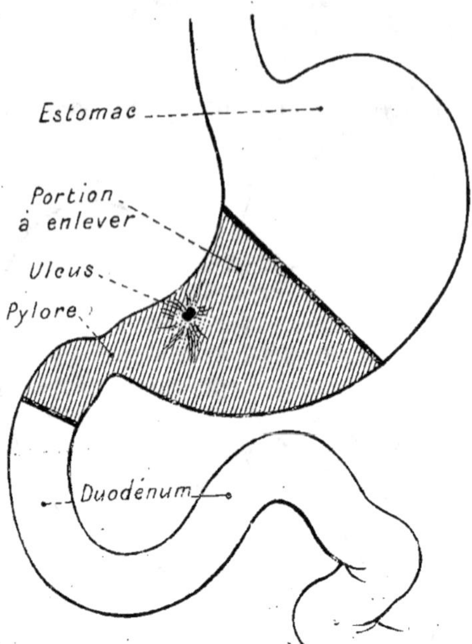

Fig. 165. — ULCUS GASTRIQUE. — *Gastrectomie*. (Opération de choix.)

La résection gastro-duodénale comprendra la portion teintée. Ce traitement habituel est surtout applicable :

a) Aux cas où il y a hyperchlorhydrie prononcée.

b) A l'ulcus térébrant ou adhérent au foie ou au pancréas.

c) A l'ulcus calleux dont les bords cartonnés, épais, peuvent faire craindre la dégénérescence néoplasique présente ou future.

Nous appliquons cette méthode pour la majorité des cas d'ulcus gastrique depuis 1910 (80 p. 100 des cas). L'opérateur sectionne d'abord le duodénum, puis de droite à gauche libère l'estomac et finalement l'écrase et le coupe au-dessus de la lésion.

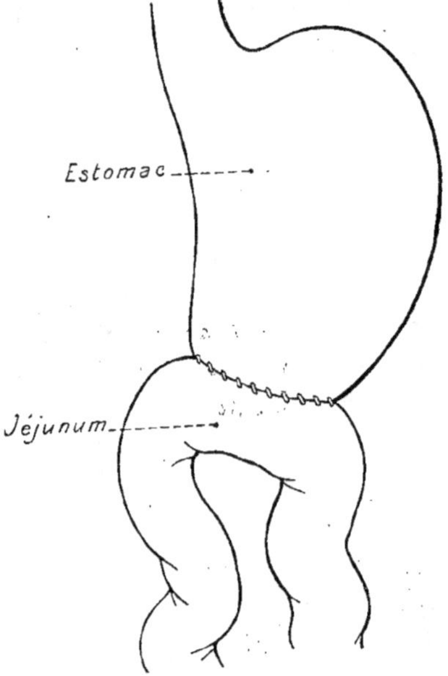

Fig. 166. — ULCUS CASTRIQUE. — *Gastrectomie de Polya*.

Implantation termino-latérale de l'estomac dans le jéjunum (anse courte). La suture se fait au catgut-lent en deux ou trois plans. La vidange gastrique est, par ce procédé, souvent très bonne, mais pour peu que l'anse efférente ne paraisse pas devoir se remplir facilement avec le contenu gastrique, il est prudent de faire une anastomose jéjuno-jéjunale au bouton.

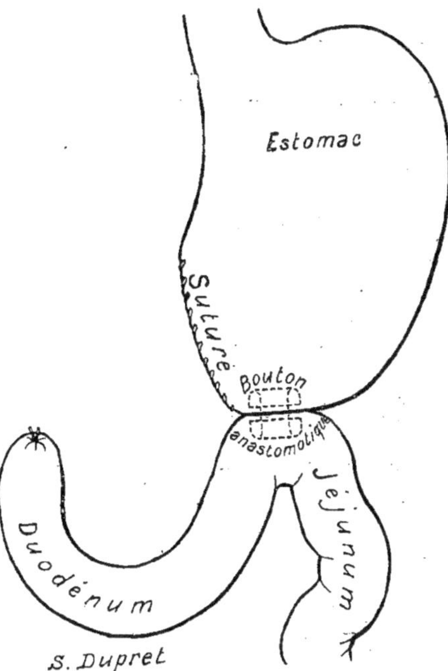

Fig. 167. — ULCUS GASTRIQUE. — *Gastrectomie.*

Anastomose gastro-jéjunale, latéro-latérale au bouton. Par le duodénum et l'estomac encore
ouverts, une pièce du bouton a été jetée dans leur cavité. Quand ces deux organes ont été
fermés en cul-de-sac par une suture au catgut, une pointe de feu a été faite sur les parois
gastrique et jéjunale ; les deux pièces du bouton ont été accouplées. C'est un procédé
rapide qui convient aux cas où l'état général du patient nécessite une intervention courte.

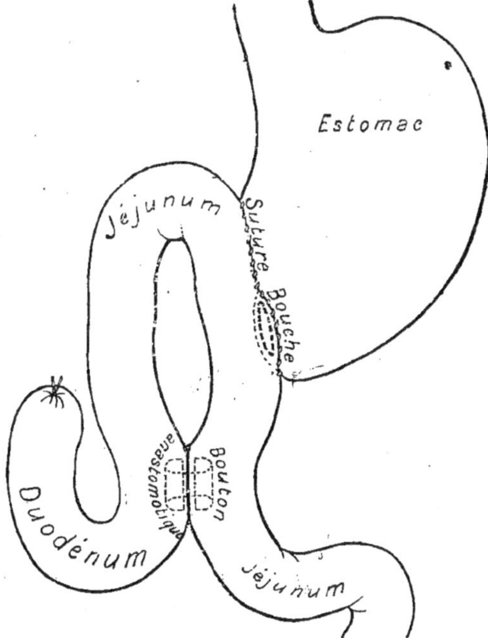

Fig. 168. — ULCUS GASTRIQUE. — *Gastrectomie.*

Implantation gastro-jéjunale termino-latérale avec jéjuno-jéjunostomie au bouton. Ici, l'estomac
a été fermé en partie ; la seconde moitié de la tranche a été abouchée dans le jéjunum. Le
drainage de l'estomac est efficace ; la bile ne passe pas par la cavité gastrique. La gastro-
entérostomie en Y donne le même résultat — elle se fait sans bouton.

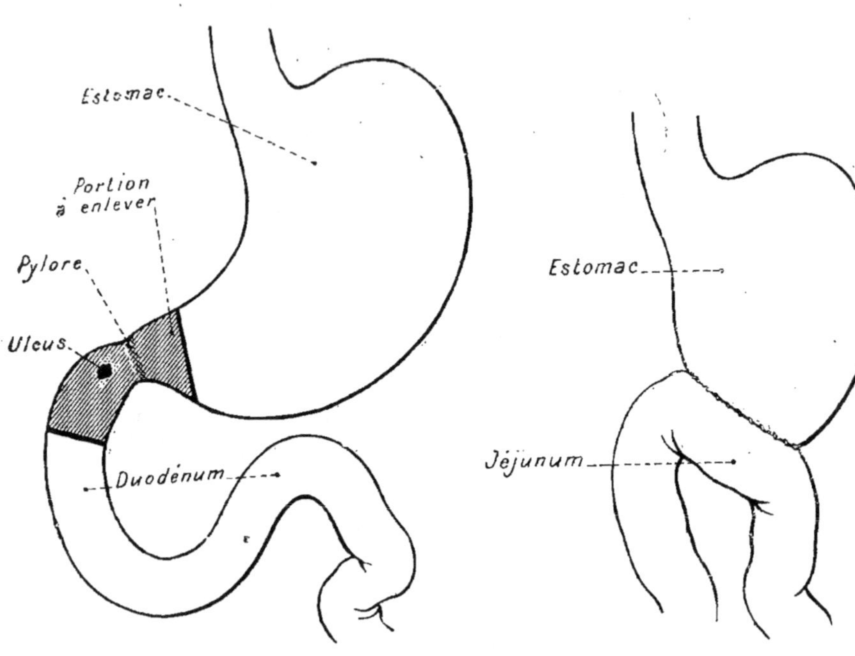

Fig. 169. — Ulcus duodénal. Ulcus hémorragique ou en voie de perforation.
Excision gastro-pylorique.

L'ulcus duodénal siège sur la première portion
du duodénum, à peu de distance du pylore.
Ici, le pylore et le duodénum sont mobiles.
La résection est de ce fait facile et bénigne.
La portion en grisaille indique le segment
à supprimer. Le duodénum sera fermé en
cul-de-sac par une suture en bourse.

Fig. 170. — Ulcus duodénal.
Excision gastro-pylorique.

Implantation termino-latérale de l'estomac,
après résection du pylore et de la première
portion du duodénum. La suture sera faite
avec du catgut lent, en deux plans. Cette résection du pylore convient surtout aux cas
hémorragiques et aux formes douloureuses
par spasmes du pylore. Cette « sphinctérecto-
mie » large met à l'abri de la douleur, des
hémorragies, et si la résection est étendue,
met plus sûrement à l'abri de l'ulcus jéjunal.

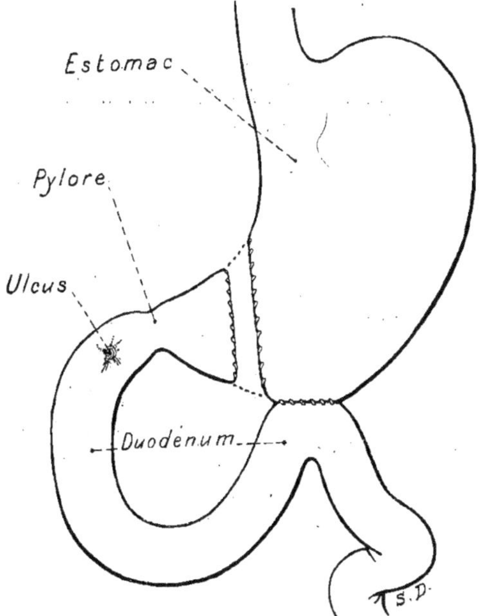

Fig. 171. — ULCUS DUODÉNAL. — *Exclusion gastro-pylorique.*

Opération logique mais que notre expérience nous a démontrée être plus grave que la simple
gastro-entérostomie, sans être plus efficace. Elle prédispose à l'ulcus jéjunal plus que la
gastro-entérostomie simple et surtout plus que la gastro-duodénostomie (FINNEY). Elle peut
être remplacée par une simple ligature circulaire du pylore avec un fil.

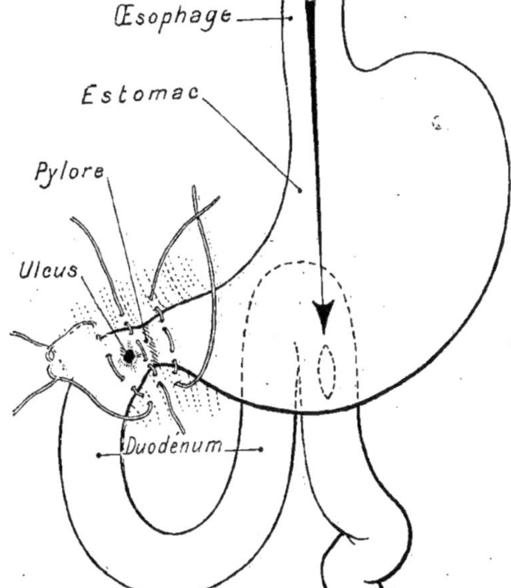

Fig. 172. — ULCUS DUODÉNAL. — *Thermo-cautérisation et gastro-entérostomie.*

Ce traitement est simple et habituel. Gastro-entérostomie par une suspension verticale (RICARD).
L'anse jéjunale est courte. L'orifice vertical siège sur l'axe de l'œsophage et à gauche, de
façon à être le plus loin possible de la portion sécrétante de l'estomac. Dans cette position,
le jéjunum et l'orifice anastomotique subissent moins l'action peptique des sucs digestifs,
surtout sécrétés par le segment pylorique. Si l'ulcus est faiblement accessible : brûler et
enfouir sous trois points de suture au catgut-lent n° 00. Ces trois points traversent à la fois
la paroi antérieure du duodénum et les mésos qui contiennent les vaisseaux. Cette plicature duodénale sera faite le plus souvent possible.

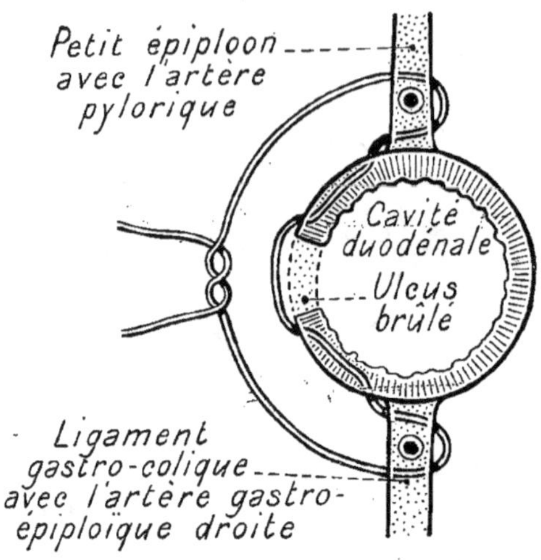

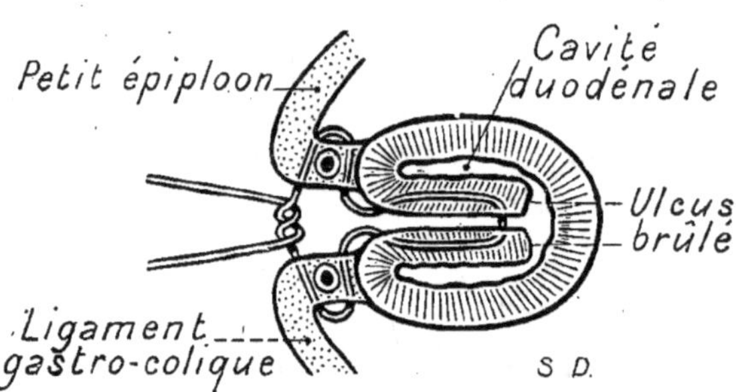

Fig. 173 et 174. — Ulcus duodénal. — *Thermo-cautérisation et gastro-entérostomie.*

Enfouissement d'un ulcus duodénal cautérisé. Il sera fait le plus souvent possible. Chaque fil de catgut traverse d'abord le petit épiploon, passe sous le vaisseau qui suit le bord supérieur de l'intestin, traverse la paroi séro-musculaire du duodénum, et sans perforer la muqueuse, passe en pont sur l'ulcus, traverse de nouveau la paroi séro-musculaire du duodénum et finalement charge la branche gastro-épiploïque droite.

La seconde figure montre que le fil noué oblitère les vaisseaux, fronce l'orifice de l'ulcus et lui fait faire « la moue » vers la paroi postérieure du duodénum qui est ainsi en partie ou complètement exclu.

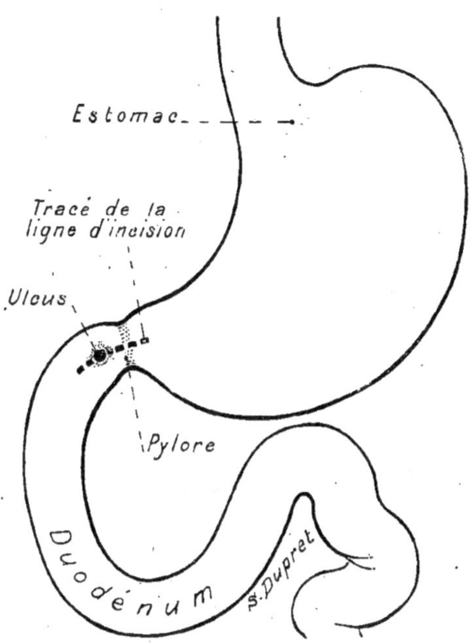

Fig. 175. — Ulcus duodénal. — *Thermo-cautérisation et pyloroplastie.*

Le but de l'opérateur doit être d'empêcher les hémorragies, les perforations, supprimer les douleurs et rétablir la vidange parfaite de l'estomac. Un coup de thermo dans l'ulcus et la pyloroplastie réalise ce but. Cette figure montre l'ulcus brûlé au thermo, puis débridé du côté gastrique et duodénal. La section portant sur le pylore est courte (1/3), plus longue du côté du duodénum (2/3) ; l'ulcère au milieu. Cette opération ne peut être employée que dans le cas où l'hyperchlorhydrie est relativement faible, sinon on peut craindre des récidives au niveau de la suture. La pyloroplastie, toutefois, améliore la vidange de l'estomac et fait disparaître les douleurs par spasme.

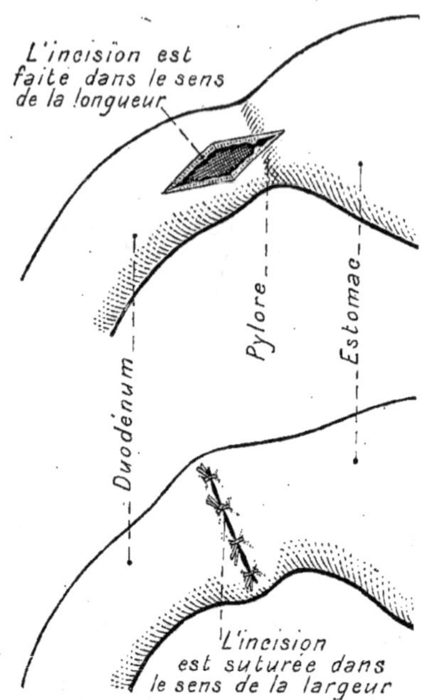

Fig. 176. — Ulcus duodénal. — *Thermo-cautérisation et pyloroplastie.*

Plaie losangique qui résulte de la section pyloro-duodénale. L'incision parallèle à l'axe intestinal est transformée en une fente perpendiculaire à cet axe, ce qui agrandit l'orifice pylorique et supprime sa contracture. La vidange de l'estomac est assurée.

ULCUS JÉJUNAL POST-OPÉRATOIRE

L'ulcus jéjunal se développe chez des malades qui ont subi une gastro-entérostomie, à la suite d'ulcus gastriques et surtout duodénaux. Cette lésion apparaît généralement pendant les 18 premiers mois qui suivent l'intervention. Ces ulcus se traduisent par la reprise des troubles hyper-chlorhydriques et douloureux qui rappellent les accidents dus à l'ulcération primitive. Souvent, les douleurs sont plus prononcées et les phénomènes dyspeptiques plus accusés. La douleur est souvent fixe et localisée à gauche; elle s'exagère à la pression au niveau de l'anastomose, et le malade en précise souvent le siège.

La radiographie montre parfois une tache au niveau de l'anastomose; le palper sous l'écran permet souvent de localiser la douleur maxima à ce niveau.

L'ulcus jéjunal peut aboutir à l'ulcération secondaire du méso-côlon, de la paroi abdominale antérieure ou du côlon transverse. Dans ce dernier cas, il en résulte une *fistule jéjuno-colique*. Quand cette fistule se produit, on constate de la diarrhée, le passage des aliments dans le gros intestin (lientérie), ou inversement, le passage des matières dans l'estomac ; la cachexie survient rapidement. L'insufflation et la radioscopie peuvent alors donner des indications précises pour le diagnostic de cette redoutable complication.

L'ulcus jéjunal paraît être la conséquence des causes suivantes :

a) *L'emploi du fil non résorbable* (lin ou soie), au lieu de catgut qui doit être employé de préférence pour les anastomoses gastro-jéjunales.

b) *La persistance de l'hyperchlorhydrie.* Chaque fois qu'un opéré, trois semaines après l'opération, présente de l'hyperacidité, il est nécessaire de neutraliser le contenu gastrique (magnésie, talc, bismuth), dans la plus grande mesure possible, pour éviter la formation d'un ulcus secondaire. Après les résections larges de l'estomac qui suppriment la surface sécrétante, l'ulcus jéjunal est moins à craindre.

c) *Traumatisme opératoire*. — La compression brutale du jéjunum avec les doigts ou avec les clamps peut amorcer un ulcus secondaire. La plus grande douceur digitale et instrumentale est donc à recommander pendant ces interventions.

d) *Infection des dents, des gencives* (pyorrhée) *et du cavum*. — D'où nécessité de désinfecter la bouche (dentiste), la gorge et le nez.

e) *Mauvaise technique*. — Un grand nombre de gastro-entérostomisés, considérés comme guéris, vident mal leur estomac, par suite d'une anastomose mal faite.

f) *Absence de traitement direct sur l'ulcus*. — Après gastro-entérostomie, il faut traiter l'ulcus duodénal directement : brûlage, excision, résection ou plicature, sinon il irrite ou infecte à distance l'anastomose gastro-jéjunale.

g) *Absence de régime post-opératoire et de soins médicaux*. — L'ulcus duodénal est une échéance et non un accident. L'opéré guéri de ses troubles est encore un malade, un gastropathe, conscient ou inconscient, que le médecin doit continuer à soigner pendant six mois, un an.

TRAITEMENT. — Pour prévenir l'ulcus jéjunal, appliquer, chez les convalescents, le traitement médical qui sera le traitement de l'hyperchlorhydrie. Pas d'albumines : viande, poisson, œufs, lait (Léon MEUNIER). Pas de sel. Corps gras (huile) pendant les repas. Régime de six mois. Poudre inerte (kaolin).

Insister sur ce traitement s'il y a hyperchlorhydrie ou douleurs. S'il échoue, opérer.

Nous avons pratiqué les opérations suivantes :

a) *Excision simple de l'ulcus*. — La gastro-entérostomie ne fut pas supprimée, mais la récidive fut rapide sur place. Une gastrectomie ultérieure amena la guérison.

Cette opération n'est donc indiquée que chez les malades déprimés, notamment chez ceux qui sont atteints d'une *fistule jéjuno-colique*. Ces sujets sont si peu résistants, les causes d'infection tellement importantes, qu'il est prudent de se contenter de l'opération minima : *exciser les tissus malades*, exciser l'ulcus et réparer séparément la petite brèche de l'orifice anastomotique et celle du côlon transverse. Si le transverse est indemne, s'il n'y a pas de fistule, la réparation est encore plus simple.

Après l'opération, surveiller le régime du sujet et neutraliser le suc gastrique par des alcalins.

b) *Excision des tuniques anastomosées* (fig. 178, 181) et *restauration par une gastro-entérostomie*. — Nous observâmes, dans ce cas, deux récidives qui nécessitèrent la gastrectomie, une fois suivie de mort, une fois de guérison persistante.

A) Excision de l'anastomose. — 1° *Laparotomie médiane.* — Exciser l'ancienne cicatrice cutanée. Rechercher l'anastomose. Que celle-ci soi antérieure ou postérieure, l'opérateur doit aller à sa recherche immédiate.

2° *Examen de la bouche anastomotique au-dessous du méso-côlon transverse.* — Le diagnostic est généralement facile à faire : une bouche anastomotique normale est souple, comme toute paroi intestinale non altérée. Quand il existe un ulcus jéjunal, on aperçoit des modifications péritonéales avec un épaississement reconnaissable au palper.

3° *Décollement colo-épiploïque.* — Examen de la bouche anastomotique au-dessus du méso-côlon transverse.

4° *Libération de la bouche anastomotique.* — Pour faire une opération aseptique, il est nécessaire d'intervenir « hors du ventre ». Il faut donc extérioriser la bouche anastomotique — estomac et jéjunum réunis — et les séparer des tissus voisins. Exciser la zone du méso-côlon transverse qui les enveloppe; sans couper les vaisseaux coliques, refaire l'ancienne brèche méso-colique qui a été suturée à l'anastomose ou à l'estomac.

5° *Extériorisation de la région anatomique par l'arrière-cavité des épiploons.* — Grâce au décollement colo-épiploïque, grâce à la libération de la brèche méso-colique, l'opération sera facile; le jéjunum vient plus facilement que l'estomac. Il est donc plus facile pour le chirurgien d'amener du côté de l'estomac, c'est-à-dire du côté de la face supérieure du méso-côlon transverse, l'estomac et le jéjunum anastomosés, que de les amener vers la face inférieure du méso-côlon transverse, à travers la brèche méso-colique.

6° *Excision de l'anastomose.* — J'ai dit que l'opérateur pouvait se contenter d'exciser l'ulcus jéjunal avec le bistouri, jusqu'à la limite des portions malades, jusqu'à ce qu'il arrive en tissu sain et sur des parois souples. La brèche sera réparée avec du catgut chromé. S'il trouve un fil de lin inclus dans l'anastomose, il le supprimera pour ne pas favoriser les récidives. Si la bouche anastomotique est épaissie, si elle renferme encore un fil, il est mieux d'enlever la totalité de la bouche, ainsi que nous l'avons fait dans l'opération qui a servi de modèle pour ces dessins.

a) *Temps gastrique.* — L'opérateur applique un clamp sur l'estomac, à quelques centimètres de l'anastomose, puis il excise les tissus anastomosés.

b) Temps jéjunal. — L'opérateur peut, ou exciser la convexité du jéjunum, ou couper franchement l'anse jéjunale complète ; il en résultera deux segments jéjunaux libres : segment efférent du jéjunum, destiné à l'estomac ; segment afférent qui sera implanté dans le jéjunum, de façon à constituer un Y de César Roux.

7° *Anastomose de l'anse jéjunale efférente avec l'estomac.* — Si la bouche gastrique est trop grande, fendre le jéjunum au niveau de sa convexité ; l'orifice est ainsi agrandi, transformé en une ouverture ovalaire, et peut être facilement anastomosé avec l'estomac.

8° *Implantation du bout gastrique dans le jéjunum.*

Ces sutures se feront avec du catgut chromé très fin n° 00 ou 000.

9° *Fermeture de la brèche méso-colique.*

10° *Fermeture de l'abdomen.*

B) Gastrectomie. — Réséquer, comme pour un ulcus de la petite courbure de l'estomac (fig. 165), puis faire une gastro-jéjunostomie (fig. 166 à 168) ; cette dernière opération est un pis aller, néanmoins supérieure aux deux premières interventions, mais l'opération idéale, si le segment gastrique se laisse attirer, c'est la gastro-duodénostomie, par le procédé de Péan, si le duodénum est perméable, ou par le procédé de Haberer (fig. 127, fasc. V) si le duodénum est fermé par l'ulcus ou une exclusion chirurgicale antérieure. *Nous n'avons jamais observé de récidives d'ulcus jéjunal après la gastro-duodénostomie.*

L'excision des tuniques anastomosées peut donner de bons résultats. Nous avons obtenu des succès définitifs avec elle, mais, chez un malade atteint d'hyperchlorhydrie élevée, il est plus prudent de faire la gastrectomie qui donne une guérison plus certaine par la suppression plus étendue des glandes gastriques. Il ne faudra pas hésiter à avoir recours à cette dernière, surtout si le malade a subi une exclusion du pylore, comme c'est le cas chez le malade dont l'opération a été dessinée ; l'opération comprend les temps suivants :

1° *Recherche de la bouche anastomotique* au-dessous du méso-côlon transverse.

2° *Décollement colo-épiploïque.*

3° *Examen de la bouche anastomotique* au-dessus du méso-côlon transverse par l'arrière-cavité des épiploons et du côté de l'estomac.

4° *Libération de la brèche méso-colique transverse.* — L'opérateur libère l'orifice du méso-côlon transverse, au point où ce dernier avait été déjà perforé et où il avait été suturé avec l'estomac à l'anastomose.

5° *Extériorisation de l'estomac et du jéjunum,* à travers la brèche méso-colique.

6° *Section du jéjunum*. — Cette section sera complète ou incomplète, autrement dit, l'opérateur pourra couper deux fois l'intestin en travers ou exciser simplement sa convexité.

7° *Réparation du jéjunum*. — Que la section de l'intestin ait été complète ou incomplète, on la réparera bout à bout en deux ou trois plans de suture, de façon à lui donner la forme d'un intestin normal.

8° *Résection de l'estomac*. — L'estomac est libéré, dénudé comme pour une gastrectomie ordinaire. Cette dénudation doit porter jusque immédiatement au-dessus de l'ancienne anastomose. La coronaire stomachique et la gastro-épiploïque seront nouées au niveau des courbures.

9° *Anastomose gastro-jéjunale*. — L'opérateur utilisera un des nombreux procédés d'anastomose. Dans le cas qui a été dessiné, nous avons procédé ainsi :

a) L'estomac a été amené au contact du jéjunum. Le rapprochement a été maintenu à l'aide de pinces de CHAPUT et de sutures.

b) Suture gastro-jéjunale postérieure. Le jéjunum est amené au contact de l'estomac qui n'a pas encore été réséqué. Un surjet séro-séreux postérieur est mené d'un bout à l'autre dans toute la hauteur de l'estomac. Une longue anse jéjunale avait été mobilisée pour préparer l'implantation termino-latérale.

c) Section de l'estomac et ouverture du jéjunum. L'opérateur se trouvait ainsi être en présence de deux ouvertures : l'une gastrique, l'autre jéjunale ; toutes deux sont aussi larges.

d) Suture totale gastro-jéjunale postérieure. Les deux tranches gastro-jéjunales furent suturées par un surjet au catgut.

e) Introduction de deux pièces de bouton. Ces deux pièces ont pour but d'empêcher le passage de la bile dans l'estomac ; généralement, cette bile ne gêne pas, mais j'ai remarqué que les suites opératoires étaient plus euphoriques avec cette anastomose. Dans le cas présent, elle a été exécutée.

f) Suture gastro-jéjunale antérieure. Les deux lèvres gastrique et jéjunale sont amenées au contact. L'intestin est perforé au thermo ou au bistouri et les deux pièces coaptées.

10° *Fermeture de la brèche méso-colique*. — La faire si elle peut s'exécuter sans traction sur la suture gastro-jéjunale ; sinon, il vaut mieux laisser le moignon gastrique remonter et abandonner les deux anses jéjunales à elles-mêmes.

11° *Fermeture de l'abdomen*.

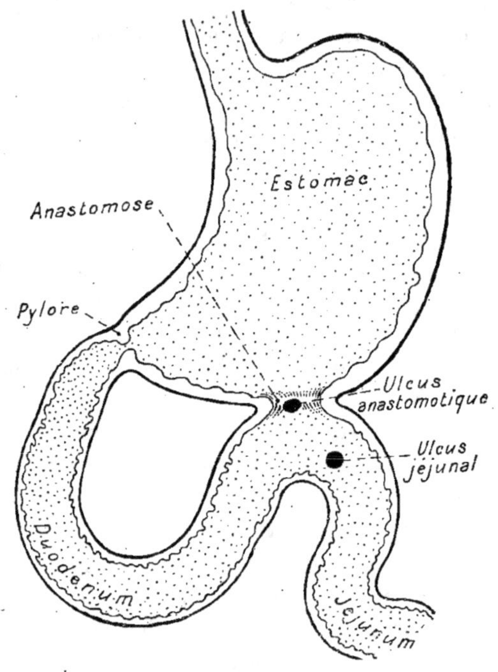

Fig. 177. — Ulcus jéjunal post-opératoire.

Les deux sièges de l'ulcus :
    a) Sur l'anastomose, versant jéjunal.
    b) Sur le jéjunum, à quelque distance de l'anastomose.
L'ulcus anastomotique est habituellement la conséquence de l'emploi du fil de lin ou de soie, de manœuvres digitales ou instrumentales, traumatisantes ; de mauvaise hygiène alimentaire, d'une mauvaise exécution de l'anastomose et d'une forte hyperchlorhydrie.

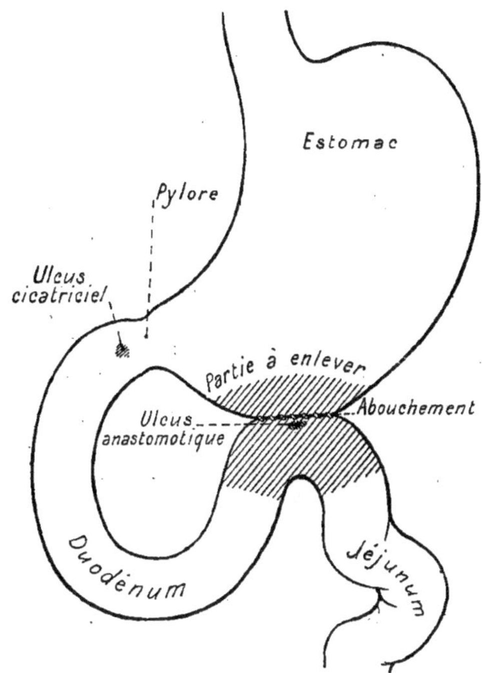

Fig. 178. — ULCUS JÉJUNAL POST-OPÉRATOIRE.

Cette figure montre le siège habituel de l'ulcus-duodénal et le siège habituel de l'ulcus jéjunal. Celui-ci est généralement consécutif à une gastro-entérostomie pour ulcus duodénal.
Il siège le plus souvent sur le versant jéjunal de la bouche anastomotique. Une des
méthodes de cure est l'*excision anastomotique* : résection de la portion de l'estomac et
de l'anse jéjunale anastomosées. Si l'ulcus duodénal est guéri et le duodénum perméable,
l'opérateur résèquera l'ulcus et supprimera la gastro-entérostomie en fermant séparément
le jéjunum et l'estomac.

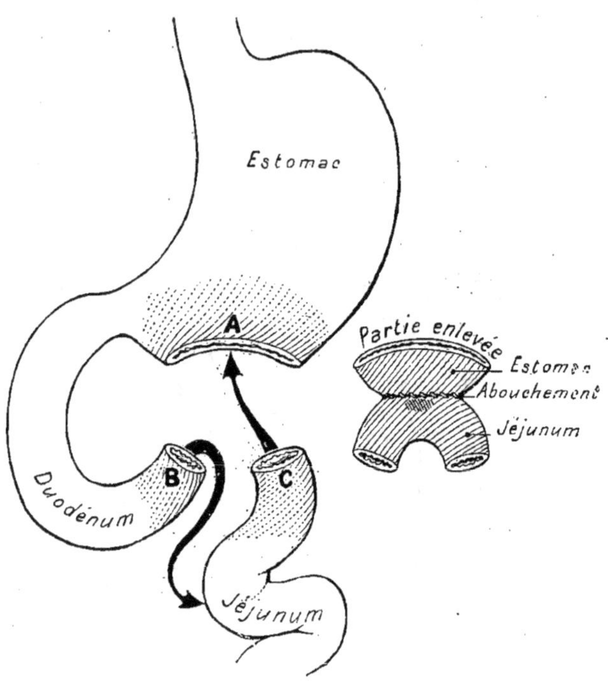

Fig. 179. — ULCUS JÉJUNAL POST-OPÉRATOIRE. — *Excision* (opération peu recommandable).

État des organes après excision. A gauche, les parties saines; à droite, la portion des organes enlevés. L'anse C efférente du jéjunum sera implantée en A sur l'estomac, après que l'opérateur aura fendu légèrement le bord convexe de l'intestin pour adapter son calibre à celui plus grand de l'orifice gastrique. La portion B du duodénum sera implantée au point indiqué par la pointe de la flèche. Si l'ulcus duodénal est guéri et le duodénum normalement perméable, l'opérateur peut fermer séparément l'estomac et le duodénum.

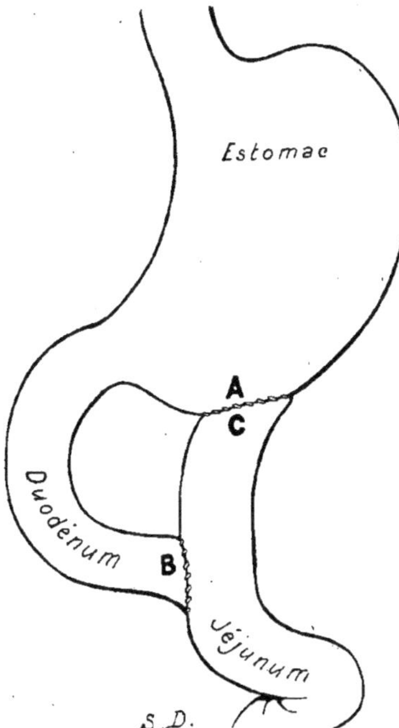

Fig. 180. — Ulcus jéjunal post-opératoire. — *Excision et gastro-entérostomie nouvelle.*
Ici : Anastomose en Y de Roux. Les lèvres A.B.C montrent quels sont les points de la figure
précédente qui ont été rapprochés. Procédé de nécessité, exposé aux récidives.

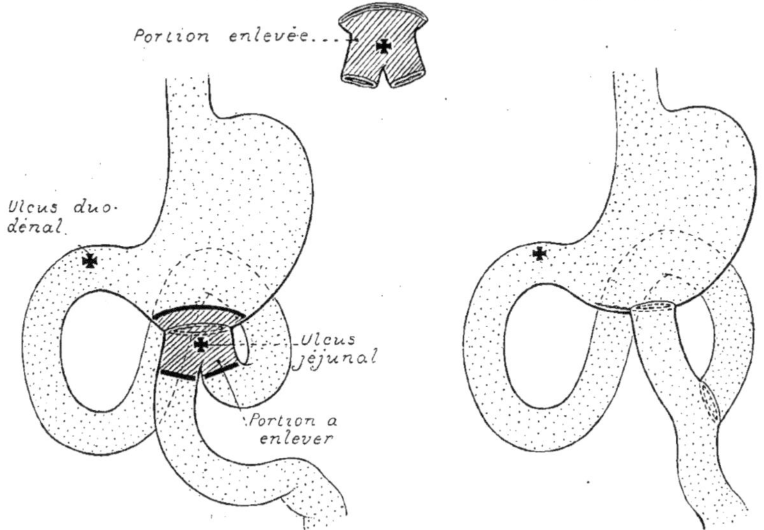

Fig. 181. — Ulcus jéjunal post-opératoire.
A gauche, les + indiquent l'ulcus duodénal et l'ulcus jéjunal secondaire. Les traits indiquent
la portion qui sera réséquée. Après cette résection, la gastro-entérostomie en Y est faite.
C'est une opération à déconseiller, car le malade se trouve, après cette opération, dans les
mêmes conditions antérieures à la formation de l'ulcus jéjunal qui ne manquera pas de
se reproduire.

(Cette figure se confond avec les deux précédentes.)

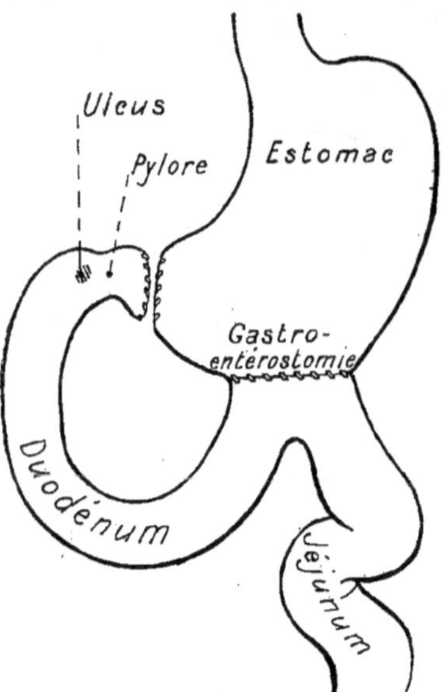

Fig. 182. — Ulcus jéjunal post-opératoire.

L'exclusion gastro-pylorique avec gastro-enté-rostomie expose à cette grave complication plus souvent que la gastro-entérostomie simple.

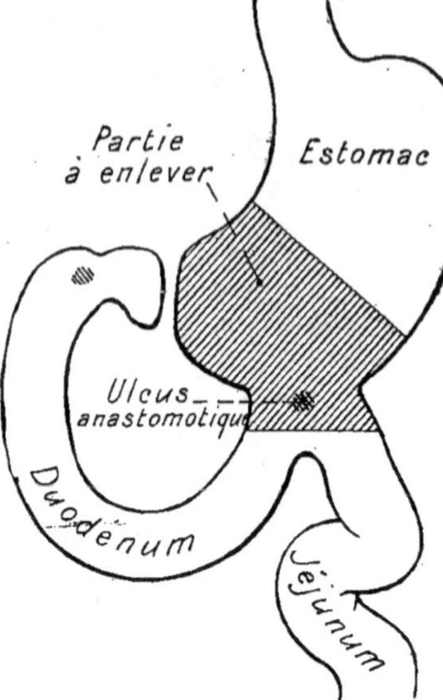

Fig. 183. — Ulcus jéjunal post-opératoire.
Gastrectomie (opération de choix).

Indication de la portion à réséquer. Remarquer que, ici et par exception, le jéjunum n'est pas sectionné en totalité, sa convexité seule est supprimée avec l'estomac.

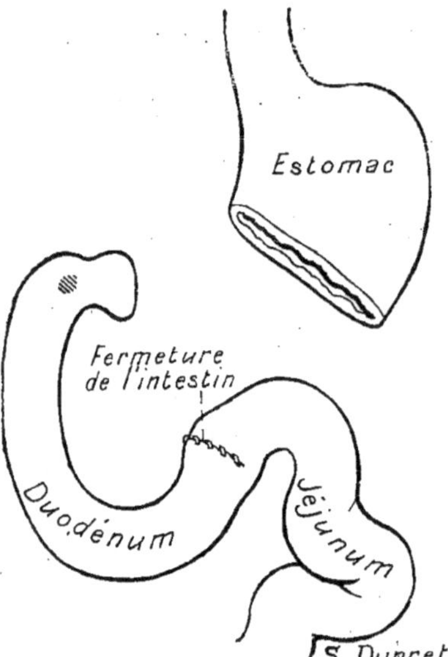

Fig. 184. — Ulcus jéjunal post-opératoire.
Gastrectomie (opération de choix).

Aspect des organes une fois la résection faite. Le jéjunum excisé a été réparé. La suture a été faite perpendiculairement à son axe pour ne pas rétrécir son calibre ; l'anse jéjunale était trop courte pour être implantée directement dans l'estomac. L'opérateur ira chercher le jéjunum 10 ou 15 centimètres plus loin, pour faire une implantation gastro-jéjunale.

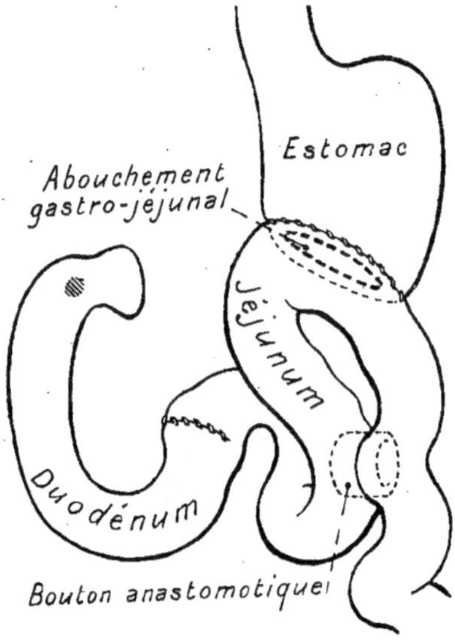

Fig. 185. — Ulcus jéjunal post-opératoire.
Gastrectomie (opération de choix).

Implantation termino-latérale. L'anse implantée dans l'estomac est longue. Pour éviter le passage de la bile dans l'estomac et pour faciliter sa vidange, un bouton anastomotique a été appliqué. La bile passe directement dans l'intestin. Ces quatre dernières figures schématisent l'intervention qui est représentée au complet quelques pages plus loin (voir fig. 203 à 213).

Dans tous les cas de gastrectomie secondaire et dans ceux où il y a hyperchlorhydrie, ne pas oublier de dépouiller toute la petite courbure pour arracher les vaisseaux et les nerfs sous-péritonéaux qui commandent le fonctionnement glandulaire gastrique.

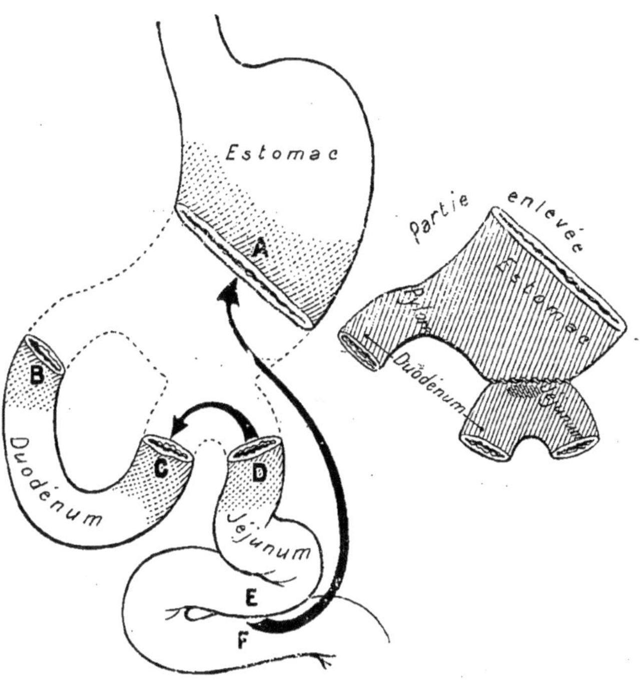

Fig. 186. — ULCUS JÉJUNAL POST-OPÉRATOIRE.
Résection triple de l'estomac, du duodénum et du jéjunum (opération de choix).

Cette figure indique la portion qui sera supprimée. La direction des flèches montre quels seront les segments intestinaux qui seront rapprochés et anastomosés entre eux.

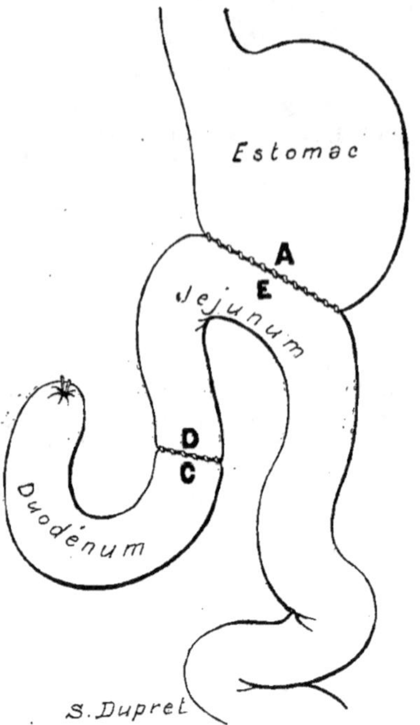

Fig. 187. — ULCUS JÉJUNAL POST OPÉRATOIRE.

Résection triple de l'estomac, du duodénum et du jéjunum (opération de choix).
Aspect des organes une fois que l'anastomose est terminée. Implantation gastro-jéjunale E. A.
Entérorraphie duodéno-jéjunale D. C.

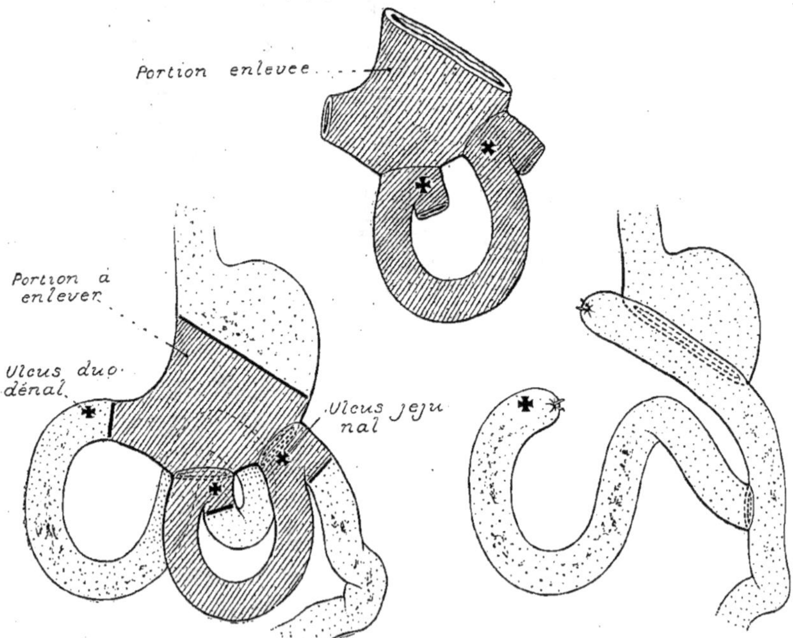

Fig. 188. — ULCÈRE JÉJUNAL POST-OPÉRATOIRE.

A gauche, l'ulcus duodénal qui a justifié l'opération ; l'ulcus jéjunal secondaire à la première
gastro-entérostomie et un deuxième ulcus jéjunal secondaire à la seconde gastro-entérostomie. Les deux traits sur l'estomac et l'intestin montrent la portion de ces organes qui
doit être réséquée pour supprimer à la fois les deux tiers de l'estomac et les deux anastomoses.
En haut, segments gastrique et jéjunal réséqués.
A droite, les organes après résection et gastro-entérostomie par implantation (très bonne opération).

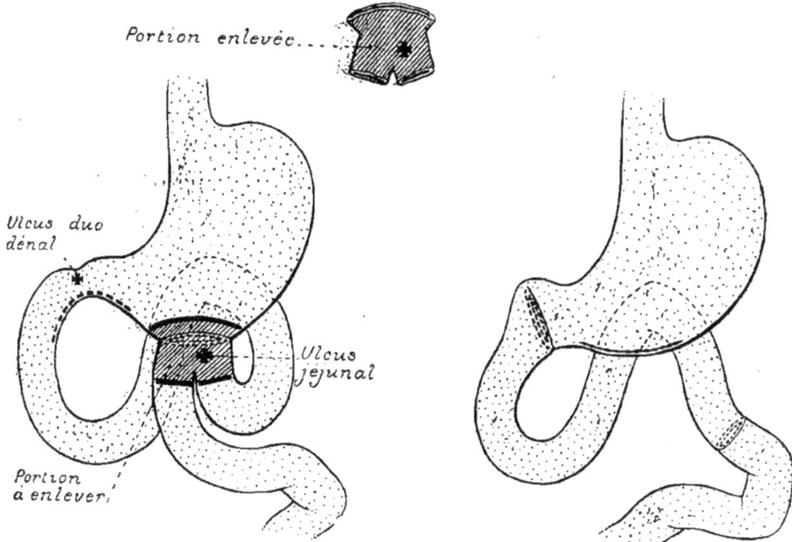

Fig. 189. — Ulcère jéjunal post-opératoire. — *Gastro-duodénostomie* (très bonne opération).

Sur la figure de gauche, on constate l'ulcus duodénal cicatrisé, condition nécessaire pour faire une pyloroplastie. La + indique l'ulcus jéjunal; le pointillé duodéno-gastro-duodénal montre la section future de l'estomac, du duodénum et du pylore, pour pratiquer la gastro-duodénostomie de Finney. La partie en grisaille montre la portion gastro-jéjunale qui va être supprimée.

Au milieu de la figure, la partie enlevée.

A droite, l'opération terminée. La gastro-entérostomie a été dédoublée, l'estomac et le jéjunum suturés séparément; l'estomac (petite tubérosité) est anastomosé avec le duodénum (gastro-duodénostomie de Finney).

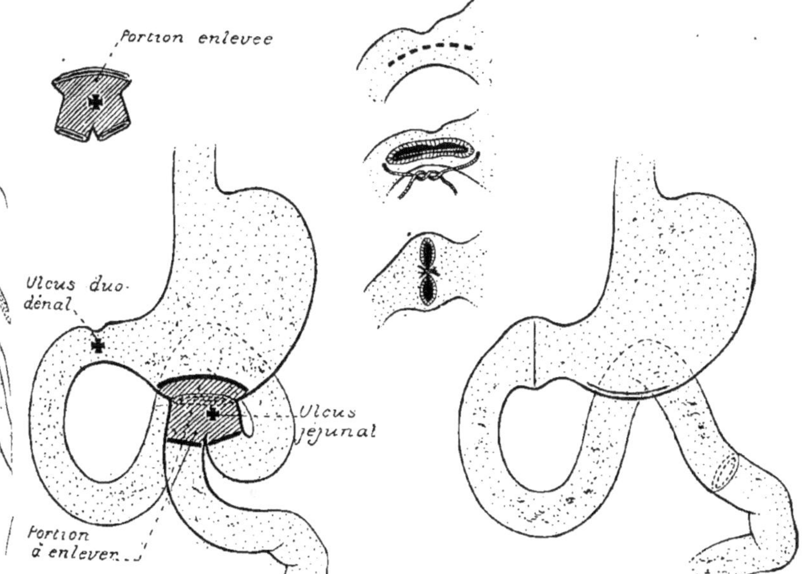

Fig. 190. — Ulcère jéjunal post-opératoire. — *Pyloroplastie* (très bonne opération).

La figure de gauche montre une gastro-entérostomie pour ulcus duodénal, suivie d'un ulcus jéjunal. Pour combattre ce dernier, l'opération consistera à supprimer la gastro-entérostomie, à suturer séparément l'estomac et le jéjunum, puis à pratiquer une pyloroplastie qui permet l'évacuation rapide de l'estomac. Les trois schémas du milieu montrent les trois temps de la pyloroplastie.

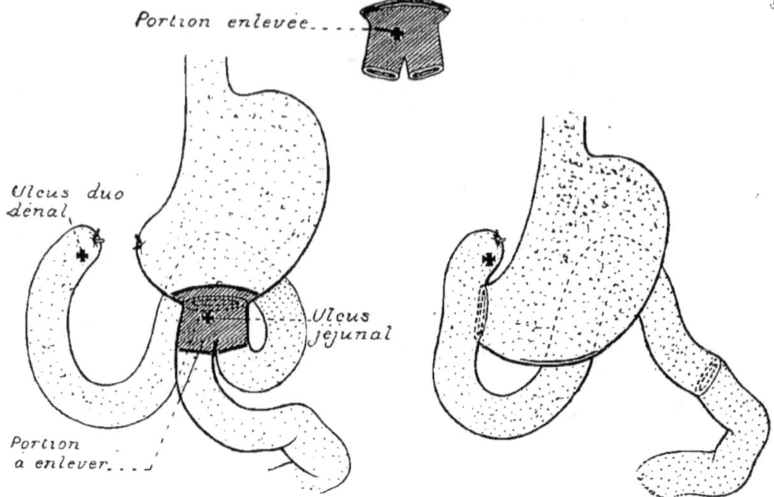

Fig. 191. — Ulcère jéjunal post-opératoire. — *Gastro-duodénostomie* (très bonne opération).

Exclusion du pylore et gastro-entérostomie, pour ulcus duodénal. Ulcus jéjunal au-dessous de l'anastomose.

Opération faite pour supprimer l'ulcus jéjunal. L'anastomose a été dédoublée ; l'estomac et le jéjunum suturés séparément ; l'extrémité gastrique (en cul-de-sac) a été ouverte et implantée dans la deuxième partie du duodénum.

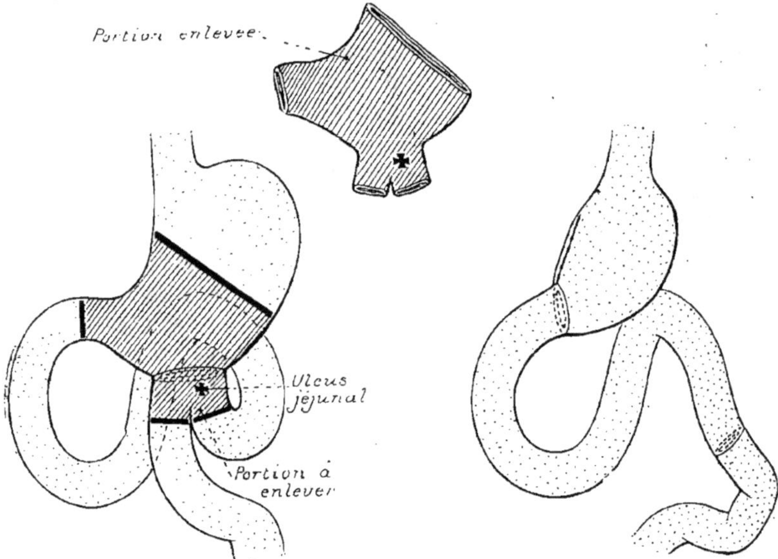

Fig. 192. — Ulcère jéjunal post-opératoire. — *Gastrectomie* (opération de choix).

La figure de gauche montre l'ulcus jéjunal. Les hachures indiquent les portions qui vont être réséquées.

Au milieu de la figure, la portion réséquée ; à droite, l'aspect des organes une fois la continuité gastro-intestinale rétablie. C'est une opération de l'Éan. La moitié supérieure de la petite courbure a été suturée après résection. La brèche gastrique a été réduite au calibre du duodénum. L'abouchement gastro-duodénal a été fait bout à bout ; c'est l'opération idéale. Sur le jéjunum, on voit les traces de la suture gastro-jéjunale, qui rétablit la continuité anatomique normale.

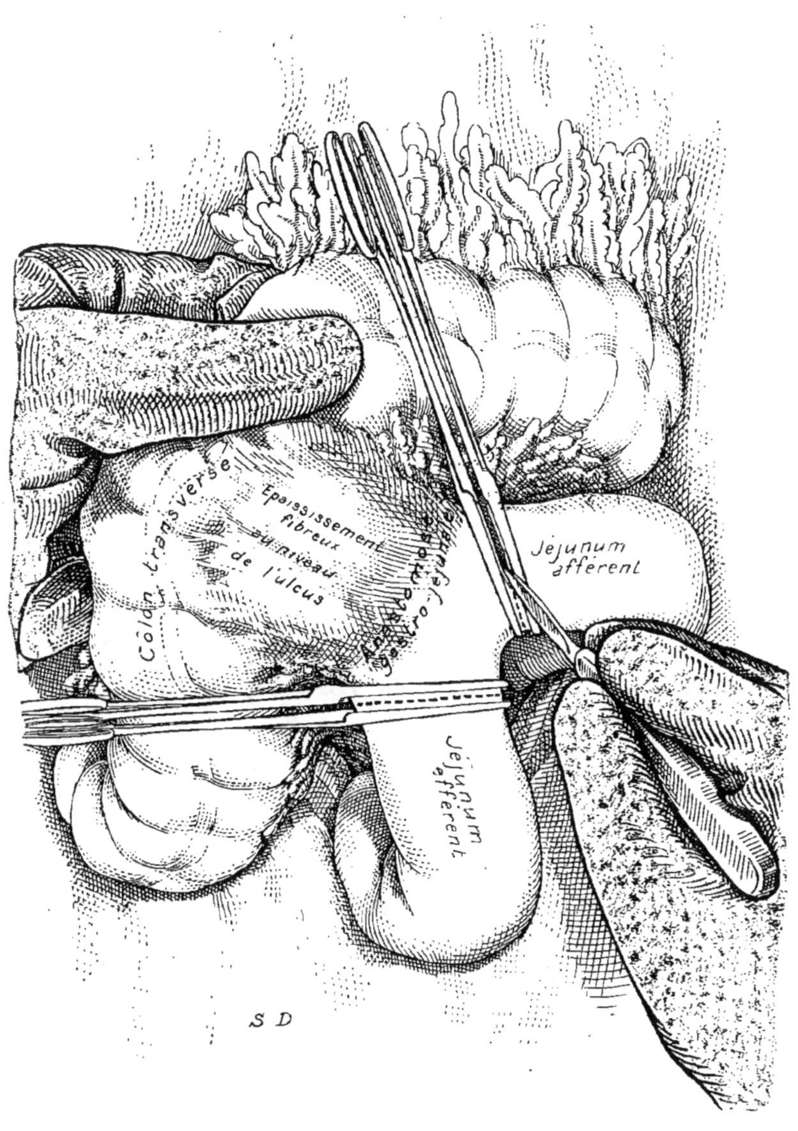

Fig. 193. — Ulcus jéjunal secondaire.

Remarquer l'épaississement du méso-côlon transverse qui correspond au fond de l'ulcus anastomotique. Section des deux branches du jéjunum. (Cette figure et les suivantes correspondent aux schémas 177 et 181.)

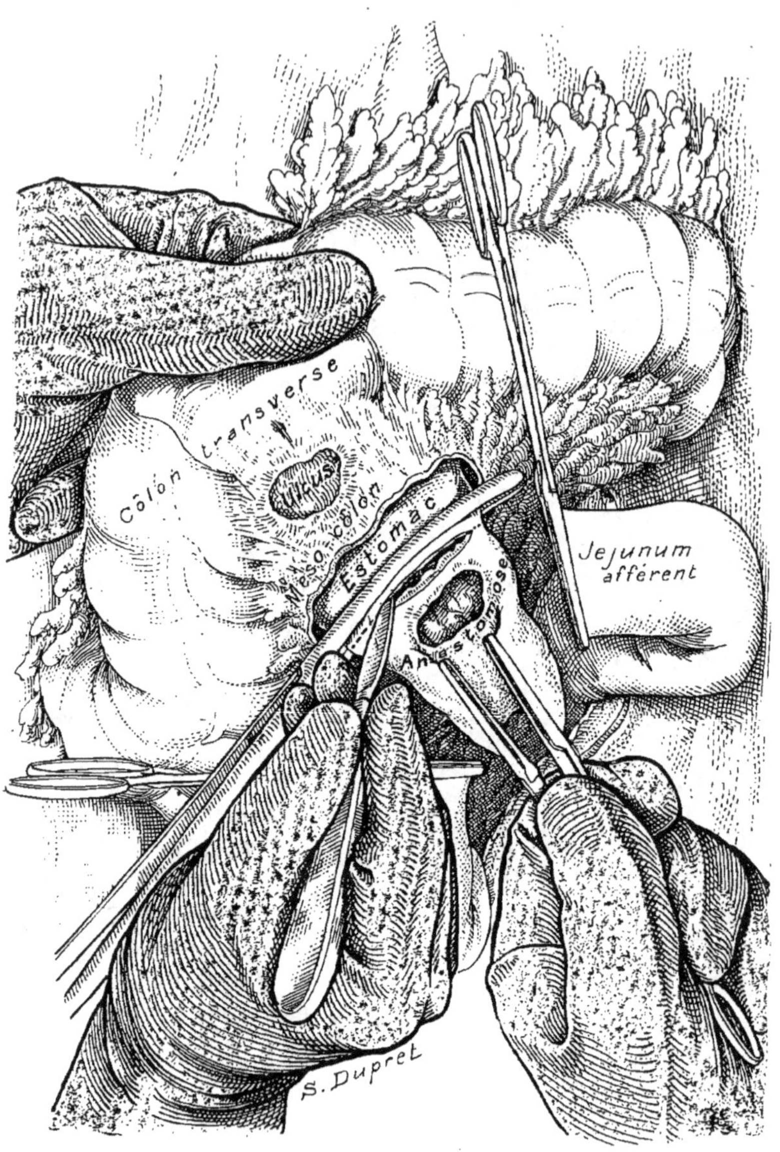

Fig. 194. — ULCUS JÉJUNAL SECONDAIRE.

L'anse jéjunale anastomosée est coupée à ses deux extrémités. L'estomac a été libéré avec la collerette du méso-côlon transverse. Cette libération montre, sur la face inférieure du méso-côlon, le fond de l'ulcus jéjunal. Ce dernier ne sera pas excisé, mais badigeonné à la teinture d'iode. Une rondelle d'estomac va être supprimée immédiatement au-dessus de l'orifice anastomotique.

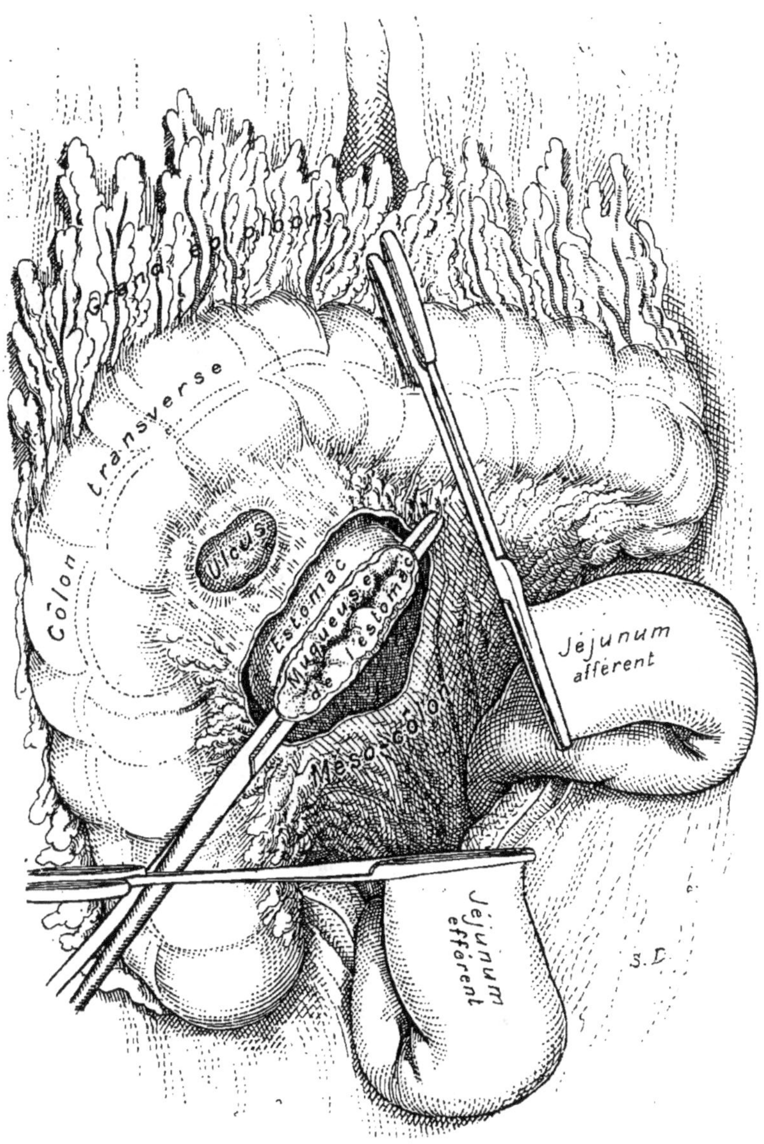

Fig. 195. — ULCUS JÉJUNAL SECONDAIRE.

Comment se présentent les lésions après la suppression de l'ancienne anastomose ulcérée. Sur le méso-côlon transverse, voir le fond de l'ulcus. Les deux anses du jéjunum, la portion saine de l'estomac après la résection de l'orifice anastomotique. L'orifice gastrique va être anastomosé avec l'anse jéjunale efférente.

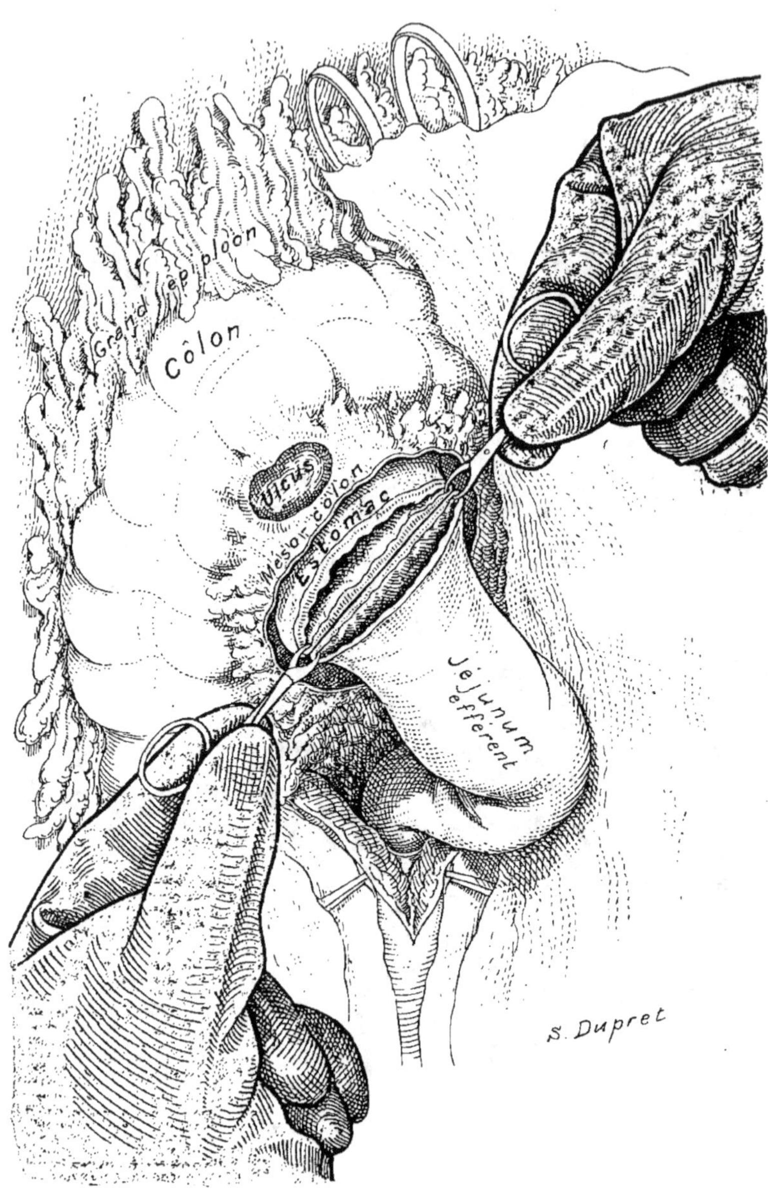

Fig. 196. — Ulcus jéjunal secondaire.
Anastomose de l'anse efférente avec la bouche gastrique.
L'orifice jéjunal est tendu pour s'adapter au large orifice gastrique.

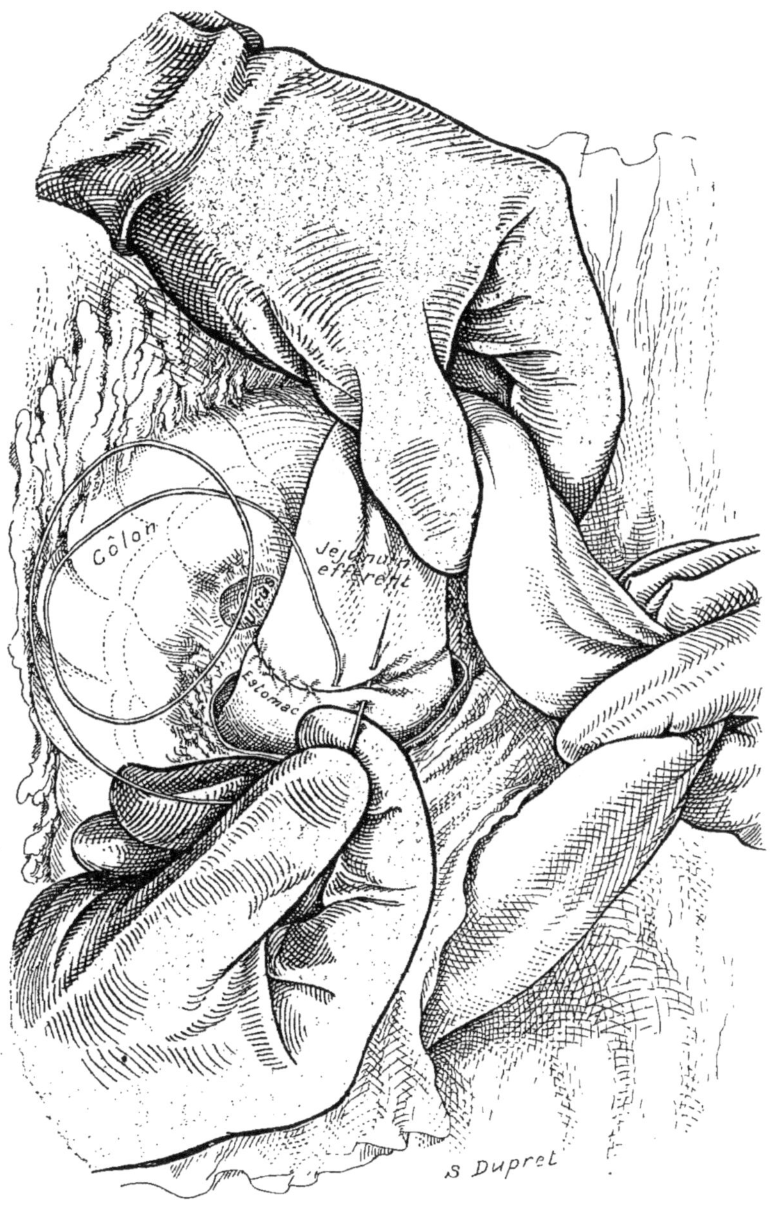

Fig. 197. — Ulcus jéjunal secondaire.

Second plan de suture sur l'implantation de l'anse jéjunale efférente dans l'estomac.

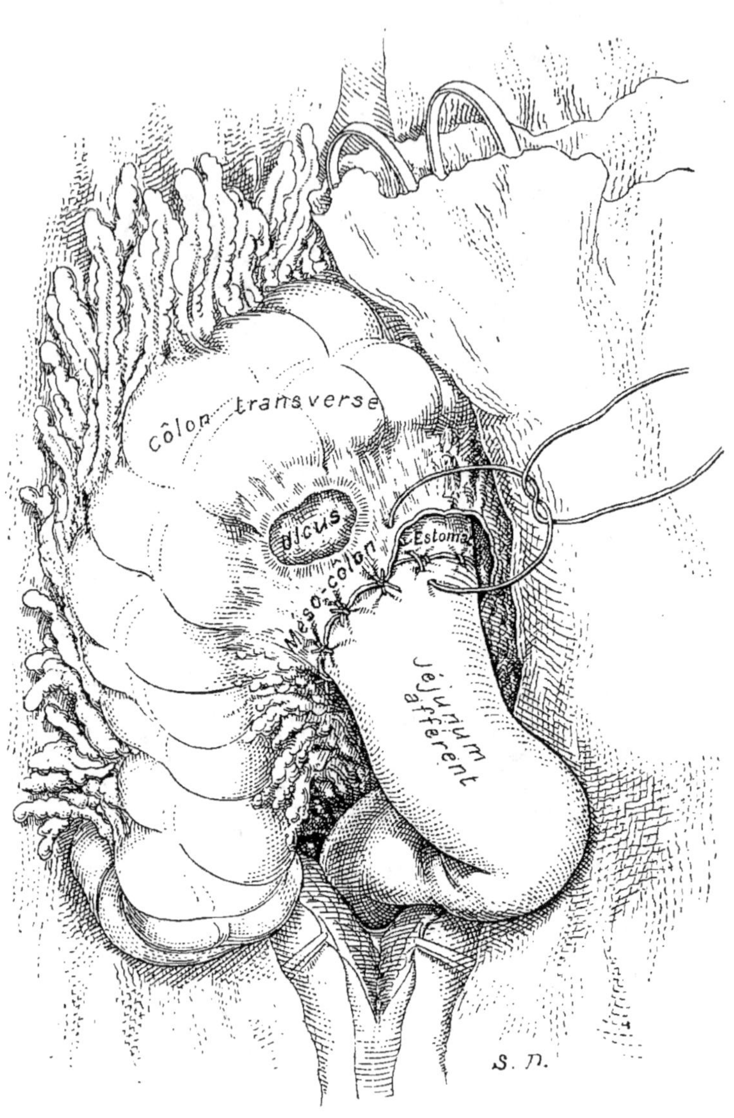

Fig. 198. — ULCUS JÉJUNAL SECONDAIRE.
Fermeture de la brèche méso-colique. Cette dernière est fixée à l'anastomose gastro-jéjunale.
Chaque fil prend à la fois l'estomac et le jéjunum.

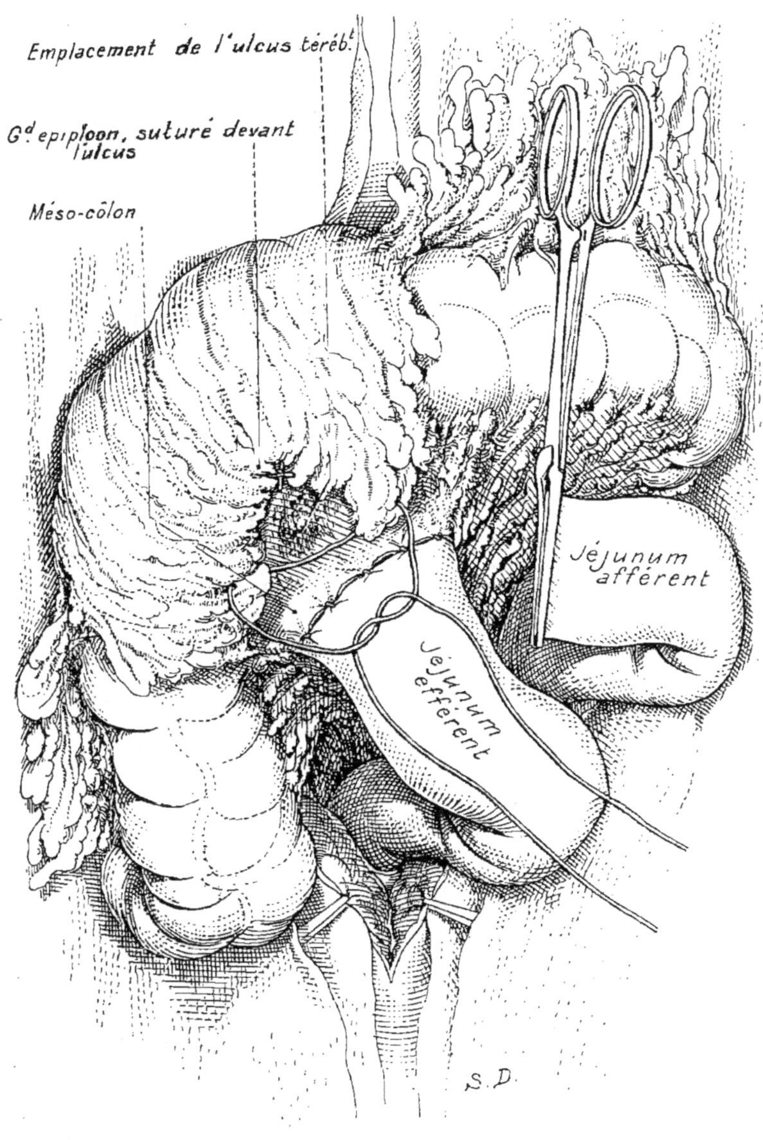

Fig. 199. — ULCUS JÉJUNAL SECONDAIRE.

Le fond de l'ulcus qui occupait la face inférieure du méso est couvert d'une lame épiploïque.
Le jéjunum afférent va être implanté dans le jéjunum efférent.

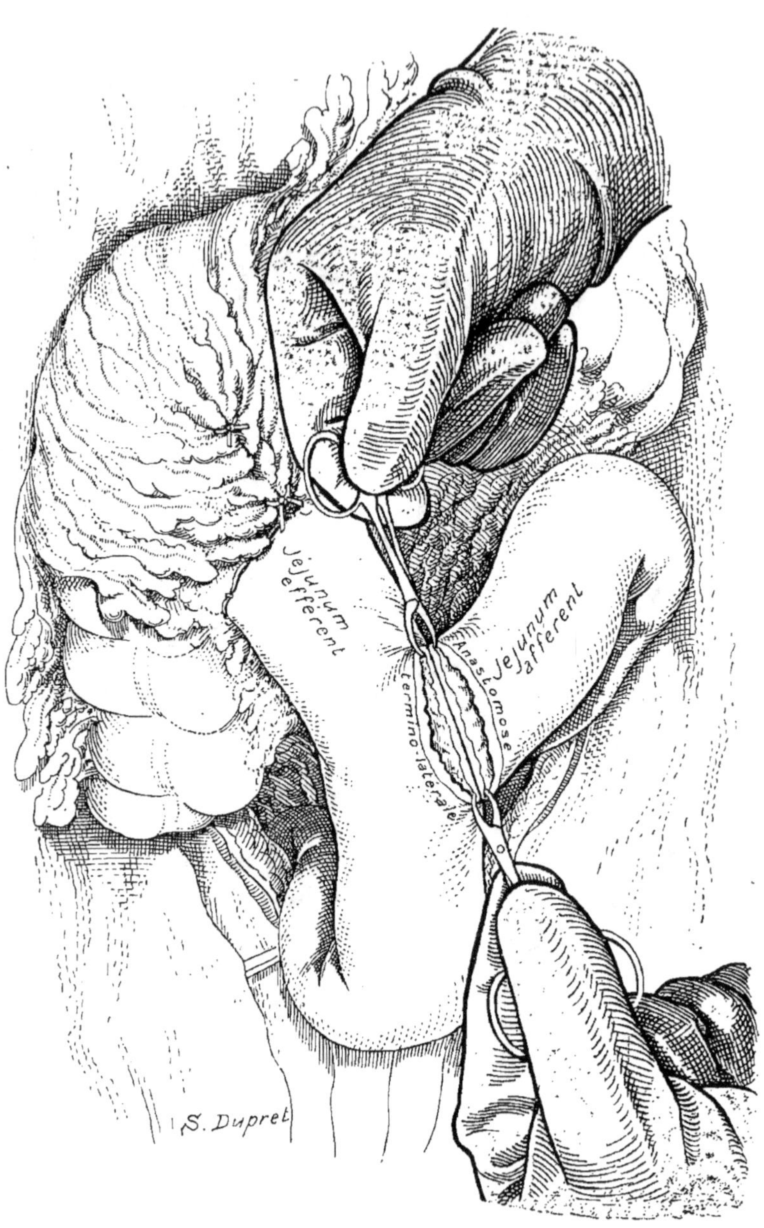

Fig. 200. — Ulcus jéjunal secondaire.

Implantation de l'anse jéjunale afférente dans l'anse jéjunale efférente.

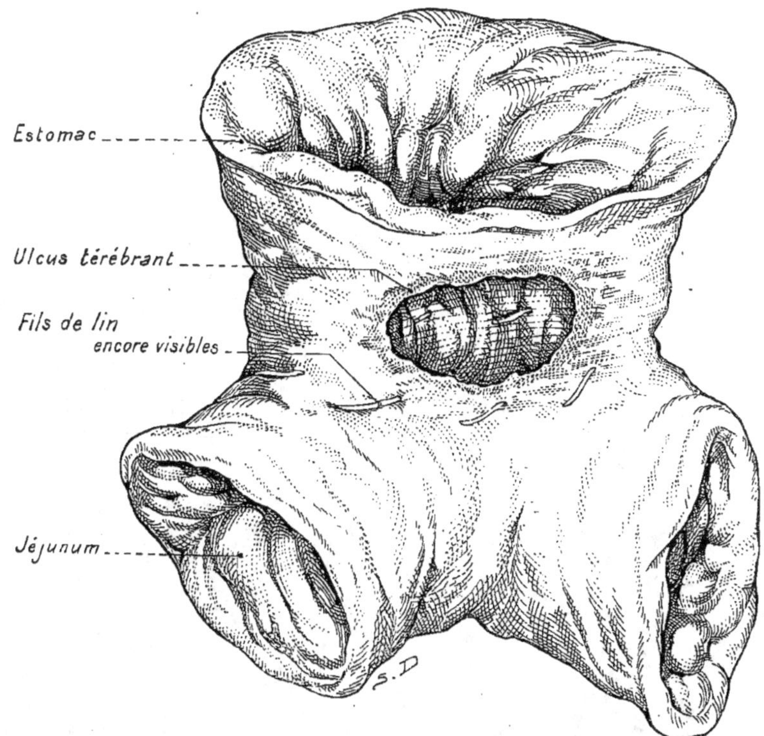

Fig. 201. — ULCUS JÉJUNAL SECONDAIRE. — Aspect de l'anastomose réséquée. L'ulcus est visible sur la face antérieure de l'anastomose. Le point de départ est le jéjunum ; la lésion a envahi secondairement le bord gastrique. Remarquer les fils non éliminés.

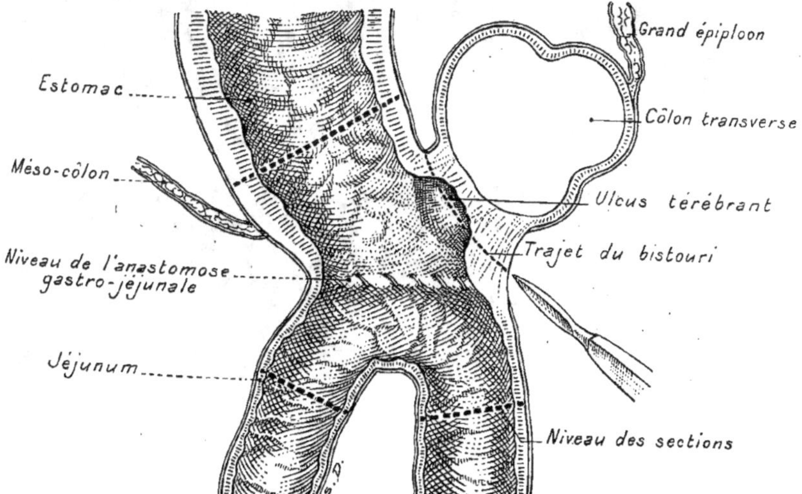

Fig. 202. — ULCUS JÉJUNAL SECONDAIRE. — Aspect schématique des lésions et de l'opération. Le pointillé limite la portion de l'anastomose qui va être supprimée. En haut, section de l'estomac ; en bas, section des deux anses jéjunales. En arrière, section au bistouri au niveau du méso-côlon transverse. Remarquer que le fond de l'ulcus est térébrant et est constitué par le méso-côlon transverse tout près du côlon.

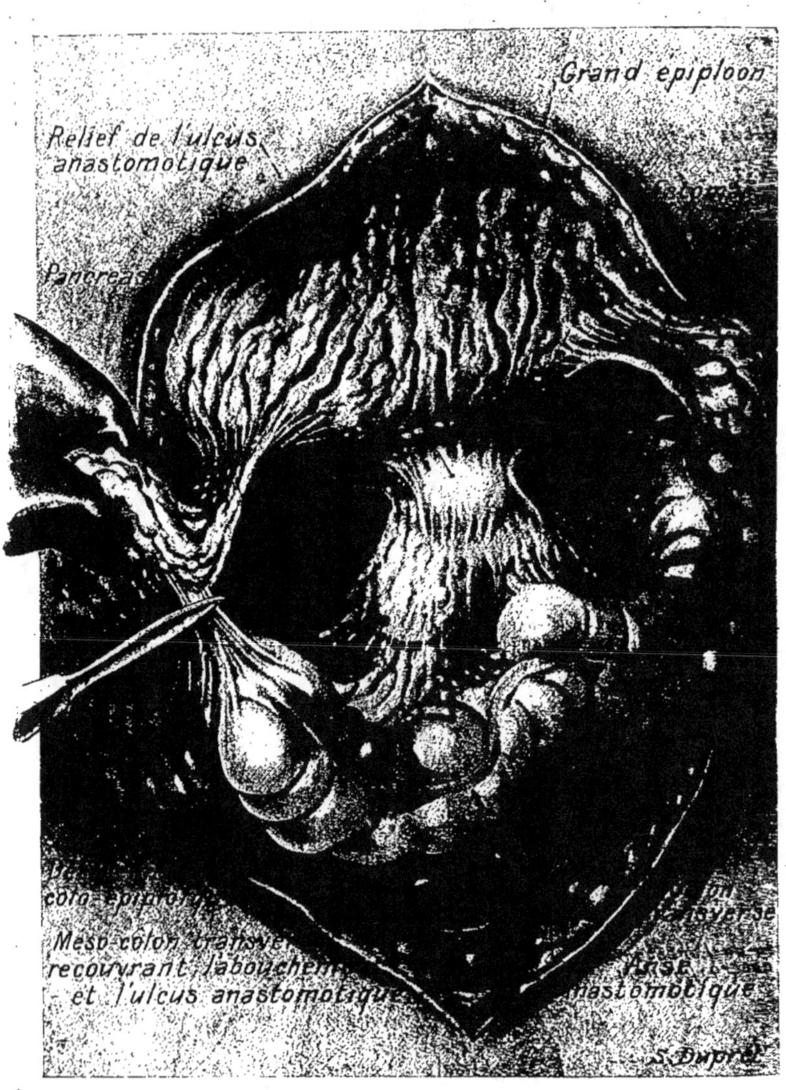

Fig. 203. — Ulcus anastomotique térébrant. — *Gastrectomie.*

Le fond de l'ulcère gastrique atteint le méso, au niveau de la brèche méso-colique. Le décollement colo-épiploïque permet d'aborder l'anastomose et la face supérieure du méso-côlon.

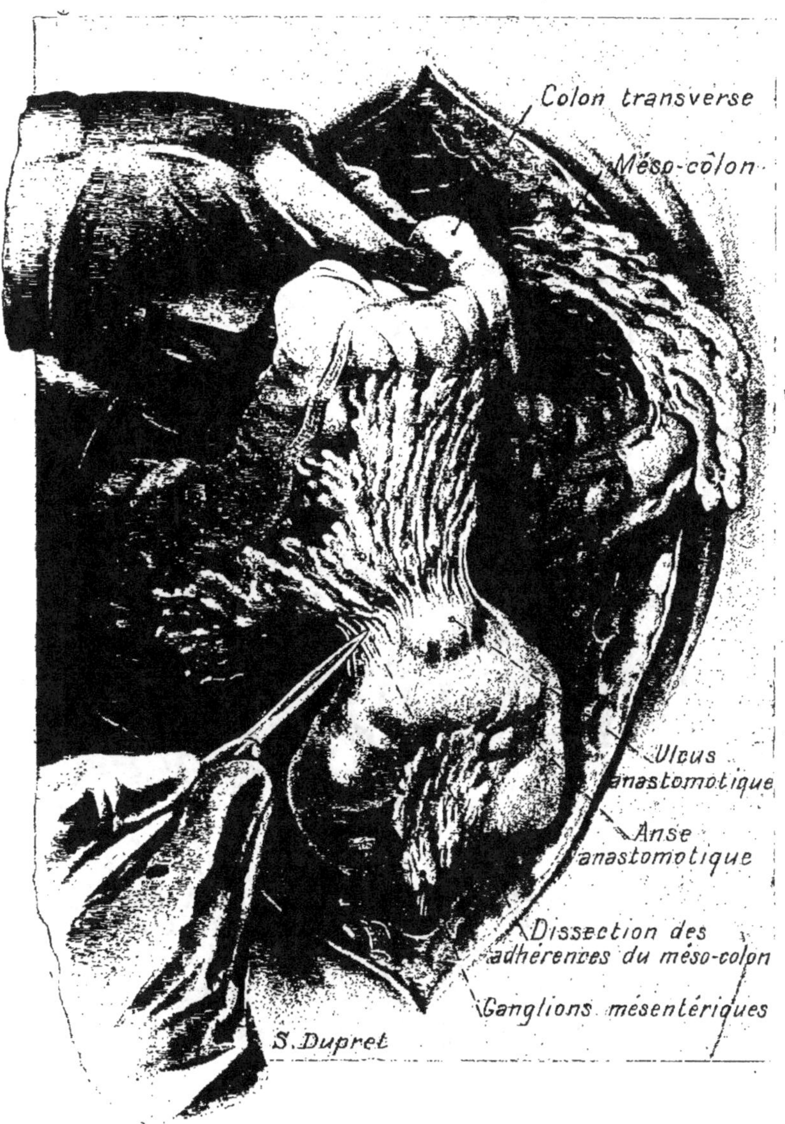

Fig. 204. — ULCUS ANASTOMOTIQUE. — *Gastrectomie.*

Libération de l'anastomose, au-dessous du méso-côlon transverse. L'ulcus est surtout développé aux dépens du jéjunum. L'estomac est caché par le méso-côlon transverse.

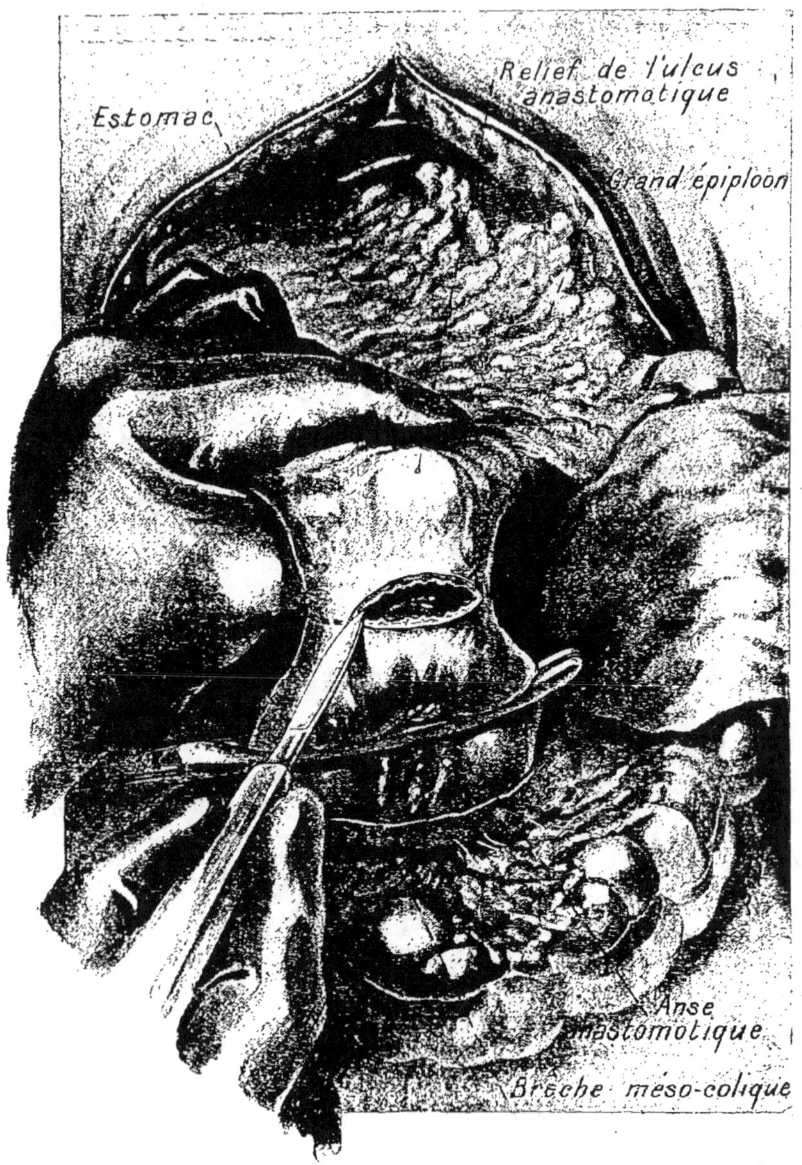

Fig. 205. — Ulcus anastomotique. — *Gastrectomie.*

Résection de l'anastomose gastro-jéjunale. La section porte à 1 centimètre environ du bord mésentérique du jéjunum. Celui-ci est dilaté. L'ulcus siège sur le jéjunum lui-même. L'orifice anastomotique est compris entre le pouce et l'index de la main gauche de l'opérateur.

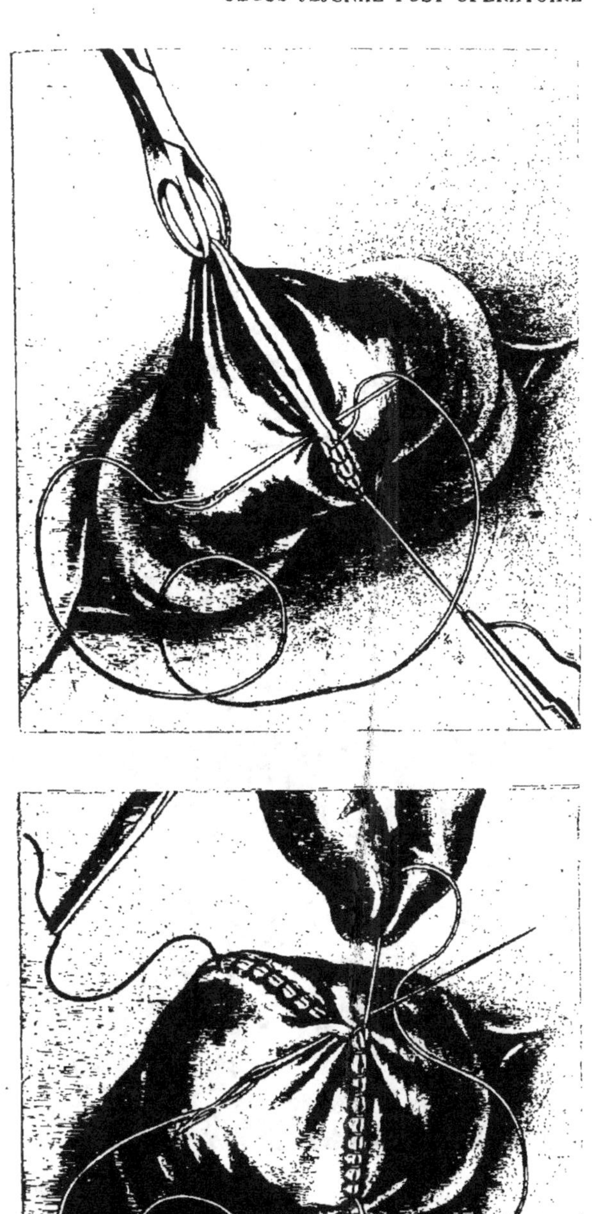

Fig. 206 et 207. — ULCUS ANASTOMOTIQUE. — *Gastrectomie.*

Comment on répare l'anse jéjunale anastomosée après qu'elle a été libérée. L'opérateur commence par mettre un point à égale distance des deux extrémités de la plaie, puis il place deux rangées de fil au point de feston. Remarquer le rôle favorable que joue la traction opérée par l'aide, par une tenaille et un fil. L'aiguille droite à pointe triangulaire est montée sur un catgut. Actuellement, nous préférons la suture de Cunéo (plan total) et celle de Cushing (plan séro-séreux).

Fig. 208. — ULCUS ANASTOMOTIQUE. — *Gastrectomie.*

Ligature de la coronaire. Remarquer l'aspect de l'orifice anastomotique. Le pylore est dans la main gauche de l'opérateur. La section portera en amont de l'ancien orifice anastomotique.

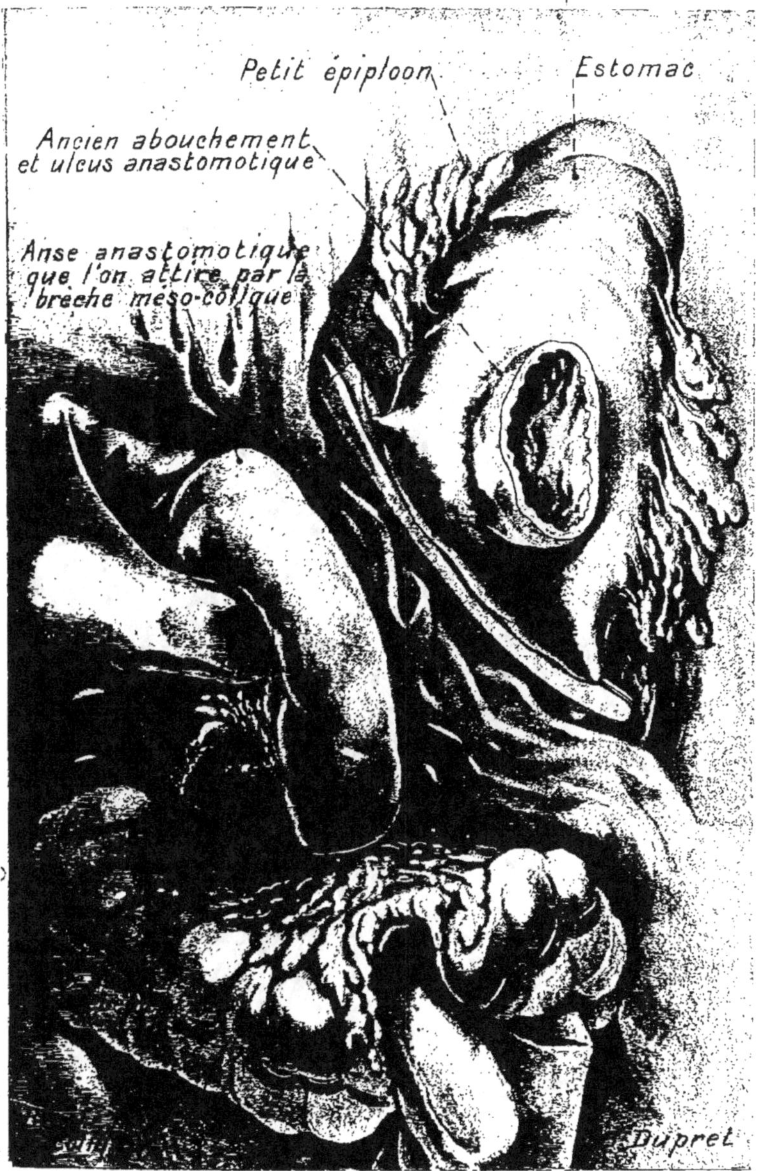

Fig. 209. — ULCUS ANASTOMOTIQUE. — *Gastrectomie.*

Le jéjunum suturé est tenu de la main gauche : l'estomac et l'ancienne anastomose sont attirés vers la gauche. La paroi gastrique est sectionnée immédiatement au-dessus de l'anastomose. Le clamp élastique empêche l'écoulement du contenu stomacal. On voit l'ulcus jéjunal dans la lumière de l'anse anastomosée.

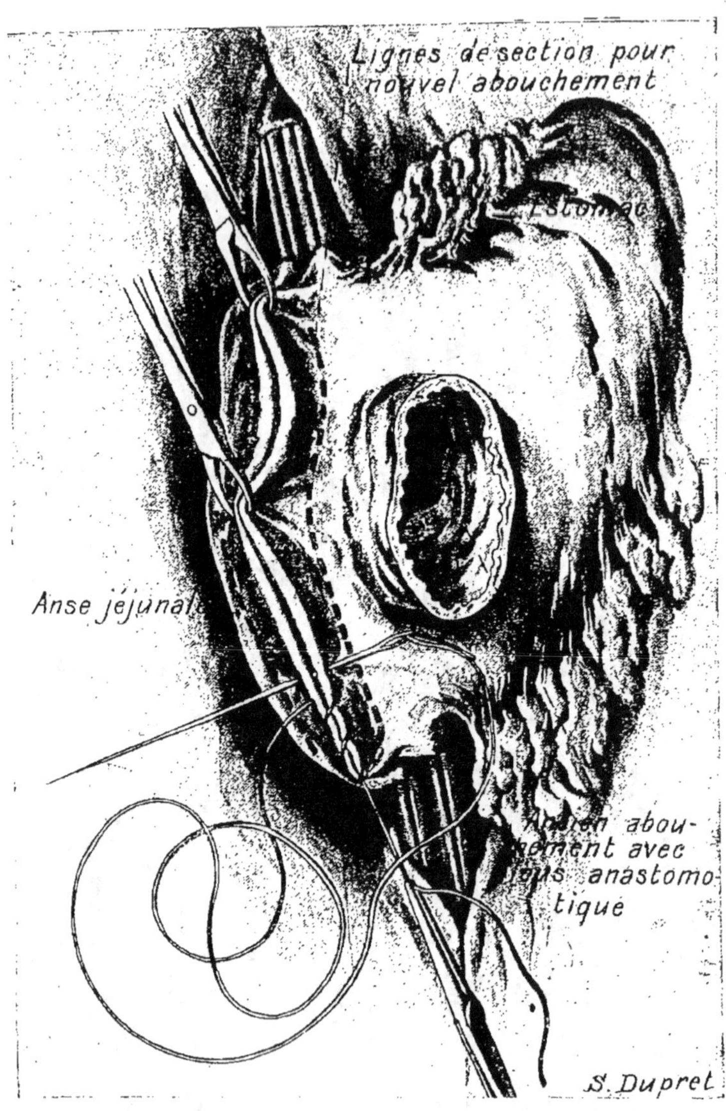

Fig. 210. — Ulcus anastomotique — *Gastrectomie.*

Anastomose par implantation de l'estomac dans le jéjunum. L'opérateur mène le premier plan séro-séreux gastro-jéjunal ; il commence par bâtir son travail en fixant et en jalonnant la ligne de suture. L'aide tire sur une pince et sur le fil, de façon à présenter à l'opérateur deux plis séro-séreux accolés.

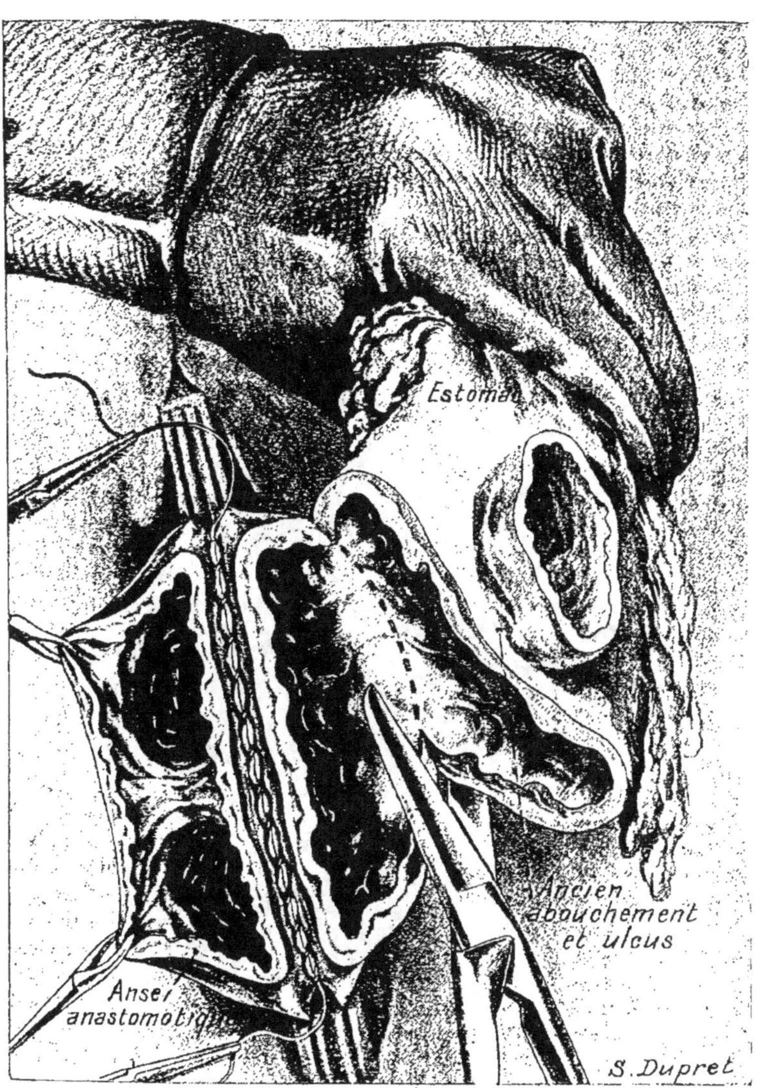

Fig. 211. — ULCUS ANASTOMOTIQUE. — *Gastrectomie.*

Aspect de l'anastomose par implantation. L'anse jéjunale a été ouverte. On aperçoit les orifices des anses afférente et efférente. L'estomac est réséqué à 1 centimètre environ de la pince coprostatique. Un plan de suture au catgut est fait.

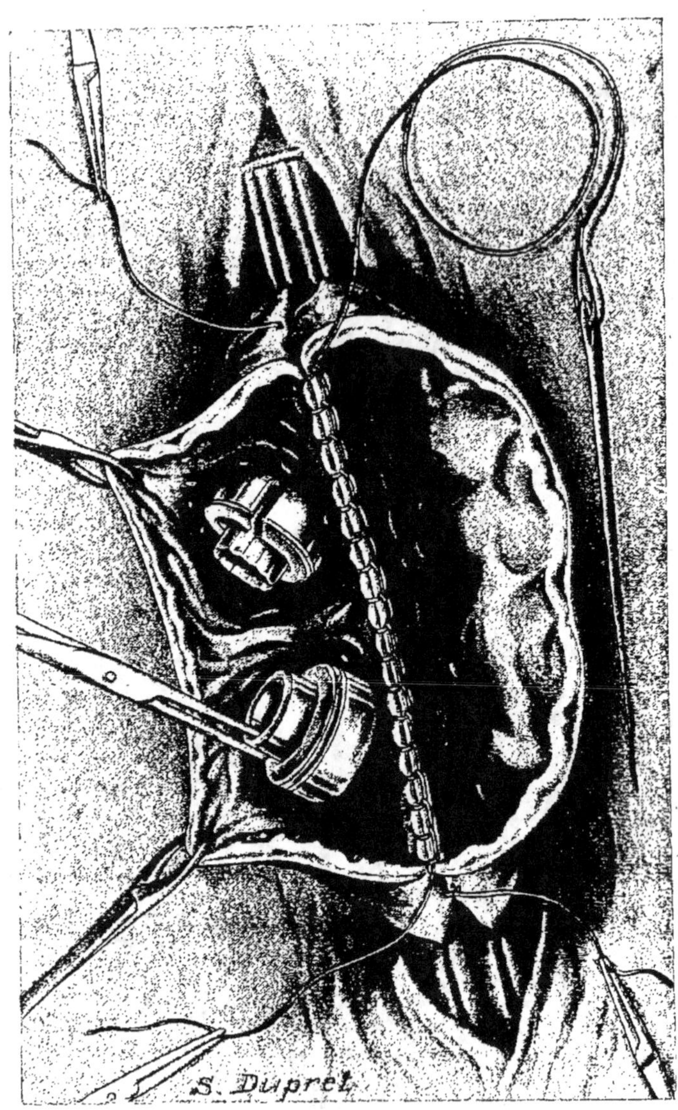

Fig. 212. — Ulcus anastomotique. — *Gastrectomie.*

Préparation de la jéjuno-jéjunostomie. Quelquefois, par suite de la traction du moignon gastrique, on peut craindre la coudure de l'anse efférente, et la régurgitation de bile. Pour éviter cet incident, faire une jéjuno-jéjunostomie avec un bouton; chaque pièce est jetée dans une anse jéjunale. Le second plan de suture totale (point de feston) est fait au catgut. Actuellement, après la gastrectomie pour ulcus anastomotique, nous faisons l'anastomose à la Polga, avec anse courte; cette jéjuno-jéjunostomie est inutile.

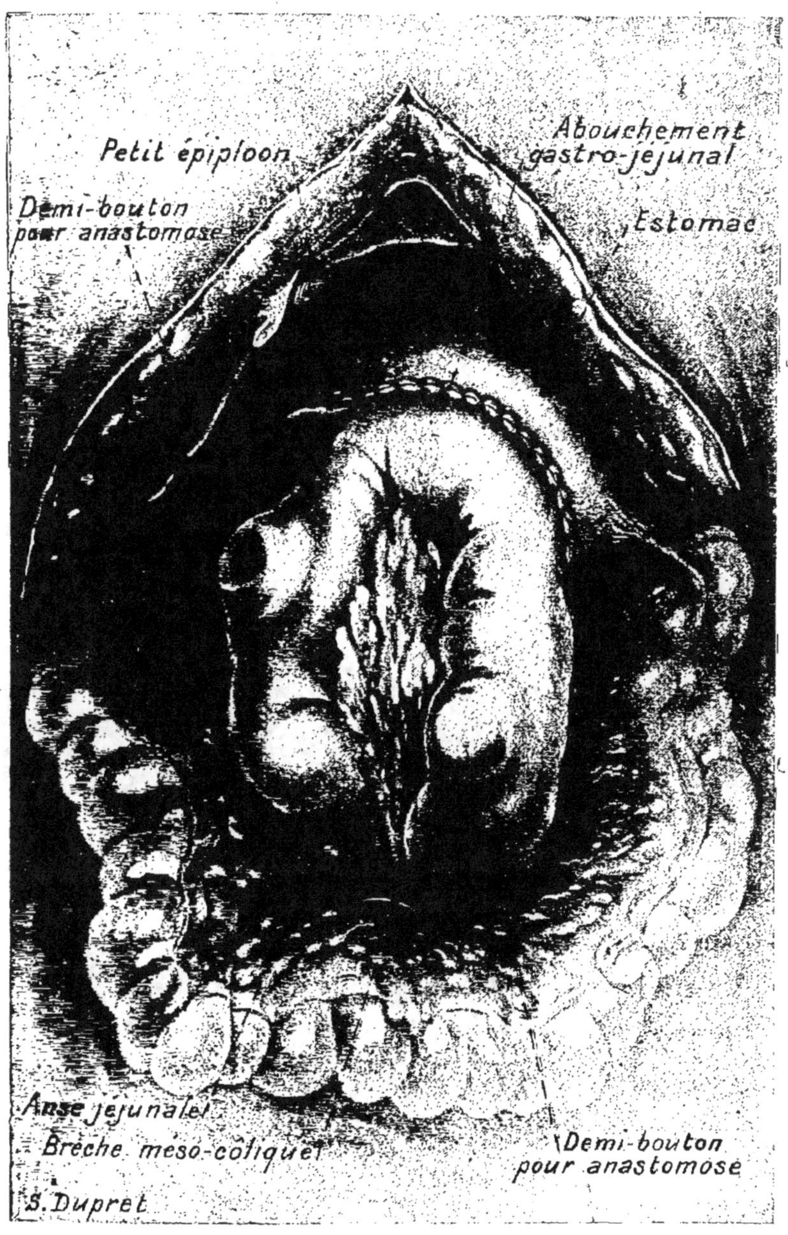

Fig. 213. — ULCUS ANASTOMOTIQUE. — *Gastrectomie.*
Les deux plans de suture gastro-jéjunaux sont terminés.
On voit le relief des deux demi-boutons qui vont être coaptés.

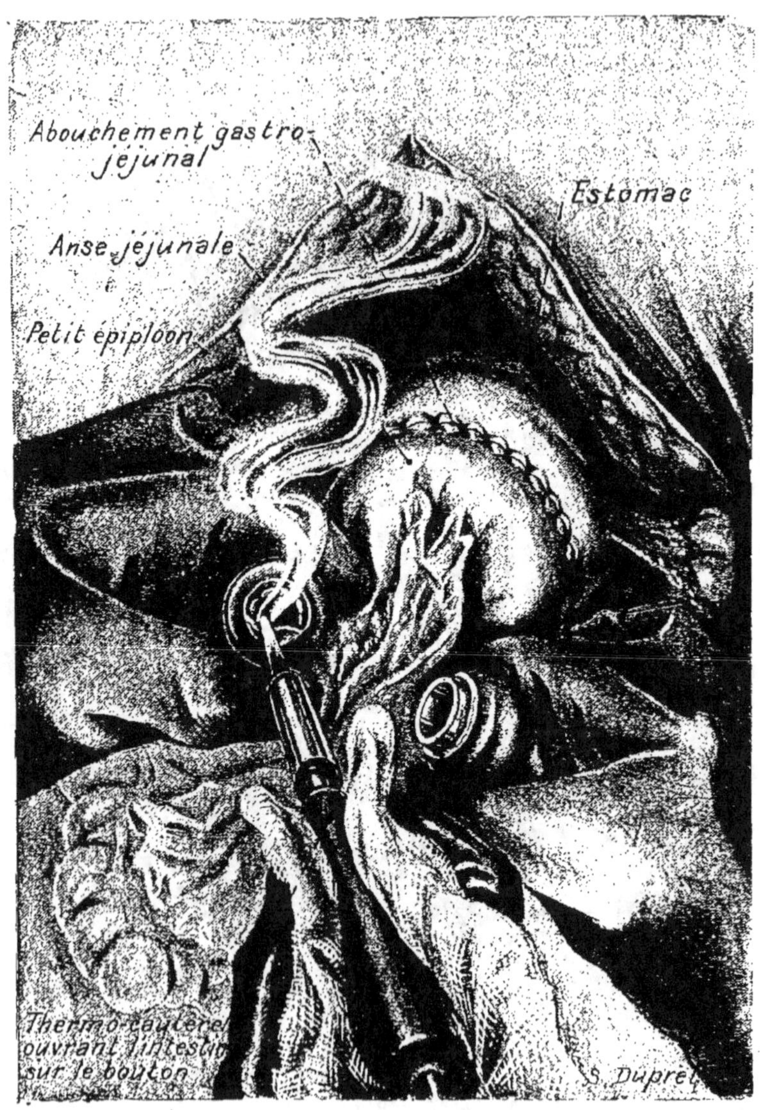

Fig. 214. — ULCUS ANASTOMOTIQUE. — *Gastrectomie.*
Technique de la jéjuno-jéjunostomie complémentaire.
Nous ne la faisons que dans les anastomoses antérieures précoliques.

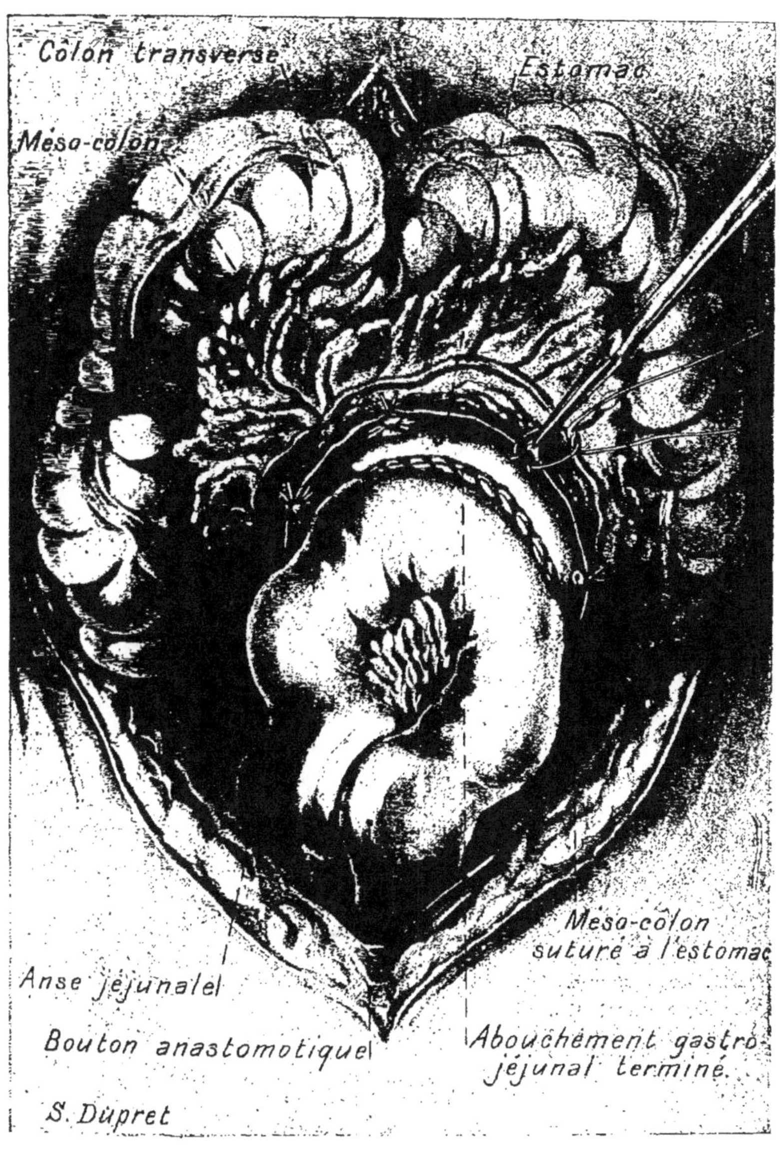

Fig. 215. — ULCUS ANASTOMOTIQUE. — *Gastrectomie.*

Comment on ferme la brèche méso-colique. Les bords de cette brèche sont fixés à la paroi gastrique, l'aiguille ne passe que dans l'estomac. Le nœud prend le petit peloton séro-graisseux tenu par la pince hémostatique.

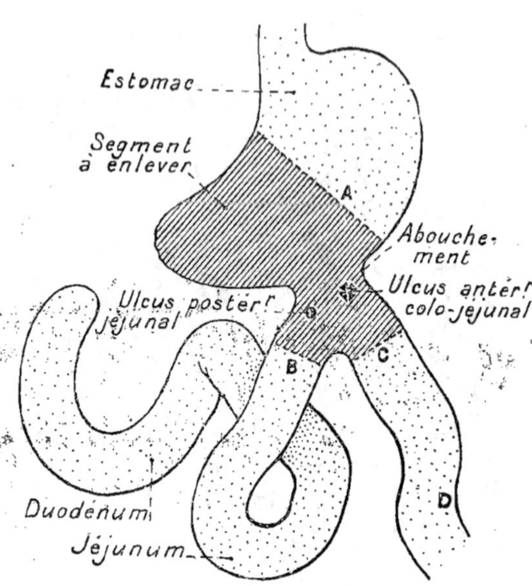

Fig. 216. — Double ulcus jéjunal secondaire. Consécutif à une exclusion du pylore pour ulcus duodénal. — *Gastrectomie* (opération de choix).

Aspect des deux ulcus jéjunaux : le premier, antérieur, menace le côlon transverse de perforation ; le second, postérieur, a perforé la paroi jéjunale, fixée elle-même par des adhérences à la paroi abdominale postérieure.

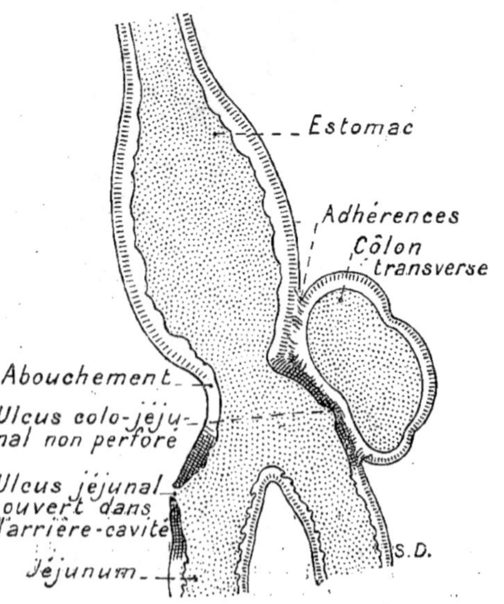

Fig. 217. — Ulcus jéjunal.

Sa plus grave complication est l'ouverture dans le côlon ; origine de la fistule jéjuno-colique.

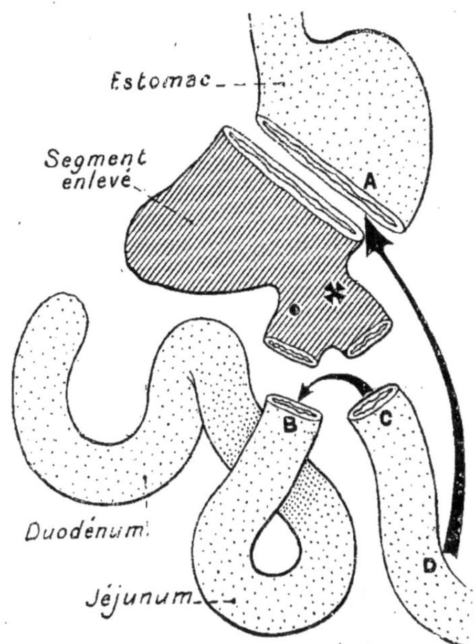

Fig. 218. — Double ulcus jéjunal secondaire. Consécutif a une exclusion du pylore pour ulcus duodénal. — *Gastrectomie* (opération de choix).

Aspect des organes après la résection faite. Les flèches indiquent les anastomoses qui seront faites entre les différents segments.

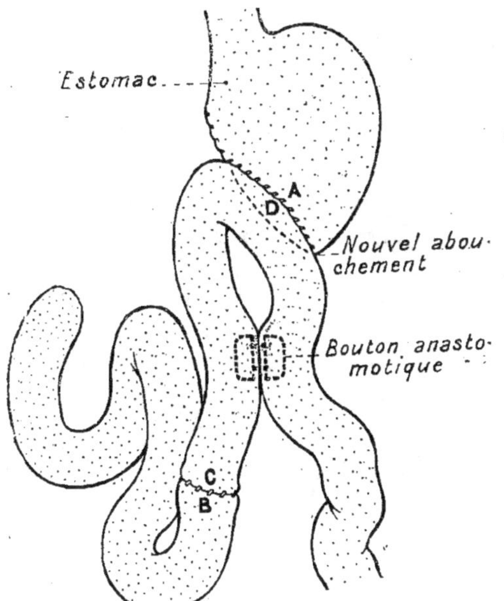

Fig. 219. — Double ulcus jéjunal secondaire. Consécutif a une exclusion du pylore pour ulcus duodénal.

Schéma de l'opération terminée. Les portions jéjunales C et B ont été suturées bout à bout ; le moignon gastrique A a été suturé à la portion jéjunale D. Les deux anses jéjunales afférente et efférente ont été réunies par un bouton anastomotique.

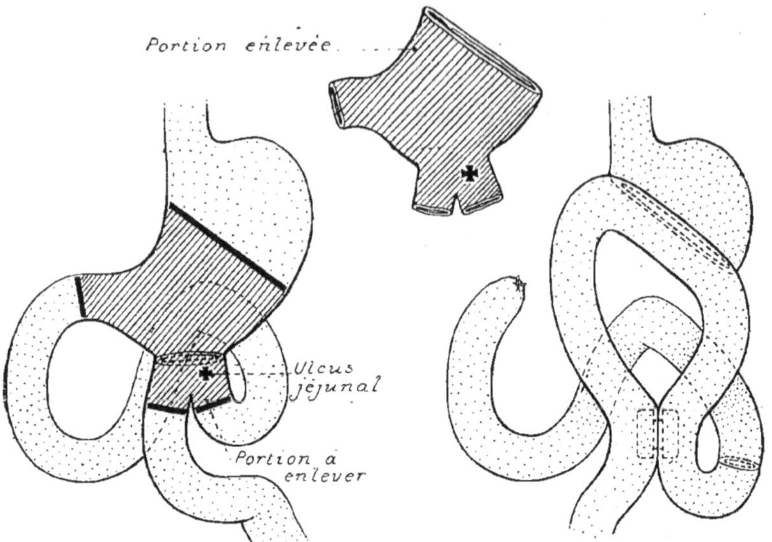

Fig. 220. — Ulcus jéjunal. — *Gastrectomie* (opération de choix).

Voici la même opération que précédemment, avec cette différence que l'exclusion du pylore n'avait point été faite antérieurement et que l'opérateur utilisera la totalité de la tranche gastrique, au lieu de n'en utiliser que les deux tiers, comme sur les figures précédentes.

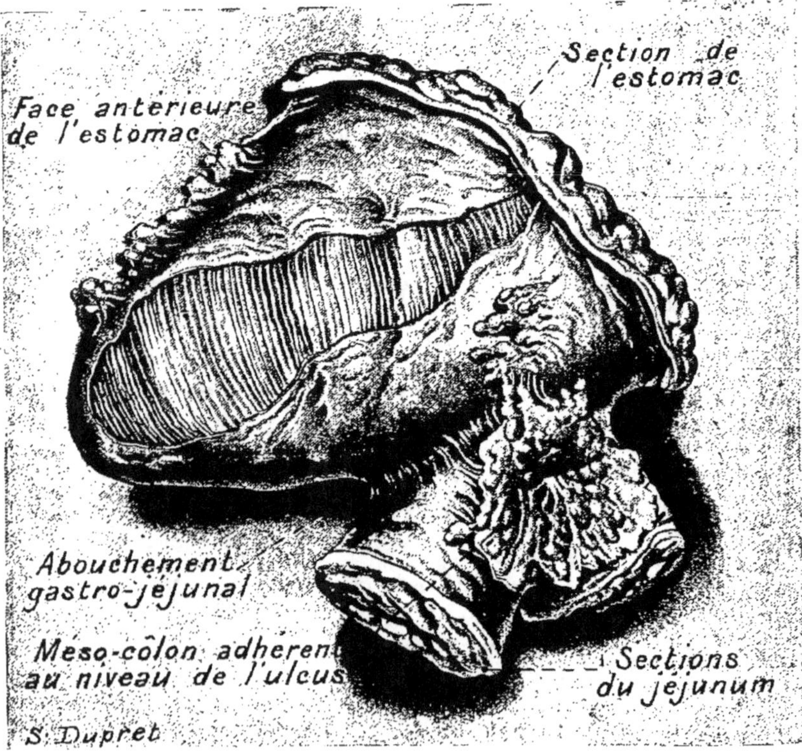

Fig. 221. — Double ulcus jéjunal secondaire
consécutif a une exclusion du pylore pour ulcus duodénal.

Pièce de gastrectomie, après résection de l'ulcus jéjunal double. La portion gastrique dépouillée de sa séreuse montre la couche de fibres circulaires ; elle adhérait à la paroi abdominale antérieure. Remarquer le fragment de méso-côlon transverse adhérent à l'ulcus.

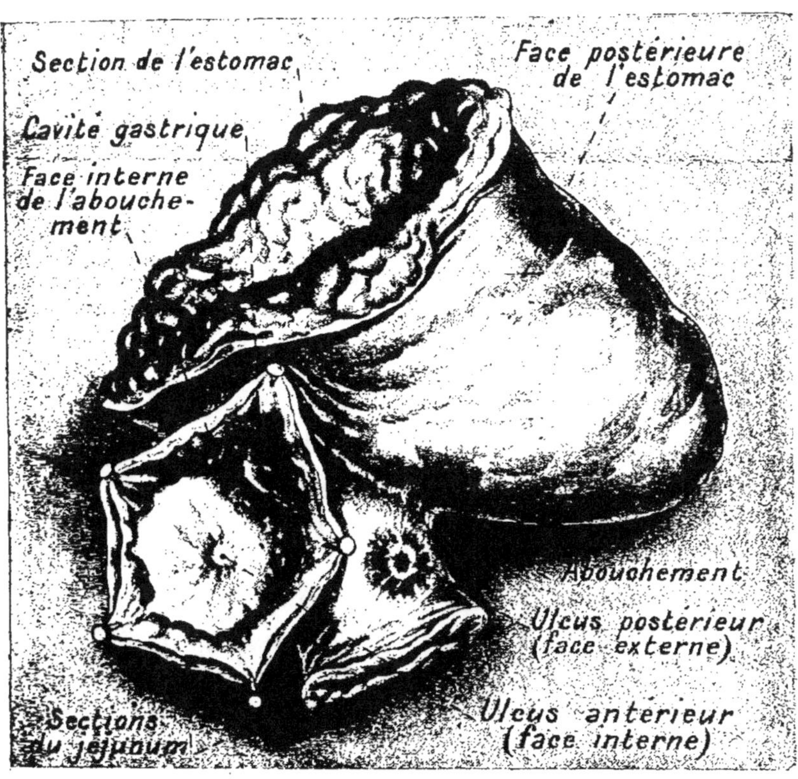

Fig. 222. — Double ulcus jéjunal secondaire.
Consécutif a une exclusion du pylore pour ulcus duodénal.

Aspect des deux ulcus secondaires. Face postérieure de la pièce gastrique enlevée. Les ulcus sont placés au-dessous de la bouche anastomotique et non sur elle, directement.

XVI

TRAITEMENT DE L'ULCÈRE GASTRIQUE
PAR LE BRULAGE

(OPÉRATION DE BALFOUR)

Le traitement de choix de l'ulcus gastrique est la gastrectomie qui comprend : *a*) la résection du duodénum, de toute la petite tubérosité, de l'ulcus, et le dépouillement de la demi-supérieure de la petite courbure jusqu'au cardia. La muqueuse de l'estomac, en effet, reste malade sur une certaine hauteur, en amont de la lésion ulcéreuse. La résection terminée, l'opérateur continuera par le rétablissement de la continuité du tube digestif, soit par le Polya, soit par le Péan (Bilroth I).

La résection est indiquée dans tout ulcus gastrique si l'on veut obtenir de bons résultats éloignés, si l'on veut supprimer définitivement les douleurs, les hémorragies, les risques de transformation en cancer. *La mort naturelle de l'ulcère gastrique, c'est le cancer d'estomac, même si une gastro-entérostomie a été faite auparavant.* La gastro-entérostomie ne peut donner de bons résultats dans l'ulcère duodénal que dans 70 p. 100 des cas, elle donne des résultats nuls ou faibles au cours des ulcères gastriques. Non seulement la gastro-entérostomie ne guérit pas l'ulcus gastrique, mais alors que cette opération a été faite pour un ulcère duodénal par exemple il peut arriver qu'un ulcère gastrique se produise secondairement.

L'opération de Balfour présente un grand avantage déjà sur la gastro-entérostomie; elle détruit l'ulcus en totalité; elle foudroie à distance les cellules cancéreuses les plus voisines.

L'opération de Balfour ne vaut pas la gastrectomie, mais elle est très supérieure à la gastro-entérostomie pour ulcère gastrique. Le plus souvent, c'est une opération incomplètement faite. Il faut bien savoir qu'il est nécessaire, auparavant, de *désinsérer tout l'épiploon gastro-hépatique*. La brûlure sera faite très largement, jusqu'au delà des parois saines. En cas d'ulcus hémorragique, cette opération arrête sûrement les hémorragies. Mais elle ne suffit pas toujours pour empêcher la transformation néoplasique; chez deux malades qui avaient subi antérieurement le Balfour, nous avons dû faire une gastrectomie double. Le brûlage détruit la lésion, mais ne supprime pas les lésions de la muqueuse gastrique qui prédisposent à l'apparition d'un nouvel ulcus gastrique.

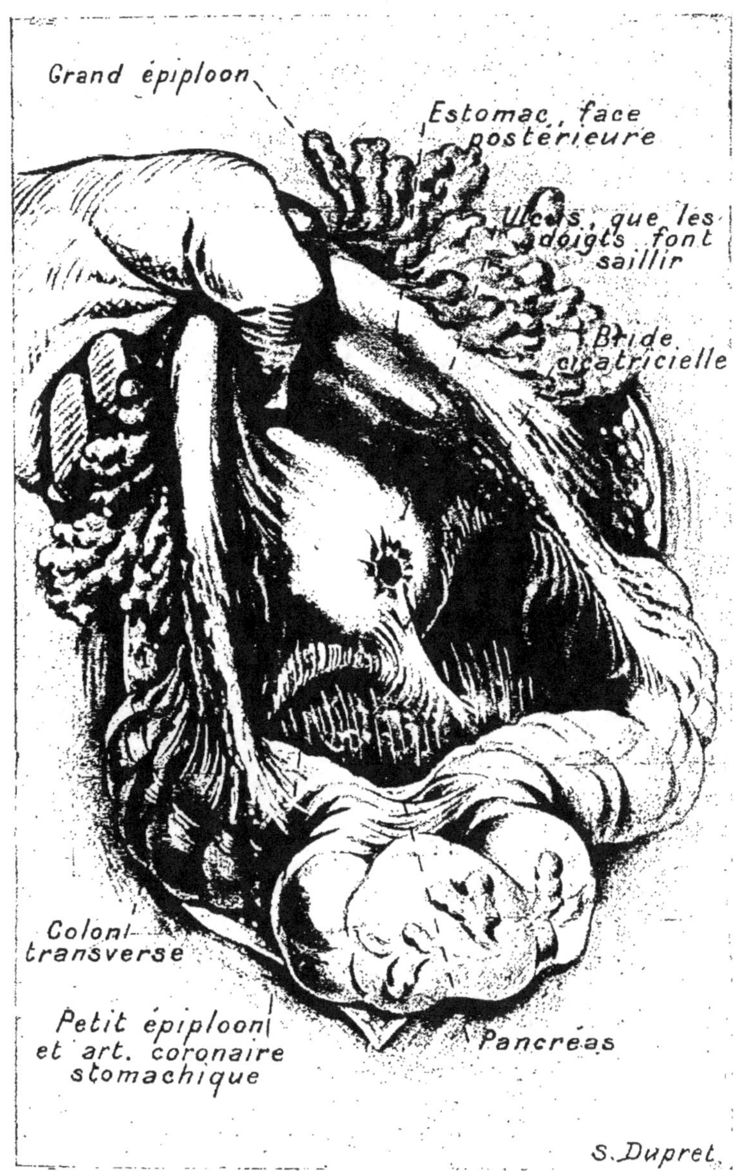

Fig. 223. — ULCÈRE DE LA PETITE COURBURE.

Le décollement colo-épiploïque est fait. En bas : côlon transverse et méso-côlon ; en haut, la main gauche de l'opérateur tient la grande courbure de l'estomac entre le pouce et l'index, tandis que les deux derniers doigts de la main font saillir la petite courbure de l'estomac creusé d'un ulcère. Une bride unit l'ulcus au pancréas.

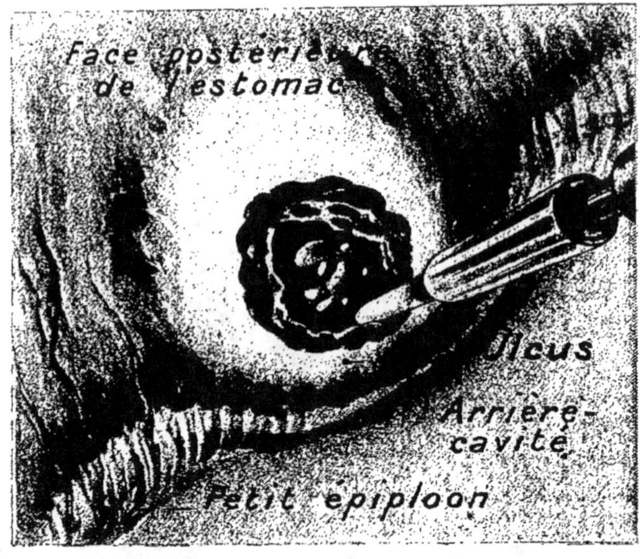

Fig. 224. — ULCÈRE DE LA PETITE COURBURE.

Destruction de l'ulcère de la petite courbure au thermo (BALFOUR). La zone blanche corre
pondant à la pression des doigts de la main gauche de l'opérateur qui présentent la par
gastrique au thermocautère ; au fond, on aperçoit la muqueuse saine de la paroi gastriqu
antérieure.

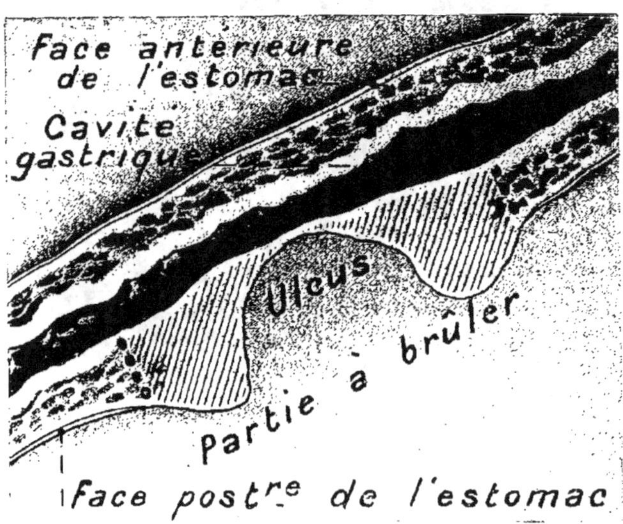

Fig. 225. — ULCÈRE DE LA PETITE COURBURE.

Schéma montrant la zone qu'il faut détruire au thermocautère. Sur ces figures, l'ulcus para
situé sur la face postérieure de l'estomac : cela tient à la désinsertion du petit épiploon qu
est refoulé.

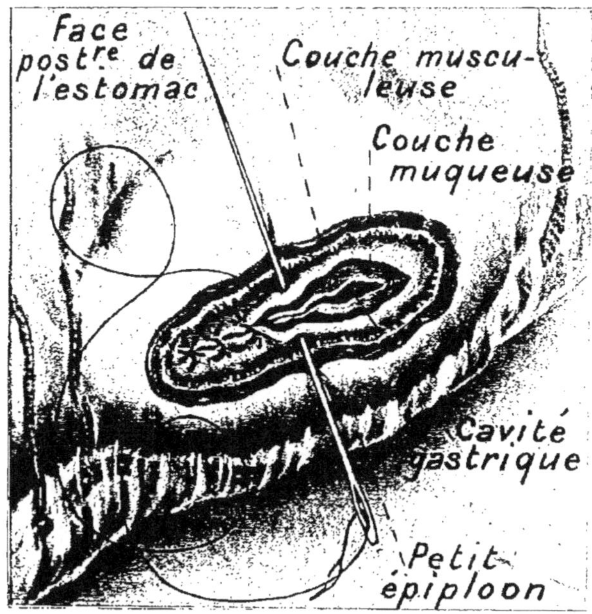

Fig. 226. — ULCÈRE DE LA PETITE COURBURE.

L'ulcération a été détruite au thermo. Surjet muqueux parallèle à la petite courbure.

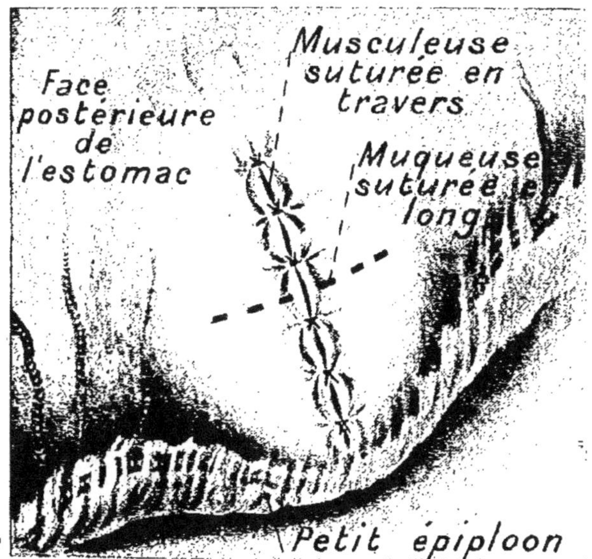

Fig. 227. — ULCÈRE DE LA PETITE COURBURE.

Schéma des sutures. La suture muqueuse est parallèle à la petite courbure :
la suture séro-musculaire est perpendiculaire à cette dernière.

TABLE DES MATIÈRES

DU FASCICULE PREMIER (3ᵉ ÉDITION)

Fascicule VII (2ᵉ ÉDITION) : Traitement chirurgical des rides de la face et du cou (VIRENQUE). — Technique de la staphylorraphie (Victor VEAU). — Branchiomes du cou. — Cancer thyroïdien. — Traitement par les appareils des fractures récentes (Membre supérieur) (Henri JUDET). — Traitement des ulcus gastriques haut situés par la résection en gouttière. — Ulcus gastrique et duodénal. — Cancer de l'estomac. — Perforations duodénales aiguës.

Un volumo in-8 jésus de 249 pages avec 188 figures dessinées d'après nature, par S. Dupret.

Fascicule VIII (2ᵉ ÉDITION) : Greffes dermo-épidermiques. — Fistules salivaires (Pierre MORNARD). — Traitement des goitres. — Traitement des ulcus gastriques et duodénaux. — Occlusion intestinale. — Hémi-colectomie droite. — Cure de la hernie ombilicale chez les obèses amaigris. — Cancer prostatique. — Ectopie testiculaire (A. TIERNY). — Anus-Gargouille. — Prolapsus du rectum.

Un volume in-8 jésus de 250 pages avec 244 figures dessinées d'après nature, par S. Dupret.

Fascicule IX : Traitement chirurgical des mastoïdites (G. LIÉBAULT). — Extirpation des kystes thyroglosses. — Prolapsus mammaire (P. MORNARD). — Traitement de l'ulcère duodénal. — Fermeture du duodénum. — Traitement des fistules gastro-jéjuno-coliques. — Chirurge du gros intestin. — Fermeture d'un anus abdominal. — Péritonite-plastique. — Cancers haut situés du rectum. — Cancer du rectum. — Les fistules biliaires. — Néphrectomie par voie antérieure (L. BAZY). — Traitement de l'hallux valgus. — Orteil en marteau (A. TIERNY).

Un volume in-8 jésus de 264 pages, avec 246 figures dessinées d'après nature par S. Dupret.

Fascicule X : Goitre lingual. — Traitement des kystes hydatiques du foie. — Abcès du foie. Indications et technique opératoire des suppurations hépatiques. — Chirurgie des voies biliaires, cholécystites. Indications de la cholécystostomie et de la cholécystectomie. — La gastro-jéjunostomie. Indications et détails techniques. — Résections gastriques en deux temps. — Gastrectomie totale. — Traitement du cancer du rectum par la radium-chirurgie. — Phrénicotomie et phrénicectomie (L. BÉRARD). — Traitement des ménisques du genou (TAVERNIER).

Un volume in-8 jésus de 256 pages avec 235 figures dessinées d'après nature, par S. Dupret.

Fascicule XI : Traitement chirurgical du xanthélasma. — Traitement de la sinusite maxillaire (Opération de CALVELL-LUC) (G. LIÉBAULT). — Gastrostomie sous-costale pour cancer de l'œsophage (BÉRARD). — Ulcères pénétrants de l'estomac et du duodénum. — Exploration pyloro-duodénale. — Cholécysto-gastrostomie pour lithiase vésiculaire et néoplasme du cholédoque (VILLARD). — Obstruction par cancer colique. Anus cæcal. — Cancer du côlon (angle hépatique). — Hernie crurale étranglée. — Diverticule de la vessie. — Splénectomie. — Traitement des varices des membres inférieurs (MORNARD), — Technique des injections phlébosclérosantes (BÉCART). — Désarticulation médio-tarsienne (Chopart) (HAUTEFORT). — Indications générales et techniques de la transfusion du sang (BÉCART).

Un volume in-8 jésus de 272 pages, avec 275 figures dessinées d'après nature, par S. Dupret.

Fascicule XII : *consacré à la Chirurgie journalière, rédigé par* Pierre MORNARD. — Loupes du cuir chevelu. — Kyste sébacé de la face. — Plaque de leucoplasie buccale. — Phlegmon gangréneux du plancher de la bouche. — Suppurations consécutives à l'évolution de la dent de sagesse. — Anthrax. — Lipomes. — Phlegmon diffus. — Empyème avec résection costale. — Abcès du sein. — Adénome du sein. — Abcès de la marge de l'anus. — Epididymectomie. — Circoncision. — Hygroma du coude. — Amputations atypiques des doigts. — Suture d'un tendon sectionné. — Panaris simples. — Panaris des gaines. — Hygroma prérotulien (GUILLEMINET). — Hernies musculaires. — Ongle incarné. — Exostose sous-unguéale du gros orteil. — Arthrotomie du genou. — Allongement du tendon d'Achille. — Exostose sou -calcanéenne. — Tophi. — Prise de sang simplifiée (Auguste BÉCART). — Anesthésie épidurale sacrée (Germain LAPORTE).
Un volume de 234 pages avec 194 figures dessinées d'après nature, par S. Dupret.

Fascicule XIII : Tumeur mixte de la parotide. — Résections plastiques du thorax (L. BÉRARD). — Opération de Kehr sous-séreuse (L. TIXIER). — Rétention biliaire des pancréatites. — La gastropexie. — Sténose duodéno-jéjunale par néoplasme. — Colectomie secondaire à une cæcosigmoïdostomie. — Colectomies spléniques. — Tumeur pré-sacrée comprimant le rectum. — Diverticules du côlon. — Fermeture des anus contre nature avec colotomie sanglante. — Fistules stercorales consécutives aux appendicites opérées à chaud. — Hernies crurales étranglées. — Résection du sympathique pelvien (G. COTTE).

Un volume de 272 pages, avec 225 figures dessinées d'après nature, par S. Dupret.

Fascicule XIV : Chirurgie et art dentaire (MONNIER). — Tumeur du maxillaire inférieur (MORNARD). — Rides de la face et du cou (MORNARD). — Goitre exophtalmique. — Prolapsus mammaires (MORNARD). — Greffe osseuse dans le mal de Pott (BÉRARD). — Cirrhose simulant un cancer d'estomac. — Ulcus gastrique haut situé traité par la résection en gouttière. — Gastro-jéjuno-transméso-colique postérieure. — Invagination intestinale. — Epiploïte chronique. — Uronéphrose. — Superdrainage abdominal. — Adénites inguinales suppurées (MORNARD). — Effondrement pelvien chez la femme (P. PETIT-DUTAILLIS).

Un volume in-8 jésus de 240 pages avec 178 figures dessinées d'après nature, par S. Dupret.

TABLE GÉNÉRALE DES MATIÈRES

DES 14 FASCICULES PARUS

DE LA PRATIQUE CHIRURGICALE ILLUSTRÉE

CLASSIFICATION GÉNÉRALE

1. — CRANE, FACE

2. — COU, ŒSOPHAGE

Goitres :

3. — ESTOMAC, DUODÉNUM

Ulcus gastrique et Ulcus duodénal :

4. — INTESTINS EN GÉNÉRAL

5. — CÆCO-COLON DROIT, APPENDICE

6. — COLONS EN GÉNÉRAL, COLON GAUCHE

12. — PAROIS ABDOMINALES

13. — REINS, URETÈRES

14. — VESSIE, PROSTATE

15. — ORGANES GÉNITAUX DE L'HOMME

16. — OVAIRES, TROMPES

23. — CHIRURGIE NERVEUSE

24. — GÉNÉRALITÉS

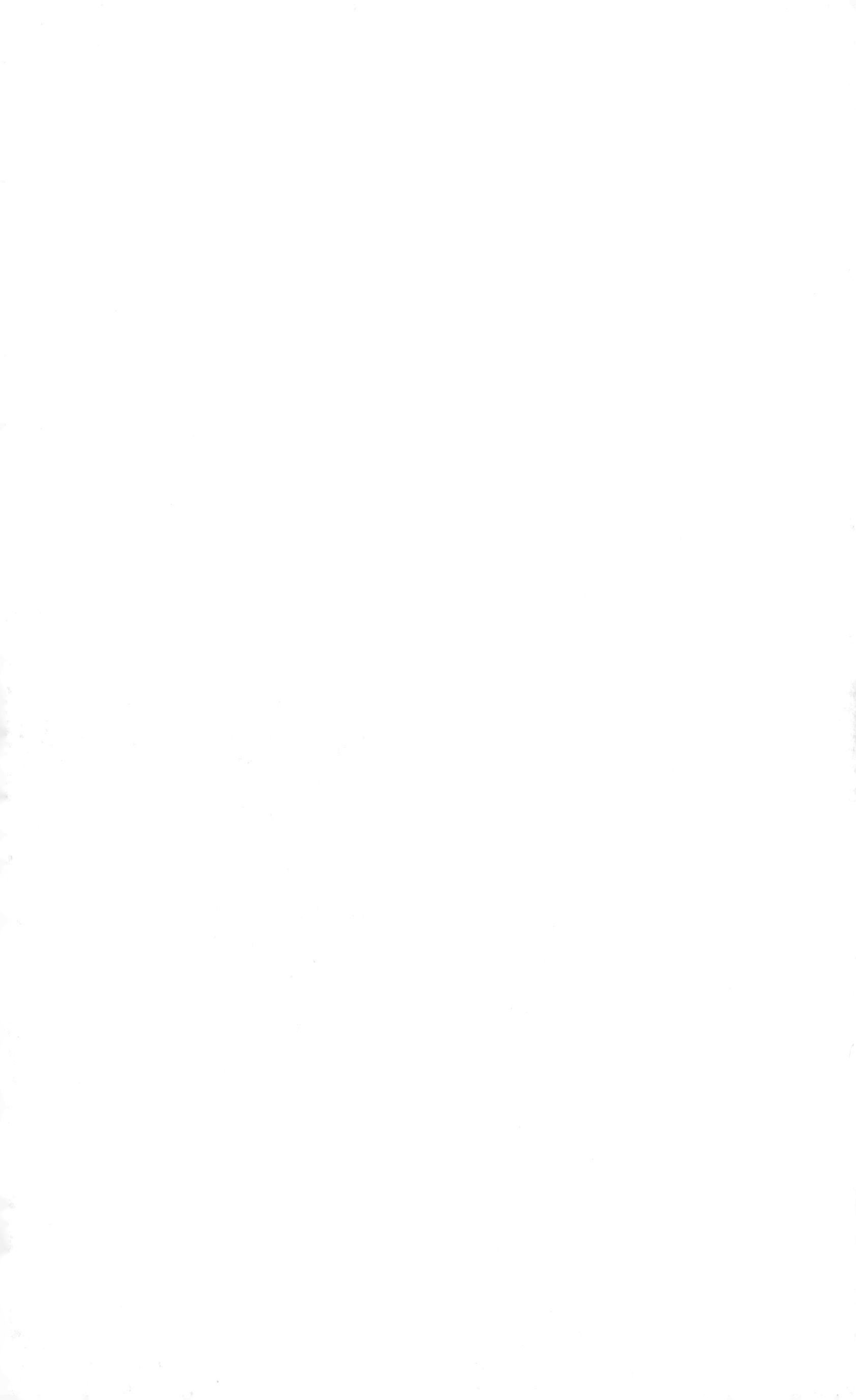